日本精神神経学会
専門医制度試験委員会 編著

日本精神神経学会
専門医認定試験問題

解答と解説 第1集
〔第1回〜第3回〕

株式会社 新興医学出版社

序 文

　平成16年に精神科専門医制度が発足し、平成21年より新認定制度に移行しはや6年の歳月がたち、このたびようやく「日本精神神経学会 専門医認定試験問題 解答と解説 第1集」を刊行するはこびとなりました。第1集では第1回から第3回（平成21～23年）の試験問題の解答と解説がまとめられています。

　新たな筆記試験問題の作成、口答試問の形式の検討など新認定制度における認定試験の形を作り上げる作業は全てが新しい試みであり、手探りの状態の中で始められました。精神科専門医に求められる専門的知識・技量のレベルをどのように設定し、専門医にふさわしい精神科医としての態度などをどのように評価するのか、多くの議論と試行錯誤を重ねてきました。6回の認定試験、そしてこの「日本精神神経学会 専門医認定試験問題 解答と解説 第1集」の作成を経て、認定試験の内容、レベルなどが定まってきたと思います。筆記試験については、受験者の皆様に参考図書など参考とすべき資料を示すことができませんでしたが、本書によって大きな道標を提示できたものと思います。

　試験問題は研修手帳に示された範囲・内容に沿って出題されておりますが、基本的に求められる知識に加え、臨床上重要な知識、精神医学の進歩に伴う新たな知識なども加味されています。知識をより深める意味でも、掲載されている「参考文献」までひもといて確実な知識を身につけることをお勧めします。当然のことですが、成書、文献からの知識の習得のみならず、臨床研修の中で、また患者さんを通して生きた知識、そして精神科専門医にふさわしい臨床技量と態度を身につけ、精神科医専門医として社会ならびに患者・家族のために大いに貢献していただくことを期待します。

　　　　　　　　　　　　　　　　　　　　　　　　　　　　　　日本精神神経学会 専門医制度試験委員会

CONTENTS

総論

1. 面接・精神療法 …………………………………………………………………… 3
2. 心理社会・精神科リハビリテーション・地域精神医療・保健・福祉・法 …… 11
3. 救急・リエゾン・歴史 …………………………………………………………… 22

各論

4. 統合失調症 F2 ……………………………………………………………… 37
5. 気分（感情）障害 F3 ……………………………………………………… 67
6. 神経症性障害、ストレス関連障害および身体表現性障害
   （摂食障害を含む） F4（F50） ………………………………………… 98
7. 児童・思春期精神障害 F7, F8, F9 ……………………………………… 123
8. 精神作用物質使用による精神および行動の障害 F1 …………………… 138
9. 症状性を含む器質性精神障害 F0（認知症など）・
   睡眠障害 F51, G47 ・てんかん G40, G41 ……………………… 154
10. 成人のパーソナリティおよび行動の障害 F6 ……………………………… 180

索引 …………………………………………………………………………………… 193

本書の使い方

本書は、公益社団法人日本精神神経学会ホームページ（https://www.jspn.or.jp/info/member/2013/0019_past_question.html）で公開されている、第1回目（2009年）から第3回目（2011年）までの精神科専門医制度認定試験過去に出題された問題と解説をまとめた過去問集です。受験者が勉強しやすいよう、研修手帳の項目を基本とした領域別に配列し、正・誤にかかわらずそれぞれの選択肢について解説を加えています。

解説を通して、精神科専門医として必要な知識をわかりやすく学ぶことができるようになっています。

● できるかぎり問題に包括的な解説を加えました。

第1回試験 問題029　精神保健指定医の職務に関して誤っているのはどれか、2つ選べ。

a. 患者本人の意思によらない入院の判定を行うのは精神保健指定医の職務である。
b. 応急入院の決定には2名の精神保健指定医の判定が必要である。
c. 措置入院患者の退院には精神保健指定医の判定が必要である。
d. 医療保護入院者の退院には精神保健指定医の判定が必要である。
e. 入院患者の行動制限の判定を行うのは精神保健指定医の職務である。

解答　b・d

解説

精神保健指定医が行う職務の直接的な目的は、①医療機関等において、精神科病院への医療保護入院等の入院の要否や一定の行動制限の要否の判断等に関して、人権に配慮された制度運営を確保すること（精神保健福祉法第19条第1項の業務）、②公務員として、措置入院の要否の判断等に関して、行政の適正な執行を図ること（同法同条第2項の業務）、の2つがある。

○ a. 患者本人の意思によらない入院である精神保健福祉法上の医療保護入院、応急入院、措置入院のいずれの入院においても、その判定は精神保健指定医によって行われる。

× b. 応急入院とは、急速を要し、保護者や扶養義務者の同意を得られない場合には、本人の同意がなくとも、指定医1名の診察により72時間に限り応急指定病院に入院させることができるという入院形態である。

○ c. 措置入院患者の退院に当たっては、都道府県知事が指定する精神保健指定医の診察の結果に基づくか、または精神保健指定医の診察の結果に基づいて精神科病院から提出される措置症状の消退届によってその判定が行われる。

× d. 医療保護入院を行う場合には、精神保健指定医による診察が要件の1つとなっているが、退院の判定については、それ自体は患者の人権の制限を伴うものではないこと等の理由から、指定医の診察は法律上は必要とされていない。

○ e. 精神保健福祉法第36条第3項には「第1項の規定による行動の制限のうち、厚生労働大臣があらかじめ社会保障審議会の意見を聴いて定める患者の隔離その他の行動の制限は、指定医が必要と認める場合でなければ行うことができない」とされている。

参考文献
a. 精神保健福祉研究会監：三訂精神保健福祉法詳解. 中央法規出版, p142-146, 2007
b. 同書, p319-321
c. 同書, p275-281
d. 同書, p313
e. 同書, p142-146, 378-382

● 各問題の選択肢の解説の前には、正誤・緊急性・優位性等を○×で表示しています。したがって、「誤り・優位性等の低いもの」を選ぶ質問では×が正解になります。

● 読者の理解を助けるために、できる限り選択肢ごとに基本的な日本語の教科書や総説から参考文献を選びました。
● a〜eの記載のない冒頭の文献は問題全体の内容に関するものです。

総論

1. 面接・精神療法

2. 心理社会・精神科リハビリテーション・地域精神医療・保健・福祉・法

3. 救急・リエゾン・歴史

第1回試験 問題001

関連が最も乏しい組み合わせはどれか、1つ選べ。

a. 来談者中心療法 － 共感
b. 集団精神療法 － 凝集性
c. 家族療法 － コミュニケーション
d. 精神分析療法 － 転移
e. 行動療法 － 積極的傾聴

解答　e

解説

主な精神療法におけるキーワードを問う問題である。あらゆる精神療法について実施できるほどの知識をもつことは困難であるが、常によりよい治療がある可能性を考えて治療にあたるためには、主な精神療法の概略を知ることが必要である。

○ a. 来談者中心療法は、カール・ロジャーズらにより提唱された心理療法の一派。真実性、無条件の肯定的配慮、共感的理解が重視される。
○ b. 集団精神療法では集団としてのまとまりの中で起こるメンバー同士の複雑な相互作用を通じて、自己の問題点が実感的になるとされる。
○ c. 家族療法ではすべての行動がコミュニケーションとしての意味をもつことが重視される。
○ d. 精神分析療法では、過去両親などとの間で生じさせた感情、対人関係パターンなどを、治療者など別の者に向けることを転移と呼ぶ。治療上、転移の解釈は非常に重要であるとされる。
× e. 行動療法は学習理論に基づき問題となる行動を修正したり、必要な行動を形成することで社会適応が向上することを目指す。積極的傾聴とはカール・ロジャーズが非指示的カウンセリングにおいて提唱したコミュニケーションにおける積極的な聴き方の態度、姿勢をいう。行動療法も精神療法なので傾聴を行わないわけではないが、関連が最も乏しい組み合わせとなる。

参考文献
a. 加藤正明他編：新版精神医学事典．弘文堂, p800, 1993
b. 同書, p342
c. 同書, p109
d. 同書, p464
e. 同書, p237

第1回試験 問題013

支持的精神療法の介入に含まれないのはどれか、1つ選べ。

a. 賞賛
b. 保証
c. 明確化
d. 勇気づけ
e. 心理教育

解答　e

解説

支持的精神療法の定義や範囲には曖昧な部分もあるが、最も基本的な精神療法と考えてよい。治療者は患者の悩みや不安を聴き、それを理解して支えることが基本となる。受容と依存の期間を与えるともいえる。それによって患者の気持ちを楽にさせ、回復を図る。技法としては「患者の予想通りに役立つ治療者であること」「防衛を強化するために用いる解釈」「支持、関心、問題解決に基づいて現実に基礎を置いた関係維持」「提案、助言、現実検討、元気づけ」などが重視される。

心理教育は適切な治療を進めるために、疾患の概要や治療方法、経過、再発防止などを教えることをいう。支持的精神療法とは異なるものである。

○ a. 解説参照。
○ b. 解説参照。
○ c. 解説参照。
○ d. 解説参照。
× e. 解説参照。

参考文献
井上令一他監訳：カプラン臨床精神医学テキスト 第2版．メディカル・サイエンス・インターナショナル, p999, 2004

第1回試験 問題019

集団療法が有効でないのはどれか、1つ選べ。

a. 大うつ病性障害
b. 不安障害
c. パーソナリティ障害
d. 摂食障害
e. 統合失調症

解答　a

解説

集団療法は多くの精神疾患で用いられるが、上記の疾患の中では大うつ病性障害で最も効果が乏しいとされている。特に自殺念慮を有する重症例では集団よりも適切な支持と注意を向けることが必要である。

いずれの疾患でも集団精神療法が有効でないとはいいにくいが、うつ病患者では自殺の恐れが強かったり、抑うつが重症の場合、集団の中だけで対応してはならないとされる。

× a. 解説参照。
○ b. 解説参照。
○ c. 解説参照。
○ d. 解説参照。
○ e. 解説参照。

参考文献：井上令一他監訳：カプラン臨床精神医学テキスト 第2版．メディカル・サイエンス・インターナショナル，p1007-1014, 2004
Sadock BJ, et al. ed.：Kaplan & Sadock's Comprehensive Textbook of Psychiatry 5ed (2 volume set). Lippincott Williams & Wilkins, 2009

第1回試験 問題025

患者及び家族との面接において正しいのはどれか、2つ選べ。

a. 家族歴を聞く際、家族の具体的な職務内容や出身地などは聞かない方がよい。
b. 患者や家族に病歴を聞く時、必ずしも時系列に沿って聞かなくてもよい。
c. 患者の陳述内容を診療録に記載する時、ありのままの表現を用いた方がよい。
d. 家族に不信感を持つ患者と面接する時、患者の立場に立って聞く方がよい。
e. 家族や患者に対して陰性の感情を抱かないようにすべきである。

解答　b・c

解説

面接に関する基本的な知識を問う問題である。

× a. 症状に関係する場合があるため、必要によっては具体的な職務内容や出身地を尋ねる必要がある。ただし患者に個人情報が保護されることは説明しておかねばならない。
○ b. 面接終了時に必要な情報が得られていれば、必ずしも時系列に沿って聞く必要はない。時系列にこだわるとかえって面接が進みにくくなることがある。
○ c. 微妙な選択肢である。患者の言葉は適宜専門用語に置き換えて記載することもあるが、基本的には患者の言葉のままに記載した方がよい。
× d. 患者と家族の意見が食い違うかどうかにかかわらず、あくまで中立的な立場で面接することが重要である。
× e. 人間の経験する感情の中で、好ましいものを陽性感情、好ましくないものを陰性感情と呼んでいるが、「抱かないよう努力すれば抱かないでいられる」ものではないと考えられる。面接では面接者が自分の抱いている感情やそれが面接に与える影響を自覚して、面接を進めるべきと考えられる。

参考文献：
a, b. 大熊輝雄：現代臨床精神医学 改訂第12版．金原出版，p119-120, 2013
c. 井上令一他監訳：カプラン臨床精神医学テキスト 第2版．メディカル・サイエンス・インターナショナル，p250, 2004
d. 大熊輝雄：現代臨床精神医学 改訂第12版．金原出版，p118-119, 2013
e. 井上令一他監訳：カプラン臨床精神医学テキスト 第2版．メディカル・サイエンス・インターナショナル，p4-5, 2004

第1回試験 問題027 精神療法について誤っているのはどれか、2つ選べ。

a. 力動的精神療法は、患者が治療者に向ける感情を治療に生かす。
b. 認知行動療法は、マニュアル通りに厳密に施行することが求められる。
c. 森田療法は、入院治療が基本で、絶対臥褥期から始められる。
d. 家族療法では、1つのシステムとしての家族全体を治療対象と考える。
e. 支持的精神療法では、患者に明確な助言や指示を与えることが大切である。

解答　b・e

解説

主な精神療法におけるキーワードを問う問題である。あらゆる精神療法について自分で実施できるほどの知識をもつことは困難であるが、専門医は治療法を選択しなければならないので、主な精神療法の概略を知ることが必要である。

○ a. 力動的精神療法では、転移の解釈は重要な技法である。
× b. 認知行動療法は精神療法の中ではマニュアルに準じて進めやすい治療であるが、それでも患者の症状や状況に応じて適切な対応が必要である。日本認知療法学会の「うつ病の認知療法・認知行動療法（治療者マニュアル）」にも以下の記載がある。
「認知療法・認知行動療法は、原則としてマニュアルに準じて治療を進めますが、記載されたセッション番号は目安であり、患者さんの理解度と治療関係の維持を重視します。
【治療における優先事項】下記のテーマが話題にあがった場合は、マニュアルの進行度によらず、優先して話しあうことを検討してください。
① 自殺・自傷に関連する問題、② 治療の継続に影響しうる現実上の大きな問題、③ 治療や治療者に対する陰性感情」

○ c. 森田療法は、森田正馬が創始した神経症に対する独自の精神療法である。通常、第1期（絶対臥褥療法の時期）、第2期（隔離療法期）、第3期（作業療法期）、第4期（日常生活への復帰）に従って、40〜60日間の入院療法を行う。
○ d. 家族療法では、家族を、個々の成員が互いに影響を与えあう1つのシステムとして考える。
× e. 支持的精神療法の定義や範囲には曖昧な部分もあるが、治療者は患者の悩みや不安を聴き、それを理解して支えることが基本となる。技法として「支持、関心、問題解決に基づいて現実に基礎を置いた関係維持」「提案、助言、現実検討、元気づけ」などが重視される。「明確な助言や指示」が中心となるとはいえない。

参考文献
a. 加藤正明他編：新版精神医学事典. 弘文堂, p463, 1993
b. 日本認知療法学会：うつ病の認知療法・認知行動療法（治療者マニュアル）．(http://jact.umin.jp/pdf/cognitive_medical.pdf)
c. 大熊輝雄：現代臨床精神医学 改訂第12版. 金原出版, 2013
d. 加藤正明他編：新版精神医学事典. 弘文堂, p109, 1993
e. 井上令一他監訳：カプラン臨床精神医学テキスト 第2版. メディカル・サイエンス・インターナショナル, 2004

第2回試験 問題001 患者が医療関係者に示す転移（感情転移）について正しいのはどれか、2つ選べ。

a. 看護師に転移を示すこともある。
b. 治療者に対して生じる陰性感情を逆転移という。
c. 異性の治療者に対して恋愛感情を示すことをいう。
d. 患者の内面の葛藤や対人関係のパターンを知るのに役立つ。
e. 治療者に対して生じる陰性感情は、患者の認知の歪みによって生じる。

解答　a・d

解説

転移とは、元来は精神分析の概念で、患者が治療者などに対し、過去に出会った人物に対する感情や態度を向けることをいう。肯定的で親近的な感情を伴う場合を陽性転移、否定的で拒否的な感情を伴う場合を陰性転移と呼ぶ。治療者が患者の転移を分析して、それを患者に告げることは治療技法の1つである。

○ a. 看護師など治療者以外に医療スタッフに転移を示すことがあり、治療にかかわる者全体で慎重に対応する必要がある。
× b. 逆転移とは、精神療法中に治療者から患者に向けられる、非合理的な感情で、治療の枠組みが壊されやすくなることもある。
× c. 恋愛感情もありうるが転移の内容は多彩である。
○ d. 転移の分析は患者の内面の葛藤や対人関係のパターンを知るのに役立つ。
× e. 治療者に対して生じる陰性感情は、転移などによって起こりうるものであり、患者の認知の歪みととらえるのは不適切である。

参考文献
a. c. d. e. 加藤正明他編：新版精神医学事典. 弘文堂, p566, 1993
b. 同書, p154

第2回試験 問題020

治療コンプライアンスと明らかな関係があるのはどれか、2つ選べ。

a. 配偶者がいる。
b. 教育水準が低い。
c. 経済的に貧しい。
d. 主観的な苦悩が強い。
e. 診察における待ち時間が短い。

解答　d・e

解説

日本ではあまり研究が多くないのでやや難しい問題となったが、カプラン臨床精神医学テキストの治療順守の項目には以下のような記載がある。

高率に患者の順守が得られていない理由を理解するために、いくつかの変数が諸家によって調査された。例えば、食事管理が複雑になればなるほど、また変化を要求される行動様式が多ければ多いほど順守は得られにくいようである。性、結婚歴、人種、宗教、社会的地位、知能、教育などには順守との明らかな相関はみられないが、精神疾患患者は身体疾患患者に比して順守が得られない率が明らかに高い。医師の性質によっても順守の率は変動し、例えば熱心で寛大な姿勢をとっていれば、その率は上がる。また老齢で経験が豊富であるほど、患者との会話に多くの時間を費やすほど、待ち時間が短い医師ほど、さらには頻回に会ってくれる医師ほど順守は得られやすくなる。(略)さらに、順守の良否を決定する因子としてきわめて重要と思われるものに、自分の悩みや疾病に対する主観的な感じ方をあげることができる。

明らかな関係が指摘されているのは、dとeである。

× a. 解説参照。
× b. 解説参照。
× c. 解説参照。
○ d. 解説参照。
○ e. 解説参照。

参考文献：井上令一他監訳：カプラン臨床精神医学テキスト 第2版．メディカル・サイエンス・インターナショナル，p13, 968, 2004

第2回試験 問題030

70歳の女性。長男の死後、抑うつ的になった。「生きている価値がなくなったけれど自殺なんかはしないよ」と独り言を言っているのを長女が聞いて、本人は嫌がっていたが、付き添って精神科を受診させた。この患者に対する面接について医師の適切な判断や行動はどれか、2つ選べ。

a. 本人に「自殺しないように」と伝える。
b. 亡くなった長男との関係について詳しく質問する。
c. 自殺念慮について質問すると自殺リスクが高まる。
d. 正常な死別反応であり、積極的な精神科治療は不要である。
e. 本人が受診の必要性を認めた時、あらためて受診して欲しいと伝える。

解答　a・b

解説

自殺念慮を訴える患者への対応に関する基本的な問題である。うつ病と決めつけず対応することも重要である。

○ a. 適切である。
○ b. うつ状態の原因である可能性があることを適切に質問し、対応できることがないか検討する。
× c. 自殺念慮はきちんと尋ねる。
× d. 詳しく尋ねないと死別反応かどうかもわからないし、死別反応であっても、うつ状態が重症であれば適切な治療が必要である。
× e. 自殺念慮が強い重症のうつ状態では本人には判断できないため、非自発性入院が必要なことも多い。本人の治療意欲が出るのを待つのは不適切である。

参考文献：大熊輝雄：現代臨床精神医学 改訂第12版．金原出版，p395-396, 2013

第2回試験 問題037 支持的精神療法について正しいのはどれか、1つ選べ。

a. 退行を積極的に促進する。
b. 患者の希望をすべて受け入れる。
c. 中心となる治療技法は解釈である。
d. 主たる治療対象は、自我機能が脆弱な患者である。
e. 支持という目的のためには、治療的中立性を棚上げする。

解答　d

解説

支持的精神療法の定義や範囲には曖昧な部分もあるが、最も基本的な精神療法と考えてよい。治療者は患者の悩みや不安を聴き、それを理解して支えることが基本となる。受容と依存の期間を与えるともいえる。それによって患者の気持ちを楽にさせ、回復を図る。

技法としては「患者の予想通りに役立つ治療者であること」「防衛を強化するために用いる解釈」「支持、関心、問題解決に基づいて現実に基礎を置いた関係維持」「提案、助言、現実検討、元気づけ」などが重視される。

× a. 退行と依存を促進しすぎないことが重要であるとされる。
× b. 患者が自立できるように一貫して治療者は働きかけるべきであり、「患者の希望をすべて受け入れる」のは不適切である。
× c. 解釈は洞察指向的な精神療法の中心的な技法となる。
○ d. 自我機能が脆弱な患者は、支持的精神療法の主な対象となる。
× e. どのような精神療法であっても治療的中立性は不可欠である。

参考文献　井上令一他監訳：カプラン臨床精神医学テキスト 第2版．メディカル・サイエンス・インターナショナル，p999-1001, 2004

第2回試験 問題047

40歳の男性。75歳の母親と2人で暮らしている。母親の男性関係が原因で両親が離婚となり、家庭が崩壊したと考えているが、母親には育ててもらって感謝していると話す。母親に対して周囲からみると過度にもみえるほど優しく、よく面倒をみている。この男性について、以下の防衛機制の中であてはまるのはどれか、1つ選べ。

a. 退行
b. 昇華
c. 抑圧
d. 反動形成
e. 置き換え

解答　d

解説

精神分析の防衛機制に関する問題である。基本的な用語の意味は知っておく必要がある。

× a. 退行とは、耐え難い事態に直面したとき、現在の自分より幼い時期の発達段階に戻ったかのように、未熟な段階の行動をしたり、未分化な思考や表現様式をとること。
× b. 昇華とは反社会的な欲求や感情を社会的に受け入れられる方向へ置き換える。不適切な欲望を社会に文化的に還元できるような価値ある行動へと置き換えることともいえる。
× c. 抑圧とは、実現できない、あるいは苦痛な観念、感情などを無意識の中に封じ込めることであり、最も基本的な防衛機制と考えられている。否認は一時的に忘れるだけで、指摘されると気付くが、抑圧は通常思い出すことが困難である。
○ d. 反動形成とは、意識されている観念や感情などが、自我にとって受け入れ難い場合、それとは反対の言動をとることで抑圧を強化しようとする防衛機制。「男性関係が原因で離婚した母親を憎んでいるはずなのに、母親に対して過度にもみえるほど優しく、よく面倒をみている」状態はこれに該当するのであろう。
× e. 置き換えは欲求を別のものに置き換えることで欲求を満足させるという防衛機制である。会社の上司に腹を立てると、帰宅後、妻に八つ当たりするなどもその例と考えられる。

参考文献　大熊輝雄：現代臨床精神医学 改訂第12版．金原出版，p276-277, 2013

第3回試験 問題001

精神科面接において希死念慮を取り上げる際に適切なのはどれか、1つ選べ。

a. 希死念慮を問われた患者は、医師に対して不信感を抱く。
b. 希死念慮を話題にするときは、婉曲に聞くのが安全である。
c. 自ら希死念慮を訴える患者は実行しないので、特に配慮しなくてよい。
d. 抑うつ的な患者に希死念慮を問うことで自殺の危険性が高まることはない。
e. 抑うつ的な患者に対しては、症例を選んで希死念慮の有無を聞くべきである。

解答 d

解説

希死念慮への対応に関する基本的な問題である。

参考文献：大熊輝雄：現代臨床精神医学 改訂第12版. 金原出版, p395, 2013

× a. 自殺念慮は尋ねるべきであるし、それによって患者が医師に対して不信感を抱くとはいわれていない。
× b. 希死念慮をどのように聞くかは臨床において重要な問題であるが、適切に評価するためには過度に婉曲に尋ねないほうがよい。
× c. 希死念慮を訴える患者が実行しないということはいわれていない。
○ d. 希死念慮を問うことで自殺の危険性が高まることはなく、積極的に尋ねて対応することが必要であるといわれる。
× e. 抑うつ的な患者に対しては、常に希死念慮の有無を確認すべきである。

第3回試験 問題011

認知行動療法の技法で誤っているのはどれか、1つ選べ。

a. 自由連想法
b. 自動思考の抽出
c. ソクラテス的問答
d. 活動記録表の記載
e. ホームワークの設定

解答 a

解説

認知療法・認知行動療法に関する極めて基本的な問題である。

参考文献：加藤正明他編：新版精神医学事典. 弘文堂, p610, 1993

× a. 自由連想法はある刺激から心に浮かぶままの自由な考えを連想していく治療技法で、精神分析の基本的な治療技法である。
○ b. 自動思考とは瞬間に頭に浮かんでくるイメージや認知のくせとでもいうべきもので、その自動思考を生む考え方のくせをスキーマと呼ぶ。
○ c. ソクラテス的問答とは質問によって相手の理解を得るための方法で、認知行動療法の治療技法の1つである。
○ d. 活動記録表は認知行動療法において、日常の活動や気分を記録し、セルフ・モニタリングを行うために作成する。
○ e. 認知行動療法では実際の場面でどのような考え方が浮かんだかを記録することをホームワークとして与える。

第3回試験 問題019

精神療法中の男性治療者が、夫の愚痴ばかり言う女性患者の話を聴きながら、自分がうんざりし、いらだちを感じていることに気づいた。この治療者が示した反応はどれか、1つ選べ。

a. 転移
b. 抵抗
c. 投影
d. 逆転移
e. 反動形成

解答　d

解説

専門医であれば最低限知っておくべき精神分析の防衛機制に関する非常に易しい問題である。

× a. 転移とは、患者が治療者などに対し、過去に出会った人物に対する感情や態度を向けることをいう。肯定的で親近的な感情を伴う場合を陽性転移、否定的で拒否的な感情を伴う場合を陰性転移と呼ぶ。治療者が患者の転移を分析して、それを患者に告げることは治療技法の1つである。

× b. 抵抗とは、精神分析において、無意識を意識化することで生じる苦痛や不安を回避するために起こる反応をいう。黙り込んだり、違う話題に切り替えたりして、治療が円滑に進まなくなることが多い。

× c. 投影とは、自分自身の中にある受け入れ難い感情を、自分以外の他者が持っていると感じることをいう。自分が怒りを感じている相手を、「自分が怒っている」とは考えず、「相手が自分に対して怒っている」と感じるような場合である。

○ d. 逆転移とは、転移とは逆に、精神療法中に治療者から患者に向けられる、非合理的な感情をいう。治療の枠組みをも壊すこともあるが、治療者が逆転移を自覚し、それを治療に活かすことが勧められている。

× e. 反動形成とは、意識されている観念や感情などが、自我にとって受け入れ難い場合、それとは反対の言動をとることで抑圧を強化しようとする防衛機制である。

参考文献　大熊輝雄：現代臨床精神医学 改訂第12版. 金原出版, p276-277, 2013

第3回試験 問題030

集団精神療法の治癒因子で正しいのはどれか。2つ選べ。

a. 凝集性
b. 普遍性
c. 理想化
d. サブグループ化
e. スプリッティング

解答　a・b

解説

ヤーロムはグループの治療的因子として以下をとりあげている。

① 希望をもたらすこと、② 普遍性、③ 情報の伝達、④ 愛他主義、⑤ 社会適応技術の発達、⑥ 模倣行動、⑦ カタルシス（浄化作用）、⑧ 初期家族関係の修正的繰り返し、⑨ 実存的因子、⑩ グループの凝集性、⑪ 対人学習。

○ a. 凝集性とは、集団とその構成員の目標が一致して集団がまとまっていく性質のことをいい、集団療法で積極的に活用される。

○ b. 集団精神療法における普遍性は、体験する者の「この問題で悩んでいるのは、私一人ではない」という感覚であり、自分の体験を話すことができるようになる。集団療法の治癒因子であるといわれる。

× c. 原始的理想化は、外的対象を非現実的に「すべて良い対象」とみなすことをいう。原始的防衛機制の1つとして理想化という用語が用いられていたが、境界例を中心とするパーソナリティ障害に対する関心の中で、原始的理想化として明確にされることが多くなった。集団療法の治癒因子ではない。

× d. 1つの集団内部にできたより少人数の集団を包括的（上位）なグループとの関係でサブ・グループ（下位グループ）という。上位グループと比べて、人間関係もより緊密となり、独自の行動様式を発達させる。

× e. スプリッティングとは、同一対象の良い面と悪い面を別のものとして認識することをいう。好きな人が自分に気にいらない行動をとった時、別人に対して腹を立てるかのように腹をたてる場合に用いる。精神分析で主に用いる用語である。精神分析家のビオンは、集団にみられる原初的部分を「基底的想定」と呼び、集団でもスプリッティングがみられるとした。

参考文献　井上令一他監訳：カプラン臨床精神医学テキスト 第2版. メディカル・サイエンス・インターナショナル, p1007-1014, 2004

第3回試験 問題 039

K. ヤスパースは精神医学特有の認識方法として、「相手の心的なものが観察者に「わかる」こと」（A）と、「科学的因果関係を認めること」（B）の2つの概念を導入した。AとBの正しい組み合わせはどれか、1つ選べ。

a. A: 了解、B: 理解
b. A: 共感、B: 説明
c. A: 了解、B: 説明
d. A: 共感、B: 了解
e. A: 説明、B: 理解

解答 c

解説

ヤスパースは現象学的方法に基づき、精神医学特有の認識方法として「了解」と「説明」という概念を導入した。すなわち、心的現象の相互関連には了解関連と因果関連がある。了解とは、相手の心的なものが観察者に「わかる」ことであり、了解は静的了解と発生的了解とに分けられる。これに対して説明とは、自然科学的因果関係を認めることをいう。したがって（A）は了解、（B）は説明である。

共感とは相手の気持ちを理解して共有することである。

× a. 解説参照。
× b. 解説参照。
○ c. 解説参照。
× d. 解説参照。
× e. 解説参照。

参考文献　大熊輝雄：現代臨床精神医学 改訂第12版. 金原出版, p18-19, 2013

第1回試験 問題011 障害者自立支援法について正しいのはどれか、1つ選べ。

a. 居宅介護とは、グループホームにおける入浴、排泄、食事などの介護の供与を指す。
b. 地域活動支援センターは都道府県が主体となって行う事業である。
c. 自立支援法の施行に伴い、福祉サービスの経費支払いは応益（定率）負担から応能負担に変わった。
d. 障害程度区分が1以上と判定されなければ介護給付は受けられない。
e. 自立支援法の施行に伴い、精神障害者保健福祉手帳と知的障害者の療育手帳は統合された。

解答　d

解説

× a. 障害者自立支援法における「居宅介護」とは、居宅において入浴、排せつ、又は食事の介護その他の厚生労働省令で定める便宜を供与することをいい、一方でケアホームにおいて提供される同様のサービスは「共同生活介護」と呼ばれ、グループホームにおいて提供される相談その他の日常生活上の援助は「共同生活援助」と呼ばれる。

× b. 障害者自立支援法では第77条において市町村の行うべき地域生活支援事業を定めているが、その第1項第4号は「障害者等につき、地域活動支援センターその他の厚生労働省令で定める施設に通わせ、創作的活動又は生産活動の機会の提供、社会との交流の促進その他の厚生労働省令で定める便宜を提供する事業」が市町村の行うべき事業としている。

× c. 障害者自立支援法においては、安定的な財源の確保のために、利用者負担についてはそれまでの所得に着目した応能負担から、サービス量と所得双方に着目した定率負担（応益負担とも呼ばれる）に変更された。

○ d. 障害者自立支援法における自立支援給付（障害福祉サービス）には大きく分けて介護給付と訓練等給付がある。居宅介護、行動援護、短期入所などの介護給付はすべて障害程度区分1以上の認定が必要であり、区分によって提供されるサービスが決定される。

× e. 精神障害者保健福祉手帳は平成7年の精神保健法の改正によって創設された制度である。それまで身体障害者には身体障害者手帳が、知的障害者については療育手帳があり、平成5年に成立した障害者基本法により精神障害者が障害者として明確に位置づけられたことから設けられた。現在でも、3障害それぞれに個別の手帳制度が存在している。

参考文献
a. 障害者自立支援基本法令集．中央法規出版, p5-8, 43-44, 2007
b. 同書, p155-157
c. 精神保健福祉研究会監：我が国の精神保健福祉（精神保健福祉ハンドブック）平成21年度版．太陽美術, p51-52, 2009
d. 同書, p96-103
e. 同書, p107-110

第1回試験 問題021 精神科臨床における深部静脈血栓症について正しいのはどれか、2つ選べ。

a. 個室隔離処遇によって深部静脈血栓症が生じるリスクが増強する。
b. 長時間の鎮静によって深部静脈血栓症が生じるリスクが増強する。
c. 間歇的空気圧迫法よりも弾性ストッキングの方が予防効果が高い。
d. 身体拘束開始時には、早期から予防的に低用量ヘパリンの投与を開始する。
e. 高リスクの患者には、弾性ストッキング単独で用いても効果がない。

解答　b・e

解説

× a. 深部静脈血栓症の発生を増強させるリスク要因として、精神科医療において最も特徴的なものとしては、身体拘束と鎮静の2つが挙げられる。身体拘束により身体の不動化が起こり、血流のうっ滞が生じやすくなり、また、拘束部位の血管が圧迫されて血流のうっ滞が増強する。身体拘束を行う場合、拘束が長時間に及ぶことや下肢の拘束を伴うことによって深部静脈血栓症の発生リスクが一層高まるとされている。一方、個室隔離処遇に関しては、単独で深部静脈血栓症のリスク要因となるかは明らかではなく、不動化という観点からは危険因子を有しているとはいえない。

○ b. aの解説参照。

× c. 間歇的空気圧迫法は、下肢にカフを巻いてそこに空気を間歇的に送り込むことで下肢を圧迫する方法である。能動的に静脈還流が行えるため弾性ストッキングよりも予防効果が高く、中〜高リスク群に使用される。

× d. 治療導入時の患者背景や病態がまだ十分に把握できない段階で、薬物的予防法を行ってはならない。隠れた出血などがあればそこからの出血が増加する可能性があるからである。また、向精神薬を服用している場合は転倒の危険性があるため、ヘパリンの投与には慎重なリスク評価が必要である。

○ e. 弾性ストッキングは下肢の静脈床を減少させ、速やかに血液を流れさせることで、下肢における静脈のうっ血を減少させるとともに、静脈におけるうっ血で生じる静脈拡張や血管内皮の損傷を予防する。弾性ストッキングは中リスクの患者に対しては有効であるが、高リスク以上の患者に対して単独で用いても効果がないとされている。しかし、薬物療法とともに使用した場合は有効である。

参考文献
a. b. 日本総合病院精神医学会教育・研究委員会編：静脈血栓塞栓症予防指針．星和書店, p10-12, 17-18, 52-54, 2006
c. 同書, p26-27
d. 同書, p27-29
e. 同書, p26

第1回試験 問題023　刑事責任能力の判定について誤っているのはどれか、2つ選べ。

a. 裁判において心神喪失と認定されるには、精神障害が存在することが必要である。
b. 責任能力判断において、精神障害の存在の有無を心理学的要素と呼んでいる。
c. 責任能力判断において、弁識能力と制御能力を併せて生物学的要素と呼んでいる。
d. 精神の障害により事物の理非善悪を弁識する能力がない状態は、心神喪失とされる。
e. 精神の障害により弁識に従って行動する能力がない状態は、心神喪失とされる。

解答　b・c

解説

○ a. わが国の刑事責任能力判定の基準として用いられている1931年の大審院判決においては、心神喪失および心身耗弱について以下のように述べられている。「心神喪失と心神耗弱とはいずれも精神障害の態様に属するものなりといえども、その程度を異にするものにして、すなわち前者は精神の障害により事物の理非善悪を弁識する能力なく、またはこの能力に従って行動する能力なき状態を指称し、後者は精神の障害いまだ上述の能力を欠如する程度に達せざるも、その能力著しく減退せる状態を指称するものなりとす」したがって、心神喪失と認定されるのは、精神の障害であり、しかも事物の理非善悪を弁識する能力（弁識能力）またはその弁識に従って行動する能力（制御能力）のいずれか、またはその両者を失っている状態ということになる。

× b. わが国の刑事事件の精神鑑定では、①精神障害があるか、②物事の善し悪しを判断できるか、③その判断に従って行動できるか、について判断を求められるのが一般的である。責任能力判断においては、精神障害の存在の有無を生物学的要素と呼び、弁識能力と制御能力を併せて心理学的要素と呼んでいる。これらの用語は、通常の「生物学的」「心理学的」という用語とは多少異なったニュアンスを持っている。心理学的要素を考慮に入れず、生物学的要素により責任能力を判断するのが生物学的方法である。生物学的要素と心理学的要素をともに考慮して責任能力の判断をするのを混合的方法と呼ぶ。世界で広く行われているのは混合的方法で、わが国では裁判員裁判制度の開始により、より心理学的要素を重視する傾向が強くなっている。

× c. bの解説参照。
○ d. aの解説参照。弁識能力を失えば心神喪失となる。
○ e. aの解説参照。統御能力を失えば心神喪失となる。

参考文献　松下正明総編集：臨床精神医学講座19. 司法精神医学・精神鑑定. 中山書店, p32-33, 1998

第1回試験 問題029　精神保健指定医の職務に関して誤っているのはどれか、2つ選べ。

a. 患者本人の意思によらない入院の判定を行うのは精神保健指定医の職務である。
b. 応急入院の決定には2名の精神保健指定医の判定が必要である。
c. 措置入院患者の退院には精神保健指定医の判定が必要である。
d. 医療保護入院者の退院には精神保健指定医の判定が必要である。
e. 入院患者の行動制限の判定を行うのは精神保健指定医の職務である。

解答　b・d

解説

精神保健指定医が行う職務の直接的な目的は、①医療機関等において、精神科病院への医療保護入院等の入院の要否や一定の行動制限の要否の判断等に関して、人権に配慮された制度運営を確保すること（精神保健福祉法第19条第1項の業務）、②公務員として、措置入院の要否の判断等に関して、行政の適正な執行を図ること（同法同条第2項の業務）、の2つがある。

○ a. 患者本人の意思によらない入院である精神保健福祉法上の医療保護入院、応急入院、措置入院のいずれの入院においても、その判定は精神保健指定医によって行われる。

× b. 応急入院とは、急速を要し、家族等の同意を得られない場合には、本人の同意がなくとも、指定医1名の診察により72時間に限り応急指定病院に入院させることができるという入院形態である。

○ c. 措置入院患者の退院にあたっては、都道府県知事が指定する精神保健指定医の診察の結果に基づくか、または精神保健指定医の診察の結果に基づいて精神科病院から提出される措置症状の消退届によってその判定が行われる。

× d. 医療保護入院を行う場合には、精神保健指定医による診察が要件の1つとなっているが、退院の判断については、それ自体は患者の人権の制限を伴うものではないこと等の理由から、指定医の診察は法律上は必要とされていない。

○ e. 精神保健福祉法第36条第3項には「第1項の規定による行動の制限のうち、厚生労働大臣があらかじめ社会保障審議会の意見を聴いて定める患者の隔離その他の行動の制限は、指定医が必要と認める場合でなければ行うことができない」とされている。

参考文献
a. 精神保健福祉研究会監：三訂精神保健福祉法詳解. 中央法規出版, p142-146, 2007
b. 同書, p319-321
c. 同書, p278-281
d. 同書, p313
e. 同書, p142-146, 378-382

第1回試験 問題033

診療報酬上に規定された精神科専門療法について**誤っている**のはどれか、1つ選べ。

a. 精神科訪問看護・指導を担当する職種に、精神保健福祉士が含まれている。
b. 精神科訪問看護・指導を担当する職種に、作業療法士が含まれている。
c. 精神科デイケアは1週間に4日を上限として算定することができる。
d. 精神科デイケアは1日6時間を標準とする。
e. 精神科ショートケアは1日4時間を標準とする。

解答　c・e

解説

○ a. 精神科訪問看護・指導料は「精神科を標榜している保険医療機関において精神科を担当している医師の指示を受けた当該保険医療機関の保健師、看護師、作業療法士又は精神保健福祉士が、精神障害者である入院中以外の患者又はその家族等の了解を得て患家を訪問し、個別に患者又は家族等に対して看護及び社会復帰指導等を行った場合に算定する」と定められている。

○ b. aの解説参照。

× c. 精神科デイケアは、「当該療法を最初に算定した日から起算して3年を超える期間に行われる場合」には日数の上限があるが、その場合週5日を限度とすると定められている。

○ d. 精神科デイケアは、「実施される内容の種類にかかわらず、その実施時間は患者1人当たり1日につき6時間を標準とする」と定められている。

× e. 精神科ショートケアは、「実施される内容の種類にかかわらず、その実施時間は患者1人当たり1日につき3時間を標準とする」と定められている。

参考文献
a. b. 社会保険研究所：医科点数表の解釈・平成22年4月. 社会保険研究所, p504-506, 2010
c. d. 同書, p501-502
e. 同書, p500-501

(注) 解答が2つあるため不適切問題であった。

第1回試験 問題035

精神保健及び精神障害者福祉に関する法律上の保護者の**役割でない**事項はどれか、2つ選べ。

a. 通院中の精神障害者の自傷他害行為を防止すること。
b. 通院中の精神障害者の財産上の利益を保護すること。
c. 医療保護入院中の精神障害者の財産上の利益を保護すること。
d. 退院する措置入院患者を引き取ること。
e. 措置入院中の患者について退院を請求すること。

解答　a・b

解説

精神保健福祉法上の保護者については、同法第22条において、①精神障害者に治療を受けさせる義務、②精神障害者の財産上の利益を保護する義務、③医師の診断に協力する義務、④医師の指示に従う義務、が定められており、同法41条では措置入院患者の引き取り義務が定められている。また、これらの義務規定とは別に、精神病院管理者や社会復帰施設長に対して援助を求める権利（第22条）、退院等の請求をする権利（第38条）、医療保護入院の同意を行うこと（第33条）、という権利と役割が規定されている。精神保健福祉法の平成5年改正において保護義務者の名称が保護者に改められ、平成11年改正において自傷他害防止義務規定および通院や任意入院中の患者については治療を受けさせる義務等が免除された。平成11年改正における国会附帯決議には「家族・保護者の負担を軽減する観点から、保護者制度について早急に検討を加え」とされ、平成26年4月に同法は改正施行され、保護者制度は廃止された。

× a. 自傷他害防止義務規定は平成11年改正で削除された。
× b. 通院中患者の財産上の利益を保護する義務は平成11年改正で削除された。
○ c. 精神保健福祉法第22条第1項に規定されている。
○ d. 精神保健福祉法第41条に規定されている。
○ e. 精神保健福祉法第38条の4に規定されている。

参考文献
a. b. 精神保健福祉研究会監：三訂精神保健福祉法詳解. 中央法規出版, p17-34, 205-206, 2007
c. 同書, p205-206
d. 同書, p205, 449
e. 同書, p412-415

第1回試験 問題037

精神科病院において行ってはいけない行動制限はどれか、1つ選べ。

a. 四肢すべての身体的拘束
b. 中から開錠できない個室への隔離
c. 友人からの手紙の受信制限
d. 祖母との面会制限
e. 保護者である父親との電話制限

解答　c

解説

精神科病院の管理者が入院中の者に対して行うことのできる行動制限については、精神保健福祉法第36条、第37条および関連する厚生労働大臣による告示によって定められている。告示では、どのような場合でも行うことのできない行動制限として、①信書の発受の制限、②人権擁護に関する行政機関の職員並びに患者の代理人である弁護士との電話の制限、③人権擁護に関する行政機関の職員並びに患者の代理人である弁護士及び患者の代理人になろうとする弁護士との面会の制限、の3項目が挙げられている。また、精神保健指定医が必要と認めなければ行うことができない行動制限としては、④患者の隔離、⑤身体的拘束、の2項目が挙げられている。

○ a. 身体的拘束は拘束部位にかかわらず、患者の生命を保護し重大な身体損傷を防ぐために必要やむを得ず行う行動制限であり、できる限り早期に他の方法に切り替えるよう努めなければならない。
○ b. 隔離とは、内側から患者本人の意思によっては出ることができない部屋の中へ入室させることにより当該患者を他の患者から遮断する行動の制限のことである。
× c. 信書の発受の制限はいかなる場合も行うことができない。
○ d. 入院後は患者の病状に応じできる限り早期に患者に面会の機会を与えるべきである。入院直後一定期間一律に面会禁止の措置を採ることは許されないが、どのような場合でも面会禁止が認められないのは上記③のケースであり、家族との面会禁止は精神保健指定医の判断によって認められている。
○ e. 電話の禁止についても面会と同様、上記②のケース以外は、精神保健指定医の判断で認められている。

※その後、平成26年4月に同法は改正施行され、保護者制度は廃止された。

参考文献　精神保健福祉研究会監：三訂精神保健福祉法詳解．中央法規出版，p378-389, 2007

第2回試験 問題002

精神医療審査会の業務に含まれないのはどれか、1つ選べ。

a. 指定病院の指定取り消しに関する審査
b. 措置入院者の定期病状報告に関する審査
c. 医療保護入院者の定期病状報告に関する審査
d. 精神科病院に入院中の患者からの退院請求に関する審査
e. 精神科病院に入院中の患者の保護者からの処遇改善請求に関する審査

解答　a

解説

精神医療審査会の業務としては、①精神科病院の管理者から医療保護入院の届出、措置入院および医療保護入院者の定期病状報告があったときに、当該入院中の者についてその入院の必要があるかどうかに関し審査を行うこと、②精神科病院の管理者から任意入院者の定期病状報告があったときに、都道府県知事からの求めに応じて、当該入院中の者についてその入院の必要があるかどうかに関し審査を行うこと、③精神科病院に入院中の者またはその保護者等から、退院請求または処遇改善請求があったときに、当該請求に係る入院中の者について、その入院の必要があるかどうか、またはその処遇が適当であるかどうかについて審査を行うこと、の3点が挙げられる。

× a. 指定病院の指定取り消しは、精神保健福祉審議会に意見を聴いた上で、都道府県知事によって行われるものである。この決定にかかわる審査は精神医療審査会の業務の範囲にはない。
○ b. 解説の①の業務に当たる。
○ c. 解説の①の業務に当たる。
○ d. 解説の③の業務に当たる。
○ e. 解説の③の業務に当たる。

※その後、平成26年4月に同法は改正施行され、保護者制度は廃止された。

参考文献
a. 精神保健福祉研究会監：三訂精神保健福祉法詳解．中央法規出版，p88-89, 185-186, 2007
b. c. 同書，p88-89, 405-412
d. e. 同書，p88-89, 415

第2回試験 問題012

「心神喪失等の状態で重大な他害行為を行った者の医療及び観察等に関する法律」による通院医療について正しいのはどれか、2つ選べ。

a. 診療所は指定通院医療機関となることができない。
b. 通院処遇の終了は、合議体裁判所によって決定される。
c. 通院処遇の期間は、最長で合計10年まで延長することができる。
d. 通院医療を受ける者に対しては、社会復帰調整官による精神保健観察が実施される。
e. 通院治療を行っている期間は、精神保健福祉法による措置入院・医療保護入院は適用されない。

解答 b・d

解説

× a. 医療観察法の指定通院医療機関には病院も診療所もなることができる。その基準としては、①看護師又は准看護師を置いていること、②作業療法士、精神保健福祉士又は臨床心理技術者を置いていること、③精神障害の特性に応じ、円滑な社会復帰を促進するために必要な医療を適切に実施することができる態勢を整えていること、と定められている。

○ b. 医療観察法において地方裁判所は、1人の裁判官及び1人の精神保健審判員の合議体で処遇事件を取り扱う。ただし、移送の決定や、検察官、指定入院医療機関の管理者、保護観察所長などからの申立ての却下など、一部の事項については合議体の構成員である裁判官のみで取り扱うこととされている。入院処遇の開始、終了や通院処遇の開始、終了などはすべて合議体裁判所によって決定される事項である。

× c. 医療観察法による通院（入院によらない医療）処遇は処遇決定後3年間と定められているが、裁判所は、通じて2年を超えない範囲でこの期間を延長することができる。

○ d. 保護観察所の社会復帰調整官は医療観察法による処遇において、①審判のための生活環境調査、②退院に向けての生活環境調整、③通院中の精神保健観察、④通院中の関係機関相互間連携の確保、などの役割を果たす。精神保健観察とは、対象者が必要な医療を受けているか否かおよび生活状況を見守ることと、継続的な医療を受けさせるために必要な指導などをすることである。

× e. 医療観察法による通院処遇中であっても、精神保健福祉法による入院を行うことは認められている。

参考文献
a. 精神保健福祉研究会編：精神保健福祉関係法令通知集 平成22年版. ぎょうせい, p155, 158, 222, 2010
b. 同書, p157-174
c. 同書, p167, 171-172
d. 同書, p159, 188
e. 同書, p191

第2回試験 問題021

厚生労働省の指針に示されている診療情報の開示について正しいのはどれか、1つ選べ。

a. 看護記録は診療録に含まれない。
b. 遺族は、開示を請求することができない。
c. 請求があれば、その場ですぐに開示に応じなければならない。
d. 請求があれば、治療効果に悪影響が出るか否かにかかわらず開示しなければならない。
e. 第三者から得た情報は、その第三者からの了解を得られない場合には、開示しないことができる。

解答 a・e

解説

○ a. 診療情報（診療記録）とは、診療録、処方せん、手術記録、看護記録、検査所見記録、エックス線写真、紹介状、退院した患者に係る入院期間中の診療経過の要約その他の診療の過程で患者の身体状況、病状、治療等について作成、記録または保存された書類、画像等の記録をいう。

× b. 医療従事者等は、患者が死亡した際には遅滞なく、遺族に対して、死亡に至るまでの診療経過、死亡原因等についての診療情報を提供しなければならない。この場合、診療記録の開示を求め得る遺族の範囲は、患者の配偶者、子、父母およびこれに準ずる者とする。

× c. 医療機関の管理者は、担当の医師等の意見を聞いた上で、速やかに診療記録の開示をするか否か等を決定し、これを申立人に通知する。開示を認める場合にも、日常診療への影響を考慮して、日時、場所、方法等を指定することができるとされており、開示の可否については医療機関内に検討委員会を設置して検討した上での決定が推奨されている。

× d. 診療情報の提供が、患者本人の心身の状況を著しく損なうおそれがあるときには、診療情報の提供を全部または一部拒むことができる。

○ e. 診療情報の提供が、第三者の利益を害するおそれがあるときには、診療情報の提供を全部または一部拒むことができる。例えば、家族や患者の関係者が医療従事者に情報提供を行っている場合に、これらの者の同意を得ずに患者自身にその情報を提供することによって、患者と家族・関係者との間の関係が悪化することが懸念される場合など。

参考文献 厚生労働省：診療情報の提供等に関する指針. 2003

※解答が2つあるため不適切問題であった。

第2回試験 問題059

わが国におけるACT（Assertive Community Treatment）プログラムの特徴とされているのはどれか、2つ選べ。

a. 多職種チームで行う。
b. プログラムには期限を設ける。
c. 利用者の数の上限は設定しない。
d. 軽い精神障害を抱えた人を対象とする。
e. 24時間365日体制で危機介入を行う。

解答　a・e

解説

○ a. ACTが単なる医療モデルと異なるのは、チーム内に保健、福祉、就労など各領域にまたがる様々な専門家をスタッフとして有していることである。チーム内メンバーの多彩な視点による議論が、メンバー間の密接な連携により利用者へのサービスに有効に活かされることが重要である。

× b. 原則として期限を定めない。ACTプログラムの利用者が、それがなければ本来頻回入院を繰り返したり、長期入院を余儀なくされる人々であることを考えると、そのニーズがなくなるまで、継続的なサービス提供が保障されていることが望ましい。

× c. 利用者に対してより集中的かつ柔軟なサービスを提供するため、利用者数の上限を設定している。国際的コンセンサスとしては、スタッフ1人当たりのケースロードを10〜12程度に保つのが一般的である。

× d. 通常対象となるのは、統合失調症や気分障害などの精神障害を抱えた人たちで、治療によっても十分に改善されない重い症状や障害を持っていたり、そうした障害に関連した理由のために、既存の地域精神保健サービスから十分な恩恵を受けることが難しいといわれている人たちである。

○ e. 夜間や休日の危機介入にも責任を持って対応するということは、入院サービスに替わりうる地域プログラムの代表として評価されてきたACTには欠かせない機能である。

参考文献
a. 西尾雅明：ACT入門 精神障害者のための包括的地域支援プログラム．金剛出版, p17, 22, 2004
b. 同書, p19, 24
c. 同書, p17, 20-21
d. 同書, p17
e. 同書, p19, 23

第2回試験 問題070

現在のわが国において、刑事事件の責任能力判断について一般的でないのはどれか、2つ選べ。

a. 複雑酩酊であれば限定責任能力となる。
b. 単純酩酊であれば完全責任能力となる。
c. 統合失調症であれば完全責任能力となる。
d. 広汎性発達障害であれば責任無能力となる。
e. 中等度知的障害であれば限定責任能力となる。

解答　c・d

解説

○ a. アルコールによる酩酊は、普通の酩酊（単純酩酊）の場合はかなり高度のものまで責任能力を認め、病的酩酊にだけ責任無能力を認めるのが通常である。アルコール酩酊の分類は数多く提唱されているが、ドイツのビンダーによる分類では、酩酊を単純酩酊と異常酩酊に分け、異常酩酊をさらに量的異常である複雑酩酊と、質的異常である病的酩酊に分け、病的酩酊にもうろう型とせん妄型を考えている。ビンダーは単純酩酊には完全責任能力、複雑酩酊には限定責任能力、病的酩酊には責任無能力としている。

○ b. aの解説参照。

× c. 統合失調症については、定型的精神症状が出現している時期には、比較的軽症でも責任無能力にするのが普通である。寛解状態やごく軽度の欠陥状態にあるものに対しては、ある程度の責任を認めるべきとする考えが多い。

× d. 心の理論の欠如で説明されるような認知の障害あるいは特徴が事件に関係していたとしても、これをもって法的な意味で弁識能力の「著しい障害」があったとすることはかなり難しいと思われる。

○ e. 知的障害の場合、重度、最重度は責任無能力、中等度は限定責任能力、軽度は場合によって限定責任能力とするのが普通である。

参考文献
a. b. e. 大熊輝雄：現代臨床精神医学 改訂第10版．金原出版, p460, 2005
c. 同書, p458-459
d. 岡田幸之：刑事責任能力再考-操作的診断と可知論的判断の適用の実際．精神経誌, 107(9)：928, 2005

第2回試験 問題080

精神科病院において、精神保健指定医が必要と認めれば行うことのできる行動制限はどれか、1つ選べ。

a. 父親との面会の制限
b. 弁護士への電話の制限
c. 弁護士との面会の制限
d. 祖母への手紙の発信の制限
e. 友人からの手紙の受信の制限

解答　a

解説

精神科病院の管理者が入院中の者に対して行うことのできる行動制限については、精神保健福祉法第36条、第37条およびそれらに関連する厚生省告示によって定められている。厚生省告示第130号には、どのような場合でも行うことのできない行動制限として、①信書の発受の制限、②都道府県および地方法務局殿他の人権擁護に関する行政機関の職員並びに患者の代理人である弁護士との電話の制限、③都道府県および地方法務局その他の人権擁護に関する行政機関の職員並びに患者の代理人である弁護士および患者または保護者の依頼により患者の代理人になろうとする弁護士との面会の制限、の3項目が挙げられている。

〇 a. 電話および面会に関しては患者の医療または保護に欠くことのできない限度での制限が行われる場合があるが、これは、病状の悪化を招き、あるいは治療効果を妨げる等、医療または保護の上で合理的な理由がある場合に限られる。
× b. 患者の代理人である弁護士との電話の制限は、どのような場合でも行うことができない。
× c. 患者の代理人である弁護士および代理人になろうとする弁護士との面会はどのような場合でも行うことができない。
× d. 信書の発受の制限はどのような場合でも（相手にかかわらず）行うことができない。
× e. dの解説参照。

参考文献
a. 精神保健福祉研究会監：三訂精神保健福祉法詳解．中央法規出版，p385, 2007
b. c. d. e. 同書, p378-381

第2回試験 問題090

精神科病床への入院について正しいのはどれか、1つ選べ。

a. 医療保護入院における入院時告知は、病状により延期できる。
b. 緊急措置入院による入院の期間は、24時間を超えることができない。
c. アルコール依存症患者には、精神保健福祉法の入院形態は適用されない。
d. 医療保護入院第一項の入院届けは、入院後1か月以内に提出されなければならない。
e. 未成年者の医療保護入院を行う場合、両親のどちらかが保護者となって入院の同意を与える。

解答　a

解説

〇 a. 医療保護入院における入院時告知は、「患者の症状に照らし、告知をすることが患者の医療及び保護を図る上で支障があると認められる場合」に限り延期を認められている。当初期間制限はなかったが、人権保護の観点から、平成7年の精神保健法改正時に4週間という期間制限が加えられた。
× b. 緊急措置入院は、措置入院の要件に該当すると認められる精神障害者について、急速を要し、通常の措置入院の手続きによることができない場合に、1名の指定医の診察により入院させることができる、とした制度である。緊急措置入院は、患者の人権に大幅な制限を加える制度であることから、その期間は72時間を超えることができない、と決められている。
× c. 平成5年の精神保健法改正の際に、精神障害者の定義が神経症やアルコール依存症なども当然含む広い概念であることが明確にされるまでは、一部の関係者の間では精神障害者の定義のとらえ方に混乱があり、精神科病院に入院中の患者であっても神経症やアルコール依存症などは精神保健法の定義による精神障害者に該当しないから、一般入院といった精神保健法外の入院形態を適用するべき、という誤解もあった。現在はこの考え方が誤りであることは明らかにされている。
× d. 医療保護入院第一項、第二項のいずれも、入院届けは入院後10日以内に提出されなければならない。
× e. 父母が婚姻中、未成年の子に対して医療保護入院をさせようとするときは、父母双方の同意を必要とする。ただし父母が婚姻中であっても、父母の一方が行方不明であるなどで親権を行うことができず、他の一方が単独で親権を行使している場合にはその単独の親の同意のみでよい。

※平成26年4月の法改正により保護者制度が廃止されたため、それ以降は未成年者の医療保護入院の同意者に関して法律上特段の規定はない。

参考文献
a. 精神保健福祉研究会監：三訂精神保健福祉法詳解．中央法規出版，p315-317, 2007
b. 同書, p272-274
c. 同書, p212-215
d. 同書, p295-296, 301
e. 同書, p191-194

第3回試験 問題002

「心神喪失等の状態で重大な他害行為を行った者の医療及び観察等に関する法律」による入院医療について誤っているのはどれか、1つ選べ。

a. 入院処遇の継続は、合議体裁判所によって決定される。
b. 入院処遇の終了は、合議体裁判所によって決定される。
c. 入院医療の期間は、最長で合計5年までと決められている。
d. 入院中の患者の隔離には、精神保健指定医の判定が必要である。
e. 入院中の患者の経過観察のための外出には、精神保健指定医の判定が必要である。

解答　c

解説

○ a. 医療観察法において地方裁判所は、1人の裁判官および1人の精神保健審判員によって構成される合議体で処遇事件を取り扱う。入院、入院継続、退院、通院、通院継続、処遇終了、再入院など、この法による処遇決定の大部分はこの合議体裁判所によって決定される。ただし、移送の決定（第4条）や、検察官・指定入院医療機関の管理者・保護観察所長からの申立ての却下（第40条、51条、56条等）など、所定の事項については合議体の構成員である裁判官のみで取り扱うこととされている。また、鑑定入院命令は、合議体とは関係なく1人の裁判官によって行われる。入院処遇の継続は、合議体裁判所によって決定される事項である。

○ b. aの解説参照。入院処遇の終了は、合議体裁判所によって決定される事項である。

× c. 入院期間は法律上では定められていない。医療観察法施行前に示された入院処遇ガイドラインでは、入院医療期間は標準的に急性期、回復期、社会復帰期の3ステージで合わせて18か月と想定された。しかし実際の退院者の入院期間は必ずしもガイドラインに示されたように一様ではない。

○ d. 医療観察法の指定医療機関には常勤の精神保健指定医が必置とされており、入院継続、隔離・拘束などの行動制限、外出・外泊による経過観察、通院処遇中の患者に関する処遇終了・（再）入院・通院延長などの判定の職務を行う。

○ e. dの解説参照。

参考文献
a. b. 精神保健福祉研究会編：精神保健福祉関係法令通知集 平成22年版．ぎょうせい，p157, 170-171, 2010
c. 平林直次：入院医療における治療プログラムの多様化に関する研究．平成22年度厚生労働科学研究こころの健康科学研究事業「医療観察法における医療の質の向上に関する研究」総括・分担研究報告書（主任研究者 中島豊爾）．p44, 2010
d. e. 精神保健福祉研究会編：精神保健福祉関係法令通知集 平成22年版．ぎょうせい，p186, 2010

第3回試験 問題012

精神科医療におけるリスクマネージメントについて正しいのはどれか、2つ選べ。

a. 医療に携わる者はエラーを犯してはならない。
b. インシデントレポートは、公開を前提に作られる。
c. 厚生労働省の定義では、「アクシデント」は医療事故に相当する。
d. インシデントレポートの分析は、個人の責任を明確にすることを目的とする。
e. 厚生労働省の定義では、「インシデント」は「ヒヤリ・ハット」と同義である。

解答　c・e

解説

× a. 間違い（エラー）を個人の資質の問題として片付けるのではなく、一定の確率で必ず起こる事象としてあらかじめシステム内に組み込み、改めてそれを防ぐ手立てを構築することが求められる。

× b. 一定上の重大な医療事故について公表することは社会に対する病院の義務ではあるが、それ以外のインシデントまで公表されればリスクマネージメントの体制が悪影響を受けることになる。インシデントレポートの秘密厳守、非公開は重要である。

○ c. 厚生労働省の定義では、「アクシデント」は医療事故に相当し、医療にかかわる場所で医療の全過程において発生する人身事故一切を包含し、医療従事者が被害者である場合や廊下で転倒した場合なども含む。

× d. インシデントレポートは分析され対策が立てられるが、分析にあたっては、個人に対する責任追及ではなく、どうしたら医療事故が防げたかという予防の視点での分析が重要である。つまり、原因を個人の問題からシステムの問題へと深化することが必要である。

○ e. 厚生労働省の定義では、「インシデント」は、日常診療の場で、誤った医療行為などが患者に実施される前に発見されたもの、あるいは、誤った医療行為などが実施されたが、結果として患者に影響を及ぼすに至らなかったものとしている。このインシデントと同義として「ヒヤリ・ハット」を用いている。

参考文献
a. 加藤進昌：精神科リスクマネージメントの現状と課題．臨床精神医学，34（増）：5, 2005
b. d. 齋藤利和：リスクマネージメントとは何か．臨床精神医学，34（増）：12-13, 2005
c. e. 安井はるみ：オカレンス・インシデント・ヒヤリハット．臨床精神医学，34（増）：16-17, 2005

第3回試験 問題048

障害者自立支援法による障害福祉サービスのうち、「訓練等給付費」の対象になるのはどれか、1つ選べ。

a. 居宅介護
b. 療養介護
c. 行動援護
d. 重度訪問介護（重度訪問支援を訂正）
e. 就労継続支援（就労継続介護を訂正）

解答　e

解説

障害者自立支援法における障害福祉サービスは、個々の障害のある人々の障害程度や勘案すべき事項を踏まえて、個別に支給決定が行われる「自立支援給付」と、市町村の創意工夫により、利用者個々の状況に応じて柔軟なサービス提供を行う「地域生活支援事業」で構成されている。「自立支援給付」には介護給付と訓練等給付があり、精神障害者に関係する介護給付としては居宅介護（ホームヘルプ）、行動援護、生活介護、短期入所（ショートステイ）、共同生活介護（ケアホーム）、施設入所支援があり、訓練等給付としては自立訓練（生活訓練、機能訓練）、共同生活援助（グループホーム）、就労移行支援、就労継続支援（A型、B型）がある。

× a. 居宅介護はいわゆるホームヘルプと呼ばれるものであり、介護給付に当たる。
× b. 療養介護は病院において提供される介護であり、介護給付に当たる。
× c. 行動援護は知的障害や精神障害により行動上著しい困難を有する障害者を対象とするものであり、介護給付に当たる。
× d. 重度訪問介護は重度の肢体不自由者であって常時介護を要する障害者を対象とするものであり、介護給付に当たる。
○ e. 就労継続支援は通常の事業所に雇用されることが困難な障害者に就労の機会を提供するものであり、A型とB型がある。訓練等給付に当たる。

参考文献 障害者自立支援基本法令集. 中央法規出版, p3-10, 43-50, 2007

第3回試験 問題060

精神科訪問看護・指導料について正しいのはどれか、1つ選べ。

a. 退院後3か月までは週に5回算定できる。
b. 心理職による訪問指導の場合も算定できる。
c. 家族のみを対象とした訪問指導の場合は算定できない。
d. 複数の看護師が訪問した場合も加算点数は付加されない。
e. 精神障害者施設に入所中の者への訪問指導の場合は算定できない。

解答　a

解説

○ a. 精神科訪問看護・指導料は、退院後3か月以内は週5回算定することが可能で、それ以降は週3回に限って算定できる。ただし、その患者が急性増悪の状態にあり、医師が必要と認めた場合には、急性増悪の日から7日間は毎日算定することができる。
× b. 精神科訪問看護・指導料は、精神科を担当する医師の指示のもとに、保健師、看護師、作業療法士または精神保健福祉士が実施した場合に限り算定できる。
× c. 患者本人に対する看護や社会復帰指導を実施した場合に算定できるだけでなく、家族のみに対する看護、社会復帰指導も算定の対象となる。
× d. 自宅への訪問看護・指導［訪問看護・指導料（Ⅰ）］については、精神科を担当する医師による必要性判断に基づく複数の保健師、看護師等による訪問に対して、加算点数が付加される（575点に450点を付加）。
× e. グループホームや精神障害者施設への訪問看護・指導は訪問看護・指導料（Ⅱ）として認められており、1回の訪問看護・指導の対象患者数の標準は5人程度とされており、上限は8人を超えないことと定められている。

参考文献 医科点数表の解釈 平成22年4月版. 社会保険研究所, p504-505, 2010

第3回試験 問題070　刑事責任能力について誤っているのはどれか、1つ選べ。

a. わが国の刑法では、心神喪失者は責任無能力とされる。
b. わが国の刑法では、心神耗弱者は限定責任能力とされる。
c. わが国の刑法では、18歳以下の若年者は責任無能力とされる。
d. 責任能力の有無の判定は、本来裁判官がなすべきこととされている。
e. 精神科医は精神鑑定により、責任能力の有無の判定の基礎を与える。

解答　c

解説

○ a.　わが国の刑法では責任能力は次のように規定されている。
・刑法第39条：心神喪失者ノ行為ハ之ヲ罰セス（第1項）、心神耗弱者ノ行為ハ其刑ヲ減軽ス（第2項）
・第41条：14歳ニ満タサル者ノ行為ハ之ヲ罰セス
つまり、心身喪失者は責任無能力で、心神耗弱者は限定責任能力ということであり、14歳以下の若年者も精神発達が未成熟であるため責任無能力とされる。

○ b.　aの解説参照。

× c.　aの解説参照。

○ d.　一般に刑事責任能力は、正常な精神状態にあるものでは保持されていると考えられるが、精神病、知的障害などではこの能力が減弱あるいは喪失している可能性があり、パーソナリティ障害などの責任能力も問題となることがある。責任能力の有無の判定は本来裁判官がなすべきこととされているが、精神医学者は行為者の精神状態を精神医学的立場から検討して、責任能力の有無の判定の基礎を与えることを要求される。これが精神鑑定である。

○ e.　dの解説参照。

参考文献　大熊輝雄：現代臨床精神医学 改訂第10版. 金原出版, p458, 2005

第3回試験 問題079　精神保健指定医について誤っているのはどれか、1つ選べ。

a. 精神保健指定医のみが自立支援医療診断書を作成できる。
b. 精神保健指定医には精神科医としての3年間の経験が必要である。
c. 任意入院のみを行う精神科病院には、常時勤務する精神保健指定医を置く必要はない。
d. 精神保健指定医には、患者の人権に十分配慮した医療を行うための資質が必要である。
e. 通報に基づき精神保健指定医が措置入院の必要性を判断する診察は、公務員としての職務である。

解答　a

解説

× a.　自立支援医療診断書の作成については平成18年3月3日障発0303002号厚生労働省社会・援護局障害保健福祉部長通知に「精神障害の診断又は治療に従事する医師」によるものとされており、「重度かつ継続」に該当する場合には「精神保健指定である等3年以上精神医療に従事した経験を有すること」が求められている。

○ b.　精神保健福祉法第18条に、医療実務経験5年以上、精神科実務経験3年以上と定められている。

○ c.　常勤の精神保健指定医の必置義務が課されるのは、具体的には、措置入院、緊急措置入院、医療保護入院または応急入院を行う精神科病院である。任意入院のみを行う精神科病院は、精神保健指定医の職務が想定されないため、必置義務が課されていない。

○ d.　精神科医療においては、本人が病識を欠きがちであるという精神疾患の特徴のゆえに、患者本人の意思にかかわらない入院医療や一定の行動制限を行うことがあり、単に都道府県知事の適正な権限行使を担保するだけでは不十分で、特に人権上適切な配慮を要する精神科医療にあたる医師について、患者の人権にも十分に配慮した医療を行うに必要な資質を備えていることが必要とされることから精神保健指定医制度が創設された。

○ e.　精神保健指定医が行う職務のうち、公務員として行う職務は精神保健福祉法第19条の4第2項に掲げられており、措置入院の必要性の判定、医療保護入院のための移送の必要性の判定などの職務がこれに当たる。

参考文献
a. 精神保健福祉研究会監：三訂精神保健福祉法詳解. 中央法規出版, p117, 2007
　精神保健福祉研究会編：精神保健福祉関係法令通知集 平成22年版. ぎょうせい, p962-981, 2010
b. 精神保健福祉研究会監：三訂精神保健福祉法詳解. 中央法規出版, p115-119, 2007
c. 同書, p150-151
d. 同書, p116-117
e. 同書, p143-145, 255-257

第3回試験 問題088

「心神喪失等の状態で重大な他害行為を行った者の医療及び観察等に関する法律」における鑑定入院について正しいのはどれか、1つ選べ。

a. 最大で合計12か月まで延長することができる。
b. 指定通院医療機関においてのみ認められている。
c. 入院中は薬物による治療をできるだけ行わないこととする。
d. 入院中に社会復帰調整官は対象者の生活環境調査を行う。
e. 裁判官と精神保健審判員の2名からなる合議体の命令によって行われる。

解答　d

解説

× a. 鑑定入院の期間は、鑑定入院命令が出された日から2か月以内とされている。ただし、裁判所が必要と認めたときには1か月間の延長が認められる。

× b. 鑑定入院が実施される入院医療機関については、法律上には特段の規定はなく、この法律における指定入院医療機関や指定通院医療機関でなくてもよい。

× c. 最高裁判所の解説によれば、鑑定入院中には、鑑定その他医療的観察という鑑定入院の目的を妨げない限り、必要に応じて医療をできる、とされている。

○ d. 鑑定入院中、保護観察所の社会復帰調整官は、対象者の住居、生計、家族、近隣、過去の生活・治療状況などに関する生活環境調査を行い、結果を裁判所に報告する。

× e. 鑑定入院命令は、合議体裁判所が発するのではなく、検察官の申立てを受けた地方裁判所の裁判官が1人で発することができる。

参考文献

a. 精神保健福祉研究会編：精神保健福祉関係法令通知集 平成22年版．ぎょうせい，p164-165，2010
b. c. 吉岡隆一：鑑定入院の現状と課題．臨床精神医学，38（5）：552，2009
d. 精神保健福祉研究会編：精神保健福祉関係法令通知集 平成22年版．ぎょうせい，p165, 204-205, 2010
e. 同書, p164

第1回試験 問題031

精神分析の創始、発展にとりわけ深く関連する人物は誰か、2人選べ。

a. C.G.ユング
b. K.L.カールバウム
c. S.フロイト
d. C.ウェルニッケ
e. W.グリージンガー

解答　a・c

解説

○ a. S.フロイトとともに精神分析の創始、発展に寄与するが、後にフロイトと決別し分析心理学を創始、確立した。
× b. 破瓜病、類破瓜病、緊張病概念の提唱者。
○ c. 精神分析を創始し、確立した。
× d. 感覚失語を見いだし、失語症の領域で多大な貢献をした。ウェルニッケ脳症でも有名。
× e. ドイツ近代精神医学の父とされ、単一精神病段階学説(単一精神病概念)は、疾病単位論に対する相補的対極的観点として、現在でも大きな影響を与え続けている。「精神病は脳病」でも有名。

参考文献
a. 加藤　敏他編：現代精神医学事典．弘文堂, p1039, 2011
b. 同書, p167
c. 同書, p932
d. 同書, p90
e. 同書, p255, 687

第1回試験 問題039

早発性痴呆（dementia praecox）の概念を提示し、統合失調症概念の基礎を作った精神医学者は誰か、1人選べ。

a. K.シュナイダー
b. E.クレッチマー
c. E.クレペリン
d. E.ブロイラー
e. K.ボンヘッファー（ボネファー）

解答　c

解説

× a. 記述現象学的立場を重視する精神医学者。統合失調症の診断において重要な症状として8つの「一級症状」をあげた。
× b. 特定の人格構造と特定の葛藤的体験（鍵体験）から妄想が出現することを明らかにした「敏感関係妄想」や体型と気質（循環気質、統合失調気質、粘着気質）などで知られる。
○ c. 現代精神医学の父とも称され、臨床的観察に基づいた疾病分類学的体系を築き上げた。早発性痴呆を躁うつ病と区別し統合失調症概念の基礎をつくった。なお、早発性痴呆の先駆となった概念（démence précoce）は、B.A.モレルによって記載されている。
× d. 早発性や痴呆が必発ではないとの批判に立ち横断的症状群を重視した統合失調症（Schizophrenie）という名称を提案したスイスの精神医学者。連合弛緩、感情の平板化、自閉、両価性（4A）を基本症状とした。
× e. 「急性外因反応型」概念を確立したドイツの精神医学者。

参考文献
a. 加藤　敏他編：現代精神医学事典．弘文堂, p469, 2011
b. 同書, p260
c. 同書, p261, 650
d. 同書, p933
e. 同書, p973

第1回試験 問題043

幻聴による興奮状態で警察官に付き添われて受診した患者について、診断のための評価として、緊急性の低いのはどれか、1つ選べ。

a. 意識障害の有無
b. 覚醒剤などの薬物使用歴の有無
c. 精神科既往歴、治療歴の有無
d. 心因の有無
e. 神経学的所見の有無

解答　d

解説

幻聴は意識清明時のみならず意識混濁時にも出現するため、幻聴がみられる病態の診断には意識混濁の有無の確認がまず必要となる。意識清明時の幻聴は統合失調症、アルコール幻覚症、覚醒剤中毒、身体疾患に伴う精神障害（症状精神病）、器質性幻覚症、てんかん（単純部分発作）、解離性障害などでみられる。意識混濁時の幻聴は身体疾患に伴う精神障害（症状精神病）、器質性精神障害で多くみられるが、その出現頻度は幻視より低い。

この症例では興奮状態を伴う幻聴がみられているため、意識混濁による興奮や統合失調症による精神運動興奮の可能性が考えられる。

○ a. 解説参照。
○ b. 解説参照。
○ c. 精神科既往歴、治療歴の有無は、器質因を評価するうえで参考となる。
× d. 心因の確認は必要であるが、まず意識混濁（器質因）との鑑別が優先されるべきであり、緊急性は低い。
○ e. 神経学的所見は器質因の存在を確認するために必要である。

参考文献
秋元波留夫他編：神経精神医学 第2版．創造出版，p38-40，1998
大熊輝雄：現代臨床精神医学 改訂第11版．金原出版，p152-225，240-241，2008

第1回試験 問題045

心筋梗塞の既往のある患者に使用すべきでない抗うつ薬はどれか、1つ選べ。

a. セルトラリン
b. ミルナシプラン
c. アミトリプチリン
d. ミアンセリン
e. ミルタザピン

解答　c

解説

うつ病・うつ状態は、冠動脈疾患の発症と予後に影響することが知られている。なかでも心筋梗塞では約3割にうつ病・うつ状態を合併するとされ、抗うつ薬による治療の機会が多い循環器疾患である。うつ病・うつ状態が心筋梗塞に合併すると、合併しない場合に比べて心筋梗塞の再発率が約4倍高く、心臓死のリスクが2～3倍高いとされる。すべての三環系抗うつ薬と四環系抗うつ薬であるマプロチリンは、心筋梗塞、特に回復初期において使用禁忌である。抗コリン作用を有する抗うつ薬はムスカリン受容体を遮断し、迷走神経（副交感神経）を抑制するため、洞結節や房室伝導速度が上昇し、心拍数が増加する。心拍数増加による心筋酸素消費量の増加は、虚血心筋には好ましくないためである。

○ a. SSRIであり、心毒性と関連するキニジン様作用（Na^+チャネル抑制）、抗コリン作用を示さない。
○ b. SNRIであり、心毒性と関連するキニジン様作用（Na^+チャネル抑制）、抗コリン作用を示さない。
× c. キニジン様作用（Na^+チャネル抑制）、抗α1作用に加え、三環系抗うつ薬のなかでも強い抗コリン作用を示すため、心毒性には注意が必要である。
○ d. 抗ヒスタミン作用を示すが、キニジン様作用（Na^+チャネル抑制）や抗コリン作用はごく弱い。
○ e. 抗ヒスタミン作用を示すが、キニジン様作用（Na^+チャネル抑制）や抗コリン作用はごく弱い。

参考文献
尾鷲登志美：心筋梗塞回復初期における抗うつ薬．精神科治療学，24：779-786，2009
樋口輝彦他監：臨床精神薬理ハンドブック 第2版．医学書院，p188，2009

第1回試験 問題047 せん妄について誤っているのはどれか、2つ選べ。

a. 患者の家族にせん妄の情報を提供する。
b. 興奮を伴う場合にはフェノチアジン系抗精神病薬を選択する。
c. 日中は部屋を暗くする。
d. 身体疾患患者におけるせん妄は身体疾患悪化の危険因子である。
e. パーキンソン病患者では薬物によるせん妄が起こりやすい。

解答　b・c

解説

せん妄は、コンサルテーション・リエゾン精神科医療において、高頻度でみられる重要な病態であるにもかかわらず、適切な評価・介入が行われないことがある。せん妄の本質は認知障害を伴う意識障害であり、注意の障害と意識清明度の低下が中核症状であるが、睡眠・覚醒サイクルの障害を伴うことも多い。せん妄の診断治療が難しいのは、その発症には多くの要因がかかわっているためである。せん妄発症の病因を直接原因、誘発因子、準備因子の順で探索し、対処することが求められる。直接原因では医薬品、誘発因子では、環境の変化などの心理社会的ストレス、準備因子では、加齢、脳の器質性変化などが重要である。せん妄の原因診断と治療は同時並行的に行われるが、その治療では多くの要因のなかから優先順位を決め、薬物による鎮静がせん妄をさらに増悪させるという悪循環に陥らないように留意する必要がある。特に、抗コリン作用をはじめ自律神経系への強い作用を有するフェノチアジン系抗精神病薬は用いるべきではない。

○ a. 患者の家族にせん妄についての情報を提供することは、病状への理解を得るために必要である。家族の安定は、患者の不安の軽減にも役立つ。
× b. フェノチアジン系抗精神病薬は、抗コリン作用、抗α1作用を有し、その投与は基礎疾患を有するせん妄に対して適切ではない。
× c. せん妄は睡眠・覚醒サイクルの障害を伴うことが多く、それを助長するような環境調整は避けるべきである。
○ d. 身体疾患患者では、原疾患の悪化によりせん妄のリスクは高まる。
○ e. パーキンソン病のような脳器質因の存在は、せん妄の準備因子である。

参考文献
a. 樋口輝彦他監：臨床精神薬理ハンドブック 第2版. 医学書院, p399-412, 2009
b. c. d. e. 同書, p188

第1回試験 問題055 過呼吸を起こしている患者への対応として重要度の低いのはどれか、1つ選べ。

a. 心電図施行
b. 酸素飽和度測定
c. 発症状況の把握
d. 頭部X線CTの施行
e. 一般血液・生化学検査

解答　d

解説

過呼吸とは、「体の代謝に必要なものを超えて呼吸をすること」と定義される。医学用語としては、過換気が用いられることが多い（過換気症候群、hyperventilation syndrome）。過換気を引き起こす病態としては、①低酸素血症（高地など）、②呼吸器疾患（肺炎、間質性肺炎、肺線維症、肺水腫、肺塞栓、気管支喘息、気胸など）、③循環器疾患（うっ血性心不全、低血圧など）、④代謝性疾患（アシドーシス、肝不全）、⑤中枢神経疾患（脳血管障害、感染症など）、⑥薬剤性（サリチル酸、メチルキサンチン誘導体、βアドレナリン作動薬、プロゲステロンなど）、⑦その他（発熱・敗血症、痛み、妊娠など）、⑧心理的要因あるいは原因不明（狭義の「過換気症候群」）が挙げられる。精神科領域では、パニック発作や転換症状が問題となるため、発病状況の把握は不可欠であるが、その場での対応として、頭部X線CTによる中枢神経疾患の除外・同定の重要度は高くない。

○ a. 狭心症、不整脈等は除外しておく必要がある。
○ b. 気胸や気管支喘息、肺梗塞等の呼吸器疾患との鑑別に有用である。
○ c. ハードなスポーツの後や強い心理的ストレスを受けた時などに起きやすいため、発症状況の把握は診断と適切な対応のために役立つ。
× d. 稀に中枢神経疾患が原因となることがあるが、過呼吸を起こしている患者への対応としては、頭部X線CT施行の重要度は低い。
○ e. 甲状腺機能亢進症等の内分泌疾患をはじめとする身体疾患は除外しておく必要がある。

参考文献
松丸健太郎他：パニック発作・過換気症候群. 精神科救急ガイドライン. 精神科治療学, 18（増）: 138-143, 2003

第1回試験 問題057

自殺について正しいのはどれか、1つ選べ。

a. 重症身体疾患患者の自殺率は、それ以外の人と変わらない。
b. 「死にたい」と語る人が、実際に自殺で死亡することは少ない。
c. 自殺念慮の有無を詳しくたずねることは、自殺の意図を強固にする。
d. 精神科への紹介は、患者を悲観的にさせ、自殺の危険性をさらに高める。
e. 軽い手首の自傷行為でも、その後自殺で死亡する危険性はそれ以外の人より高い。

解答　e

解説

× a. 自殺の危険因子として、健康問題が挙げられる。がんなどの重症の身体疾患への罹患もその1つである。

× b. 希死念慮の存在は、自殺のリスクを評価する上で重要である。

× c. 真剣に取り上げるならば、自殺について考えているかと率直に尋ねても危険ではない。むしろ予防の第一歩になる。

× d. 自殺のリスクが高いと判断したら、本人の安全を確保した上で、適切な対処をすることが求められる。自殺の危険に密接に関連する精神障害を早期の段階で正確に診断し、適切に治療することが自殺予防につながることは言うまでもない。

○ e. 自殺未遂歴は、最も重要な自殺の危険因子である。軽い自傷であったとしても、自傷を認めない人に比べて自殺のリスクははるかに高い。

参考文献

a. 高橋祥友：医療者が知っておきたい自殺のリスクマネジメント 第2版. 医学書院, p47, 2006
b. 同書, p39-41
c. 同書, p92-94
d. 同書, p98-99
e. 同書, p15-16

第1回試験 問題101

30歳の女性。胃のもたれと吐き気を主訴に内科を受診した。身体所見は特に異常を認めず、メトクロプラミドを投与されて帰宅したが、2日後に頸部が左に傾いて戻らないと内科担当医に連絡が入った。消化器症状が出現する直前に夫といざこざがあったと語ったところ、精神科を勧められ受診した。

この症例に対して優先すべき対処はどれか、1つ選べ。

a. 支持的精神療法
b. 催眠療法
c. 抗不安薬の投与
d. 神経内科への紹介
e. ビペリデンの筋肉注射

解答　e

解説

× a. 患者に対する一般的で基本的な対応として求められるべきではあるが、この症例のように薬剤性が疑われる場合、症状の軽快に直ちにつながるとは考えがたく、優先すべき対処ではない。

× b. 催眠により患者をリラックスした状態（催眠誘導によるリラクゼーション）に導き、カタルシスを図る方法で、解離性（転換性）障害の治療に用いられるが、この症例のように薬剤性が疑われる場合、優先すべき対処法としては適当でない。

× c. メトクロプラミドによる急性ジストニアの可能性が考えられる場合、不適切とはいえないが、最優先すべき対処法ではない。

× d. この症例のように薬剤性が強く疑われる場合、神経内科への紹介の優先度は低い。

○ e. メトクロプラミドによる急性ジストニアには、中枢性抗コリン薬であるビペリデンの筋肉注射が即効性で、最優先すべき対処法である。

参考文献

a. 山内俊雄他編：専門医をめざす人の精神医学 第3版. 医学書院, p686, 2011
b. 同書, p489
c. d. e. 同書, p636
c. 同書, p204

第2回試験 問題003

統合失調症の患者が精神運動興奮を呈し、粗暴行為がみられた。初期鎮静に用いる薬物はどれか、2つ選べ。

a. ハロペリドール　5mg/回　静脈注射
b. フルニトラゼパム　2mg/回　静脈注射
c. 塩酸ヒドロキシジン　25mg/回　筋肉注射
d. 塩酸クロルプロマジン　25mg/回　静脈注射
e. デカン酸フルフェナジン　25mg/回　筋肉注射

解答　a・b

解説

○ a. ブチロフェノン系抗精神病薬であるハロペリドールによる鎮静は、最も一般的である。
○ b. ベンゾジアゼピン系睡眠薬であるフルニトラゼパムによる鎮静も、興奮が高度で入眠導入も視野に入れざるを得ない場合、選択肢となりうる。
× c. 抗ヒスタミン系抗不安薬である塩酸ヒドロキシジンを統合失調症の精神運動興奮に対する初期鎮静に用いることは適切でない。
× d. フェノチアジン系抗精神病薬による鎮静も行われているが、血圧の低下など循環系への影響が大きく、加えて経静脈投与ではそのリスクが高いため、適切とはいえない。
× e. 持効性抗精神病薬注射剤（デポ剤）であるデカン酸フルフェナジンは、維持療法の選択肢であって初期鎮静に用いることは適切ではない。

参考文献　八田耕太郎：鎮静法．精神科救急ガイドライン．精神科治療学，18（増）：79-84, 2003

第2回試験 問題038

身体疾患患者における自殺について正しいのはどれか、2つ選べ。

a. 怒りは、自殺の重要な要因である。
b. 腎透析患者は、自殺のリスクが最も高い。
c. がん患者では、終末期に自殺のリスクが最も高い。
d. 自殺企図の背景として、精神障害の合併は稀である。
e. 終末期のがん患者では、大うつ病性障害をしばしば合併する。

解答　a・b

解説

○ a. 強度の怒りによって自殺の危険は高まる。自殺にまで追い詰められた人に共通する心理でもある。
○ b. 自殺の危険性が高い身体疾患として、血液透析を要する腎障害がある。
× c. 自殺したがん患者の50％は、診断を受けてから1年以内である。
× d. 中枢神経系の疾患における自殺では気分障害の関与が大きく、その他の身体疾患患者における自殺にも気分障害との関連があることが知られている。
× e. 終末期のがん患者では、器質性精神障害や適応障害が多い。

参考文献
a. 山内俊雄他編：専門医をめざす人の精神医学 第3版．医学書院，p595, 2011
b. c. d. 井上令一他監訳：カプラン臨床精神医学テキスト 第2版．メディカル・サイエンス・インターナショナル，p986, 2004
e. 山内俊雄他編：専門医をめざす人の精神医学 第3版．医学書院，p578, 2011

第2回試験 問題 048

肝疾患患者における気分障害の治療について正しいのはどれか、1つ選べ。

a. リチウムは選択できる。
b. 三環系抗うつ薬は安全である。
c. カルバマゼピンは安全である。
d. 投与薬物の血中半減期は短くなる。
e. 選択的セロトニン再取り込み阻害薬（SSRI）は禁忌である。

解答　a

解説

薬物の体内動態は吸収、代謝、分布、排泄によって規定され、その主要な代謝は肝機能に依存している。薬物代謝は、大きく第Ⅰ相と第Ⅱ相に分けられる。第Ⅰ相反応には主にチトクロームP450（CYP）が関与し、薬物の不活化を行っている。第Ⅱ相反応は、グルクロン酸抱合がその代表であるが、肝障害による影響を比較的受けにくいとされる。肝疾患患者では、チトクロームP450（CYP）活性低下による血中濃度上昇以外にも予測困難な体内動態を示す可能性があり、気分安定薬あるいは抗うつ薬投与にあたっては有害事象発現への留意が特に必要である。なお、リチウムは肝代謝を受けず腎臓から排泄されるイオンであるため、肝障害時にも投与可能である。

○ a. リチウムは肝代謝を受けないため、選択できる。
× b. 三環系抗うつ薬は、肝代謝により不活化され、SSRIよりも有効濃度と中毒濃度の幅が小さいので、使用しにくい。
× c. カルバマゼピンは肝酵素の自己誘導を起こし、また、肝不全といった重篤な副作用が生じる可能性もあるため、安全とはいえない。
× d. 投与薬物の血中半減期は、肝代謝能の低下により長くなる。
× e. SSRIは、三環系抗うつ薬よりも有効濃度と中毒濃度の幅が大きく臨床効果の影響を受けにくいとされる。

参考文献
a, b, d, e. 上島国利他編：気分障害治療ガイドライン 第2版. 医学書院, p183, 2010
c. 同書, p306

第2回試験 問題 060

脳卒中後抑うつの責任病巣として最も重要であるのはどれか、1つ選べ。

a. 右側頭葉
b. 左側頭葉
c. 左前頭葉
d. 右頭頂葉
e. 右前頭葉

解答　c

解説

脳梗塞や脳出血後にうつ状態を呈しやすいことは古くからよく知られていたが、脳血管障害とうつ病との関連を系統的に解析したのは、アメリカのRobinsonらのグループである。彼らは、脳血管障害の部位とうつ状態との関連にも言及し、①右半球脳梗塞に比べて左半球脳梗塞によって生じやすいこと、②左半球の脳梗塞では病変が前方に位置するものに多いと報告し、脳卒中後抑うつと左前頭葉の障害との関連を明らかにした。近年のうつ病における脳画像研究においても、左前頭葉の機能低下を報告しているものが多く、Robinsonらの報告を支持している。

× a. 解説参照。
× b. 解説参照。
○ c. Robinsonらの左前頭葉障害説では、脳血管障害による病変が左前頭葉に生じた場合、うつ状態を呈することが多いとされる。
× d. 解説参照。
× e. 解説参照。

参考文献
上島国利他編：気分障害. 医学書院, p487, 2008

第2回試験 問題071　自殺について誤っているのはどれか、1つ選べ。

a. 既遂は、女性よりも男性が多い。
b. 既婚者より単身者でリスクが高い。
c. 日本の自殺率は、アメリカよりも低い。
d. 男性は、暴力的手段を用いることが多い。
e. 繰り返す軽い自傷行為は、自殺既遂の危険因子である。

解答　c

解説

○ a. 自殺既遂のリスクとしては、男性が女性よりも高い。
○ b. 単身者の自殺率は既婚者の自殺率よりも約3倍高い。
× c. 日本の自殺率は、アメリカよりも高く、約2倍である。
○ d. 男性は、暴力的手段を用いることが多く、攻撃性の高さを示唆している。
○ e. 自殺既遂の最も重要な危険因子は過去の自殺企図・自傷行為歴であり、たとえ軽い自傷行為であったとしてもリスクは高い。

参考文献
a. 山内俊雄他編：専門医をめざす人の精神医学 第3版. 医学書院, p593, 2011
b. 同書, p593
c. 大熊輝雄：現代臨床精神医学 改訂第12版. 金原出版, p455-456, 2013
d. 井上令一他監訳：カプラン臨床精神医学テキスト 第2版. メディカル・サイエンス・インターナショナル, p987, 2004
e. 山内俊雄他編：専門医をめざす人の精神医学 第3版. 医学書学, p593, 2011

第2回試験 問題081　死にゆく者の心理段階で誤っているのはどれか、1つ選べ。

a. 否認
b. 怒り
c. 昇華
d. 受容
e. 取り引き

解答　c

解説

キューブラ・ロスは、多数の「死にゆく人」の事例を観察して得た1つの範型として、「死の受容への5段階」（『死ぬ瞬間』、1969）を報告した。ただし、すべての人が、以下の5段階をたどって、死を迎えるわけではない。

①否認：自分の余命を知り、それが事実であるとわかっていても、そのショックをまともに受けとめることができないために、あえてその事実を拒否したり否定したりする段階。②怒り：死という現実を認めざる得なくなると、次に怒りや恨みが否認に取って代わるようになる。なぜ自分が死ななければならないのかという問いには答えがなく、怒りを自分や周囲に向ける段階。③取り引き：死の宿命はどうしようもないと認識するが、なお何かの救いがないかと模索し何かにすがろうとし、なんとか死なずにすむようにと取り引きを試みる段階。④抑うつ：何の希望もなく、どうあがいても自分はやがて死ぬという事実は消えずやがて閉塞感が訪れる。病気が進行し、衰弱も進んで、無力感も深刻となる。このようにして深い抑うつに落ち込む段階。⑤受容：死を恐怖し、拒否し、回避しようと必死であったが、死んでいくことは自然なことなのだという認識に達し、心にある平安が訪れ「死の受容」へと至る。最終的に自分が死にゆくことを受け入れる段階。

○ a. キュブラー・ロスによる死の受容過程の5つの段階の第1段階。
○ b. キュブラー・ロスによる死の受容過程の5つの段階の第2段階。
× c. 社会的に好ましくない目的や対象を社会的に受け入れられる形に変え、衝動的な欲求の充足を得て、目的を維持することであり、神経症的防衛機制の1つ。
○ d. キュブラー・ロスによる死の受容過程の5つの段階の第5段階。
○ e. キュブラー・ロスによる死の受容過程の5つの段階の第3段階。

参考文献
a. b. d. e.　井上令一他監訳：カプラン臨床精神医学テキスト 第2版. メディカル・サイエンス・インターナショナル, p67, 2004
c. 同書, p223

第2回試験 問題091

「破瓜病」を初めて提唱したのは誰か、1人選べ。

a. ヘッカー
b. ブロイラー
c. シャルコー
d. グリジンガー
e. カールバウム

解答　e

解説

× a. カールバウムの愛弟子で彼が提唱した破瓜病を詳述したことで知られる。破瓜病の概念は、後にクレペリンの早発性痴呆に組み込まれた。

× b. クレペリンの早発性痴呆に対して早発性や痴呆が必発ではないとの批判に立ち、横断的症状群を重視した統合失調症（Schizophrenie）という名称を提案したスイスの精神医学者。連合弛緩、感情の平板化、自閉、両価性（4A）を基本症状とした。

× c. フランスの神経病学者として、脳の局在論、失語症、脊髄病変の局在論等の発見と記述に大きな貢献をした。大ヒステリー＝大睡眠理論の定式化は力動精神医学に多大な影響を与えた。

× d. ドイツ近代精神医学の父とされ、単一精神病段階学説（単一精神病概念）は疾病単位論に対する相補的対極的観点として、現在でも大きな影響を与え続けている。「精神病は脳病」でも有名である。

○ e. 破瓜病をはじめ、類破瓜病、緊張病概念の提唱者。クレペリンが早発性痴呆の疾患単位を導くにあたり大きな影響を与えた。

参考文献

a. 加藤　敏他編：現代精神医学事典. 弘文堂, p829, 1039, 2011
b. 同書, p933
c. 同書, p454
d. 同書, p255
e. 同書, p167, 829,

第2回試験 問題101

87歳の女性。半年前に夫と死別して以来、一人暮らし。近所とも交流があり、介護保険（要支援1）を利用し、ヘルパーによる家事支援でほぼ自立した生活を送っていた。食事宅配サービスを受けていたが、管理人が弁当の空き箱が出ないことを不審に思い、ドアを叩いたが応答がなかった。ドアを開けると部屋は散らかっており、「夫がいる、夫がいる」と叫んで会話にならないため、精神科に救急搬送された。来院時、まとまりなく一方的に話し、「夫がほかの女と話している」と興奮した。

1) この症例について緊急性の低い検査はどれか、1つ選べ。
a. 頭部X線CT
b. 脳波
c. 一般血液・生化学検査
d. 神経学的検査
e. 認知症のスクリーニングテスト

解答　e

2) 一人娘がいることがわかったが、連絡がとれなかった。すぐに入院治療が必要と考えられたが、入院形態としてどれが最も適切か、1つ選べ。
a. 措置入院
b. 応急入院
c. 任意入院
d. 一般入院
e. 医療保護入院

解答　b

解説 1)

この症例は、認知症に伴う異常な言動が最も疑われるケースではあるが、緊急性の高い医学的病態を評価、除外することがまず求められる。除外すべき疾患としては、慢性硬膜下血腫、代謝・内分泌疾患などが代表的である。せん妄など意識障害に伴う異常行動では、MMSEや改訂長谷川式簡易知能評価スケール（HDS-R）などによる認知症のスクリーニング、評価は困難である。認知症を疑うケースでも、医学的緊急性が優先されるのは言うまでもない。

○ a. 緊急性の高い中枢神経疾患を除外するため必要である。
○ b. 意識障害の存在を除外するため必要である。
○ c. 内分泌代謝性疾患や全身性要因の除外のため必要である。
○ d. 緊急性の高い中枢神経疾患を除外するため必要である。
× e. 緊急性の高い中枢神経疾患や全身疾患、意識障害が除外された後行われるべき検査である。

参考文献　山内俊雄他編：専門医をめざす人の精神医学 第3版．医学書院, p587, 2011

解説 2)

× a. 措置入院は、都道府県知事や指定都市の市長が、2人以上の精神保健指定医の診察の結果、精神障害者で、かつ、医療および保護のために入院させなければ、その精神障害のために自身を傷つけ、または他人に害を及ぼすおそれがあると認められた者について、強制的に入院させる制度。この症例では、自傷他害のおそれの存在が明らかではない。
○ b. 指定医の診察により精神障害であり、医療および保護の必要性が判断され、本人の同意に基づいた入院が行われる状態がないと判定された者、保護者の同意が得られぬが、直ちに入院させる必要のあるものに、精神科病院の管理者が、本人の同意がなくても、72時間を限度として入院させることができる制度で、この症例で適応となる。
× c. 本人に入院加療の同意が得られる状態ではないため、適応とならない。
× d. 精神保健および精神障害者福祉に関する法律に規定された入院ではない。また、本人に入院加療の同意が得られる状態ではないため、適応とならない。
× e. 一人娘とは連絡が取れないため、適応とならない。

参考文献　山内俊雄他編：専門医をめざす人の精神医学 第3版．医学書院, p259, 2011

第3回試験 問題003 悪性症候群の特徴として誤っているのはどれか、1つ選べ

a. 発汗
b. 高熱
c. 筋固縮
d. 意識障害
e. ミオクローヌス

解答 e

解説

悪性症候群（neuroleptic malignant syndrome：NMS）は、主に抗精神病薬投与や抗パーキンソン病薬の急激な中止・減薬によって起こる致死的で重篤な副作用である。①発熱を中心とする自律神経症状、②錐体外路症状、③意識障害（意識変容）に至る精神症状が、三主徴である。Levenson J.L.（1985）による診断基準では、大症状として、①発熱、②筋強剛、③CPK上昇、小症状として、①頻脈、②血圧上昇、③頻呼吸、④意識変容、⑤発汗、⑥白血球増加を挙げている。

治療は、抗精神病薬の中止とともに、補液、全身のクーリングなど全身管理が必要である。薬物療法としては、ダントロレンやドパミン作動薬（ブロモクリプチンなど）が有効である。なお、ミオクローヌスは、主に抗うつ薬投与中におこるセロトニン症候群でみられる症候である。

○ a. 悪性症候群の診断基準の小症状に該当する。
○ b. 悪性症候群の診断基準の大症状に該当する。
○ c. 悪性症候群の診断基準の大症状に該当する。
○ d. 悪性症候群の診断基準の小症状に該当する。
× e. 悪性症候群との鑑別が問題となるセロトニン症候群でみられる。

参考文献
a. b. c. d. 山内俊雄他編：専門医をめざす人の精神医学 第3版．医学書院，p637，2011
e. 野村総一郎他編：標準精神医学 第5版．医学書院，p143，2012

第3回試験 問題020 精神医学の教科書改訂を通じて、躁うつ病と統合失調症という二大精神疾患の概念区分を確立していった精神医学者は誰か、1人選べ。

a. C.G.ユング
b. E.ブロイラー
c. E.クレペリン
d. E.クレッチマー
e. K.Z.ローレンツ

解答 c

解説

× a. S.フロイトとともに精神分析の創始、発展に寄与するが、後にフロイトと決別し分析心理学を創始・確立した。
× b. クレペリンの早発性痴呆に対して早発性や痴呆が必発ではないとの批判に立ち、横断的症状群を重視した統合失調症（Schizophrenie）という名称を提案したスイスの精神医学者。連合弛緩、感情の平板化、自閉、両価性（4A）を基本症状とした。
○ c. 現代精神医学の父とも称され、臨床的観察に基づいた疾病分類学的体系を築き、早発性痴呆を躁うつ病と区別し二大精神疾患の概念区分を確立した。
× d. 特定の人格構造と特定の葛藤的体験（鍵体験）から妄想が出現することを明らかにした「敏感関係妄想」や体型と気質（循環気質、統合失調気質、粘着気質）などで知られる。
× e. 刷り込み（インプリンティング）の存在を明らかにした動物行動学者。

参考文献
a. 加藤敏他編：現代精神医学事典．弘文堂，p1039，2011
b. 同書，p933
c. 同書，p261
d. 同書，p260
e. 同書，p570

第3回試験 問題031

1951年、R.アッシャーによって記載され、虚偽を含むドラマティックな生活史と偽りの身体疾患を訴えて医療施設を受診する症候群はどれか、1つ選べ。

a. カプグラ症候群
b. バリント症候群
c. ガンザー症候群
d. ゲルストマン症候群
e. ミュンヒハウゼン症候群

解答　e

解説

× a. 身近な人物を外見が瓜二つの別人とみなす形の人物誤認。

× b. 精神性注視麻痺・視覚失調・視覚性注意障害の3症候を指す。視力、視野、眼球運動は障害されない。責任病巣は両側頭頂後頭領域とされる。

× c. わざとらしい的はずし応答ないし当意即答を特徴とするヒステリー性もうろう状態。司法精神医学の領域で問題になることが多い。

× d. 失書・失算・手指失認・左右失認の4症候を指す。頭頂葉後下部損傷により生ずるが、4症候が常に共存する形で観察されるわけではない。

○ e. ほら吹き男爵と呼ばれるミュンヒハウゼン男爵にちなんで名づけられたが、アッシャー症候群、病院放浪者とも呼ばれる。病者の役割を演じることが目的であり、現実的な利得を求める詐病とは区別される。

参考文献
a. 加藤　敏他編：現代精神医学事典．弘文堂, p164, 2011
b. 同書, p849
c. 同書, p173
d. 同書, p282
e. 同書, p993

第3回試験 問題040

身体疾患に高頻度に併存する精神疾患の正しい組み合わせはどれか、2つ選べ。

a. 糖尿病 ─ せん妄
b. パーキンソン病 ─ うつ病
c. 大腿骨頭骨折 ─ 不安障害
d. 後天性免疫不全症候群 ─ 適応障害
e. インターフェロン治療 ─ パニック障害

解答　a・b

解説

○ a. せん妄の直接原因である身体的因子として、低血糖・高血糖がありその背景疾患である糖尿病が重要である。

○ b. パーキンソン病にはうつ症状を伴うことが稀ではなく、身体疾患によるないしは併存するうつ病として知られる。

× c. 認知症、せん妄や薬物による過鎮静等により高齢者が転倒事故を起こすと大腿骨頭骨折に至ることが多い。

× d. 後天性免疫不全症候群では多彩な精神神経症状を呈するが、その本体は脳症である。

× e. インターフェロンによる精神症状は、投与開始後1～8週間に発症するが、2週間後までに不眠が出現し、引き続き4週間後までにうつ状態が起きてくることが多い。うつ状態以外にも、不安焦燥や易刺激性、せん妄などもみられる。インターフェロンによるうつ状態では、精神運動抑制と焦燥が目立つことも多く、抑うつ気分は深くなくても、強い焦燥を伴い衝動的に自殺に至るケースもある。

参考文献
a. 松下正明総編集：臨床精神医学講座 10. 器質・症状性精神障害．中山書店, p12-13, 1997
b. 野村総一郎他編：標準精神医学 第5版．医学書院, p317, 2012
d. 山内俊雄他編：専門医をめざす人の精神医学 第3版．医学書院, p312-313, 2011
e. 野村総一郎他編：標準精神医学 第5版．医学書院, p409, 2012

第3回試験 問題049

せん妄に関わる因子として誤った組み合わせはどれか、1つ選べ。

a. 直接因子 — 薬剤
b. 準備因子 — 認知症
c. 誘発因子 — 感覚遮断
d. 直接因子 — 電解質異常
e. 誘発因子 — アルコール症

解答　e

解説

せん妄の原因診断と治療は同時並行的に行われるが、発症の病因を直接原因、誘発因子、準備因子の順で探索し、対処することが重要である。直接原因としては、急性、亜急性の意識障害を起こしうる身体疾患や薬物の同定である。代謝性脳症や脳血管障害をはじめとする全身状態の把握・評価とともに、使用薬物によるせん妄が高頻度であることを念頭に置く必要がある。意識障害を起こしうる直接原因がみつからないときは、せん妄に先立ってなんらかの誘発因子がなかったか、その同定を試みる。誘発因子としては、心理社会的ストレスや物理的ストレスとして、環境の変化、睡眠奪取、感覚遮断、身体拘束などが挙げられる。直接原因や誘発因子では説明できない場合、準備因子として中枢神経系の慢性的脆弱性を同定する。すなわち、加齢による軽度な脳器質性変化から認知症に至るまでの中枢神経機能の脆弱性である。高齢者がせん妄をきたしやすいのは、こうした強い準備因子が存在するためである。

○ a. 中枢神経系に作用しうる薬剤は、せん妄の直接的な原因となりうる。
○ b. 認知症のような中枢神経疾患の存在は、せん妄の準備因子として重要である。
○ c. 感覚遮断は、せん妄を誘発しうる。
○ d. 電解質異常の存在は、せん妄の直接的な原因となりうる。
× e. アルコール症では、種々の身体疾患、中枢神経疾患を合併する可能性があるため、せん妄の準備因子として重要である。

参考文献　小田原俊成：せん妄時の事故防止のために. 精神科治療学, 22：909-916, 2007

第3回試験 問題089

アカシジア症状を呈して救急外来を受診した統合失調症患者に対する誤った対応はどれか、1つ選べ。

a. ビペリデン投与
b. バルプロ酸投与
c. βブロッカー投与
d. 抗精神病薬の減量
e. ベンゾジアゼピン系薬剤投与

解答　b

解説

○ a. 中枢性抗コリン薬であるビペリデン投与は、アカシジアに対して第一選択である。
× b. バルプロ酸投与が、アカシジアに有効であるとするエビデンスはない。
○ c. βブロッカー投与は、アカシジアに有効である。
○ d. 抗精神病薬投与がアカシジアの原因であるから、原因薬物の減量も選択肢である。
○ e. ベンゾジアゼピン系薬剤投与は、アカシジアに有効である。

参考文献　野村総一郎他編：標準精神医学 第5版. 医学書院, p139, 2012

第3回試験 問題101

52歳の男性。2か月前の定期健診で胸部異常陰影が指摘され精査を受けたところ、1か月前、肺腺がん（IV期）を担当医から伝えられた。その後、不眠、食思不振が出現し、抗がん剤の治療を受けるにあたって不安感、焦燥感が出現したため、精神科初診となった。既往歴、家族歴、生活歴に特記事項はない。初診時、抑うつ気分以外の追加所見はなく、意識清明で自殺念慮は認められなかった。

1) この症例について、がんの診断が伝えられた直後数日以内に認められたと推定される心の反応はどれか、2つ選べ。
 a. 否認
 b. 昇華
 c. 抑圧
 d. 隔離
 e. 怒り

解答　a・e

2) この症例について、現時点で最も可能性の高い診断はどれか、1つ選べ。
 a. うつ病
 b. 適応障害
 c. 解離性障害
 d. 気分変調症
 e. 心的外傷後ストレス障害

解答　b

解説 1)

明確なストレス因（この症例では、がんの告知）により、抑うつ、不安、行動の障害のいずれかの症状を呈し、通常予測される反応の程度を逸脱して著しい苦痛を自覚するかないしは日常生活、社会生活に支障をきたす病態は、適応障害と診断できる。ストレス因の解消に伴い、症状は比較的速やかに消退し、症状が6か月以上持続することはないのが原則である。その症状がうつ病などの気分障害や特定の不安障害といった他の精神障害の診断基準を満たさないことが診断のための要件である。例えば、ストレス因が明確であってもうつ病の診断基準を満たせば適応障害ではなくうつ病と診断すべきである。

〇 a. キュブラー・ロスによる死の受容過程の5つの段階の第1段階。
× b. 社会的に好ましくない目的や対象を社会的に受け入れられる形に変え、衝動的な欲求の充足を得て、目的を維持することであり、神経症的防衛機制の1つ。
× c. 意識から観念や情動を追い払う、あるいは抑えることで、神経症的防衛機制の1つ。
× d. ある概念から、それに随伴しているが抑圧された感情を、分裂あるいは分離させることで、神経症的防衛機制の1つ。
〇 e. キュブラー・ロスによる死の受容過程の5つの段階の第2段階。

参考文献
a. 井上令一他監訳：カプラン臨床精神医学テキスト 第2版. メディカル・サイエンス・インターナショナル, p67, 2004
b. 同書, p223
c. d. 同書, p222
e. 同書, p68

解説 2)

× a. 不眠、食欲不振、不安感、焦燥感、抑うつ気分の存在だけでは、うつ病と診断するのは困難である。
〇 b. がん罹患という明らかなストレス因が存在し、うつ病と診断可能ではないうつ症状を呈している。がん患者の精神科診断で最も多いとされる。
× c. 解離症状の存在は明らかではない。
× d. 診断には、うつ症状が2年以上持続することが必要である。
× e. 診断に必要な外傷的な出来事の再体験や外傷と関連した持続的な回避がみられない。

参考文献
a. 山内俊雄他編：専門医をめざす人の精神医学 第3版. 医学書院, p578, 2011
b. 同書, p485, 578
c. 同書, p489
d. 同書, p454
e. 同書, p481

各 論

4. 統合失調症 `F2`

5. 気分（感情）障害 `F3`

6. 神経症性障害、ストレス関連障害および身体表現性障害
   （摂食障害を含む） `F4（F50）`

7. 児童・思春期精神障害 `F7, F8, F9`

8. 精神作用物質使用による精神および行動の障害 `F1`

9. 症状性を含む器質性精神障害 `F0（認知症など）`・
   睡眠障害 `F51, G47` ・てんかん `G40, G41`

10. 成人のパーソナリティおよび行動の障害 `F6`

第1回試験 問題 041

抗精神病薬の副作用について正しいのはどれか、2つ選べ。

a. 抗アドレナリンα1受容体作用は、過鎮静、起立性低血圧に関連する。
b. 抗アセチルコリン受容体作用は、記銘力障害、便秘、口渇に関連する。
c. 抗ヒスタミンH1受容体作用は、眠気、食欲低下に関連する。
d. 抗セロトニン5-HT2受容体作用は、抗ドパミンD2受容体作用による錐体外路症状を悪化させる。
e. 黒質線条体の抗ドパミンD2受容体作用によって血中プロラクチン値が上昇する。

解答　a・b

解説

○ a. 抗アドレナリンα1受容体作用は、第一世代抗精神病薬（フェノチアジン系）や第二世代抗精神病薬のうちでもリスペリドン、クエチアピン、クロザピンなどで強く、眠気、過鎮静、起立性低血圧、ふらつきなどの副作用発現に関連する。

○ b. 抗アセチルコリン受容体作用は、記銘力障害、口渇、かすみ目、便秘、排尿障害などに関連し、高齢者ではせん妄を惹起することもあるので、注意が必要である。

✕ c. 抗ヒスタミンH1受容体作用は、眠気、過鎮静、食欲亢進、体重増加などの副作用発現に関連し、通常、食欲低下は惹起しない。

✕ d. 抗セロトニン5-HT2受容体作用は、抗ドパミンD2受容体作用によって惹起される錐体外路症状を軽減する。線条体におけるドパミン神経細胞の前シナプス部にはセロトニン神経が投射してドパミン量を抑制的に調節しているが、5-HT2受容体遮断によってその抑制が緩和されて、ドパミン量が増加するため、錐体外路症状が軽減される作用機序モデルが想定されている。これが第二世代抗精神病薬において錐体外路症状が少ないことの共通機序とされている。

✕ e. 抗精神病薬による黒質線条体ドパミン系遮断が錐体外路症状発現の原因と考えられている。視床下部の隆起漏斗系のドパミン経路が抗精神病薬の抗D2受容体作用で遮断されると、同系のプロラクチン分泌抑制作用が抑えられ、血中プロラクチン値が上昇する。

参考文献
a. 大熊輝雄：現代臨床精神医学 改訂第11版．金原出版，p471, 2008
b. d. e. 同書，p472
c. 同書，p474

第1回試験 問題 049

統合失調症に比して非定型精神病（満田）でみられる特徴について誤っているのはどれか、1つ選べ。

a. 意識混濁や意識変容など種々の意識障害を伴う。
b. 経過が周期性で欠陥を残す場合が少ない。
c. 感情疎通性が保たれている。
d. 妄想が体系的である。
e. 発病に際して精神的あるいは身体的誘因が認められることが多い。

解答　d

解説

○ a. 満田の非定型精神病の症状の特徴として、病像は意識障害、情動障害、精神運動障害を主とする、とされている。とくに意識障害や意識変容を示すことが統合失調症や双極性障害と異なり、錯乱状態や夢幻状態につながると考えられている。身体病理の上では、間脳機能の脆弱性が推定され、広い意味では間脳症候群として捉えられる場合もある。脳波上徐派化傾向、まれにてんかん性異常波がみられることがある。

○ b. 発病は急激で、多くは周期性の経過を示し、欠陥を残すことが少ない点は統合失調症より双極性障害に近い。

○ c. 病前性格が統合失調症と比べて感情疎通性が保たれていることも特徴として挙げられている。

✕ d. 妄想は、浮動的、非体系的であり、人格と異質的なものが多いことも特徴として挙げられている。

○ e. 発病に際して精神的、身体的誘因が認められることも特徴の1つである。

参考文献 大熊輝雄：現代臨床精神医学 改訂第11版．金原出版，p361, 2008

第1回試験 問題051

統合失調症の思考障害のうち思考形式の障害を表すのはどれか、2つ選べ。

a. 考想伝播
b. 連合弛緩
c. 思考吹入
d. 強迫観念
e. 言語新作

解答　b・e

解説

× a. 自分の考えが外界に伝わっていくという、思考体験様式の障害であり、自我漏洩体験に含まれる。思考体験様式の障害は、自分で自分の思考を制御できないと感じる、思考管理の障害ともいわれる。

○ b. 思考形式の障害は、患者の発言や書かれた文章によって客観的に観察できる。連合弛緩とは部分的には論理的つながりが保たれているが、話全体の中で、ところどころ論理的つながりが途切れる現象で、思考形式障害の代表的症状である。統合失調症に特異的とされたこともあるが、躁病でもみられる。

× c. 他人から考えを吹き込まれるという症状で、aと同様、思考体験様式の障害であり、自我障害に含まれる。

× d. 繰り返しある観念が頭に浮かび、自身で制御できなくなっている状態で、思考体験様式の障害に含まれる。

○ e. 独自の単語を作成する症状で、その他減裂思考、思考散乱、思考途絶、脱線、迂遠、保続などと並んで思考形式障害に分類される。

参考文献　井上令一他監訳：カプラン臨床精神医学テキスト 第2版. メディカル・サイエンス・インターナショナル, p538, 2004

第1回試験 問題053

統合失調症の社会的予後が良好となる因子はどれか、1つ選べ。

a. 発症が緩徐である。
b. 発症から薬物療法の導入までが長い。
c. 気分障害の家族歴がある。
d. 神経学的徴候が認められる。
e. 男性である。

解答　c

解説

× a. 一般に急性に発症したものは、緩徐に発症したものより予後が良い。ただし、最初から思考障害や感情障害が顕著なものは、急性発症でも予後不良である。

× b. 発病から（薬物）治療までの期間（duration of untreated psychosis : DUP）が長いほど予後不良である。そのため、早期介入の重要性に対する認識が高まっている。

○ c. 家族歴に統合失調症がある場合には予後不良といわれるが、気分障害がある場合は予後良好とされる。

× d. 統合失調症では、側頭葉内側部、前頭前皮質、視床などに灰白質の体積減少や前頭前皮質の機能低下などが発症時点から明らかな場合があるが、そうした脳の構造異常や神経学的異常が認められる者は陰性症状や認知機能障害が顕著で、予後不良といわれている。

× e. 一般に女性の方が予後良好とされる。その要因として、エストロゲンによる予防効果の可能性が仮説として提唱されている。一方、若年発症の男子は予後不良とされる。

参考文献
大熊輝雄：現代臨床精神医学 改訂第11版. 金原出版, p348-349, 2008
山内俊雄監：オックスフォード精神医学. 丸善, p129, 2007

第1回試験 問題059 抗精神病薬の薬理作用について正しいのはどれか、2つ選べ。

a. 現在、抗精神病薬の作用機序としての「ドパミン仮説」は支持されていない。
b. 脳内ドパミンD2受容体占有率が60％以上で錐体外路症状が出現する。
c. リスペリドンは脳内ドパミンD2受容体遮断能がセロトニン5-HT2A受容体遮断能より高い。
d. オランザピンは多くの脳内受容体に親和性を持っている。
e. アリピプラゾールは抗精神病薬として初めてのドパミン・パーシャルアゴニストである。

解答　d・e

解説

× a. 統合失調症の陽性症状はドパミンD2受容体遮断作用をもつ抗精神病薬によって改善されるが、いわゆる陰性症状は改善されにくいので、ドパミン仮説だけで全ての抗精神病薬の作用機序は説明できない。しかし、陽性症状の改善機序については、現在もドパミン仮説が支持されている。

× b. PET研究によると、抗精神病薬の脳内ドパミンD2受容体占拠率が70％以上で抗精神病効果がみられ、80％以上で錐体外路系副作用が発現するとされている。

× c. 第二世代抗精神病薬の薬理作用の特徴は、一般的にセロトニン5-HT2A受容体に対する親和性がドパミンD2受容体に対する親和性よりも高いことである。リスペリドンもその特徴を有している。

○ d. オランザピンは、ドパミンD2受容体やセロトニン5-HT2A受容体に拮抗するだけではなく、ドパミンD1、D4受容体、ムスカリン受容体、アドレナリンα1受容体、ヒスタミンH1受容体など多くの受容体に高い親和性をもつ。

○ e. 他の全ての抗精神病薬はドパミンD2受容体遮断作用を基本的な薬理機序にしているのに対し、アリピプラゾールは治療薬として実用化された、初めてのドパミンD2受容体パーシャルアゴニストである。

参考文献
a. 大熊輝雄：現代臨床精神医学 改訂第11版．金原出版，p328-329，2008
b. 同書，p468
c. 同書，p466
d. e. 同書，p467

第1回試験 問題061 遅発性ジスキネジアについて正しいのはどれか、2つ選べ。

a. 定型抗精神病薬を長期服用している2～3％の患者で発現する。
b. 急性錐体外路症状が出現しやすい患者では、発現リスクが高い。
c. 第一世代抗精神病薬と第二世代抗精神病薬による発現頻度は変わらない。
d. 男性患者で出現しやすい。
e. クロザピンは症状軽減作用を有する。

解答　b・e

解説

× a. 第一世代抗精神病薬で長期治療を受けている患者の20～30％で遅発性ジスキネジアが発現するといわれている。抗精神病薬を服用している若い患者の3～5％で毎年遅発性ジスキネジアが発現する。

○ b. 急性錐体外路症状が出現しやすい統合失調症患者では、遅発性ジスキネジアが発現しやすい。認知障害や気分障害を合併する統合失調症患者では、それらを合併しない患者よりも遅発性ジスキネジアが発現しやすいとされている。

× c. 遅発性ジスキネジアの発現頻度は、第一世代抗精神病薬より第二世代抗精神病薬の方が幾分低いとされている。しかし、第二世代抗精神病薬でも遅発性ジスキネジアが発現することに注意が必要である。

× d. 遅発性ジスキネジア発現のリスクが高い要因として、女性、子ども、50歳以上の中高年齢者、脳器質障害や気分障害の合併などが挙げられる。

○ e. クロザピンは、重篤な遅発性ジスキネジアを軽減するのに効果的であることが知られている。

参考文献
井上令一他監訳：カプラン臨床精神医学テキスト 第2版．メディカル・サイエンス・インターナショナル，p1139-1140，2004
a. Sadock BJ, et al. ed. : Kaplan & Sadock's Synopsis of Psychiatry: Behavioral Science/ Clinical Psychiatry 10th edition. Lippincott Williams & Wilkins, p490, 2007
b. c. e. 同書，p490
d. 同書，p994

（注）問題文で、「定型抗精神病薬」と「第一世代抗精神病薬」が混在して使用されているが、同義である。

第1回試験 問題063 統合失調症治療におけるアドヒアランス概念について誤っているのはどれか、2つ選べ。

a. 従来のコンプライアンスと比較し、患者がより積極的に自らの疾患を理解し、治療に参加する治療同盟関係を反映している。
b. 服薬回数が少ないことはアドヒアランスを向上させる。
c. アドヒアランスを向上する上で、医師と患者の信頼関係は重要である。
d. 薬物の量が少ないほどアドヒアランスは向上する。
e. 主観的な副作用より、運動機能に影響を及ぼす副作用の方がアドヒアランスを低下させる。

解答 d・e

解説

○ a. 従来のコンプライアンスという言葉が、医師の指示に患者が従うというパターナリズム的な印象が強かったのに対して、患者の権利意識の高揚とともに、患者自身が自分の病気や治療の必要性を理解し、能動的に治療に臨む姿勢が治療維持にとって重要であると認識されるようになり、アドヒアランスという言葉がコンプライアンスに取って代わるようになった。そこで、重要なポイントは、医師-患者関係であり、従来の指示する側、従う側という上下関係ではなく、良好なパートナーシップに基づく治療同盟関係を築くことが挙げられる。

○ b. 服薬回数が増えれば、飲み忘れも増える。とくに、記憶や注意機能などの認知機能障害を持つ患者においては、複数回の服薬を維持することは困難で、服薬手帳、メモなどを用いた工夫が必要となることも少なくない。

○ c. aの解説参照。

× d. 一般的に多剤大量療法については、副作用の点からもアドヒアランスは低下することが知られているが、少なければ少ないほどよいわけではなく、治療効果が感じられる程度の服用感のよい量が、最もアドヒアランスの維持に適している。

× e. 運動系の副作用も苦痛を伴うが、主観的な副作用(アカシジア、薬原性不快気分：ディスフォリア)の方がアドヒアランスに影響を及ぼすことが知られている。

参考文献
a. c. 大熊輝雄：現代臨床精神医学 改訂第11版. 金原出版, p348-349, 2008
d. Valenstein M, et al. : Poor antipsychotic adherence among patients with schizophrenia: medication and patient factors. Schizophr Bull, 30 : 255-264, 2004
e. Voruganti L, et al. : Neuroleptic dysphoria: towards a new synthesis. Psychopharmacology, 171: 121-132, 2004
Fenton WS, et al. : Determinants of medication compliance in schizophrenia: empirical and clinical findings. Schizophr Bull, 23 : 637-651, 1997

第1回試験 問題065 統合失調症の治療について正しいのはどれか、1つ選べ。

a. 統合失調症の治療目標は、陽性症状の改善である。
b. クロザピンは自殺予防効果において他の抗精神病薬と差がない。
c. ドパミンD2遮断作用が強い薬物ほど有用性が高い。
d. 認知行動療法は陰性症状に対して有効である。
e. 抗コリン薬は遅発性ジスキネジアの危険性を高める。

解答 e

解説

× a. 統合失調症の治療目標は、急性期においては精神病症状の改善が主であるが、維持期においては精神病症状の再発予防と様々な機能レベルの改善が主である。したがって、陽性症状のみならず、陰性症状、認知機能障害、感情症状のコントロールも重要な治療目標である。

× b. クロザピンは、統合失調症あるいは統合失調感情障害患者において自殺予防効果があることが知られており、他の抗精神病薬との比較で自殺予防効果が認められている唯一の抗精神病薬である。

× c. ドパミンD2受容体遮断作用は、抗幻覚妄想作用、錐体外路症状、遅発性ジスキネジア、内分泌系副作用など、有効性だけではなく、副作用発現にも関連しており、D2受容体遮断作用が強い薬物ほど必ずしも有用性が高いとは限らない。

× d. 統合失調症患者に対する認知行動療法は、認知の歪みを改善し、混乱を減らし、判断の誤りを修正するのに用いられる。また、幻覚・妄想の改善に有用な場合もあることが報告されている。しかし、陰性症状の改善に対して有効であるとは一般的に認められていない。

○ e. 抗コリン薬は錐体外路症状を軽減するが、長期的な使用で遅発性ジスキネジア発現の危険を高める。したがって、抗コリン薬の使用はできるだけ短期にとどめ、抗精神病薬の用量調節でそれを回避できない時のみ使用するのがよい。

参考文献
a. Sadock BJ, et al. ed. : Kaplan & Sadock's Synopsis of Psychiatry: Behavioral Science/ Clinical Psychiatry 10th edition. Lippincott Williams & Wilkins, p489, 2007
b. 同書, p1095
c. 大熊輝雄：現代臨床精神医学 改訂第11版. 金原出版, p471, 2008
d. Sadock BJ, et al. ed. : Kaplan & Sadock's Synopsis of Psychiatry: Behavioral Science/ Clinical Psychiatry 10th edition. Lippincott Williams & Wilkins, p492, 2007
e. 山内俊雄監：オックスフォード精神医学. 丸善, p133, 2007

第1回試験 問題 067 統合失調症の認知機能障害について正しいのはどれか、2つ選べ。

a. 統合失調症の認知機能障害は、抗精神病薬によって悪化する。
b. 約30％の患者であらゆる領域において正常範囲内にとどまる。
c. 認知機能障害は、社会的転帰の決定因子の1つである。
d. 抗コリン薬の中止は認知機能障害の改善をもたらす。
e. 進行性に増悪する。

解答 c・d

解説

× a. 抗精神病薬については、非定型薬ばかりでなく、定型（第一世代）抗精神病薬についても適量であれば、概して認知機能障害を改善することが知られている。

× b. およそ15％の患者で、あらゆる領域において正常範囲内にとどまることが示唆されている。

○ c. 認知機能障害は、社会的転帰の20～60％を説明すると指摘されており、重要な決定因子であることは間違いない。

○ d. 錐体外路性副作用の治療および予防のために使用される抗コリン薬が認知機能に悪影響を及ぼすことが知られている。

× e. 認知機能障害は、顕在発症前に増悪し、顕在発症後の進行は緩徐であることが示されている。

参考文献

Mishara AL, et al. : A meta-analysis and critical review of the effects of conventional neuroleptic treatment on cognition in schizophrenia: opening a closed book. Biol Psychiatry, 55 : 1013-1022, 2004

Meltzer HY, et al. : Cognition, schizophrenia, and the atypical antipsychotic drugs. Proc Nat Acad Sci USA, 96 : 13591-13593, 1999

Green MF, et al. : Neurocognitive deficits and functional outcome in schizophrenia : are we measuring the "right stuff"? Schizophr Bull, 26: 119-136, 2000

第1回試験 問題 069 統合失調症に適用となる認知行動療法の技法はどれか、2つ選べ。

a. 曝露療法
b. 系統的脱感作法
c. 行動リハーサル
d. 思考中断法
e. モデリング

解答 c・e

解説

認知行動療法では、誘因となる出来事−偏った認知−不適応的な感情や行動という連鎖の中で結果的に苦痛を引き起こす症状や本人に不利となる行動が引き起こされるととらえ、この連鎖の改善を図るために、学習理論などに基盤を置いて認知・行動の改善を図る技法であり、どのような介入を行うかは連鎖の特徴を分析する行動分析によって、導き出される。したがって、特定の診断に基づいて定まった介入方法を行うというものではない。しかし異なる診断によってはかなり共通の認知・行動の歪みが見出されるために、例えばうつ病でしばしばみられる自責的傾向についての介入など、障害によって共有できる治療技法が多く存在する。

× a. 強迫性障害やPTSDなどの不安障害においては、これまで恐れ回避していたことに直面させ（曝露）、不安を軽減するための回避行動や代償行動を行わないようにして、不安の減少を体験することなどを通して、恐れ回避していた認知・行動の修正を図ることがある。

× b. 系統的脱感作療法は、不安障害において不安の対象となる状況を対象者の主観によって階層化し、十分にリラックスした状態で低い不安対象から曝露してゆく技法である。

○ c. 統合失調症では、社会的な認知・行動が適切に学習されていないことが多いことから、実際の対人行動をシミュレートする行動リハーサルや、それを観察学習するモデリングがよく使われる。

× d. 強迫性障害では、行動を伴わないが、次々強迫的な観念が浮かんできて不安になることがみられ、曝露に続く強迫行動を抑止する反応妨害法がうまく適応できない場合がある。その際には標的となる思考が中断できるように介入する思考中断法が行われる。

○ e. 解説参照。

参考文献

山内俊雄他編：専門医をめざす人の精神医学 第3版．医学書院，p479, 2011

第1回試験 問題071 統合失調症の精神障害リハビリテーションについて正しいのはどれか、2つ選べ。

a. リハビリテーションを実施する際には、生活場面での社会的機能の評価が重要である。
b. 薬物療法とリハビリテーションとの包括的実施は、それぞれの単独実施に比べ、社会的機能の回復がより期待できる。
c. 第二世代抗精神病薬により、リハビリテーションの実施期間が大幅に短縮できる。
d. 第二世代抗精神病薬の普及によって、服薬教室などの心理教育の必要性は低下した。
e. リハビリテーションの標的は、機能および形態の障害、活動の障害、社会参加障害の3水準のうち、活動の障害に限られる。

解答 a・b

解説

○ a. 精神障害リハビリテーションでは、精神障害や環境要因などが原因となって、日常生活で本来行えていた機能の低下・消失（活動の障害）や、職場や家族としての役割などの社会的役割の喪失（社会参加の障害）が起こってくることに対し、これらの機能の回復を図り、その人本来の人生や生活の質を取り戻すことが目標となる。直接的には活動の障害が介入の対象となるものの、就労・就学、家族としての役割や交友などの社会参加は、障害者の回復の主たる指標であり、またこうした役割の回復に伴って、精神症状や活動の障害の改善がみられることもあることから、就労支援、家族支援、環境支援などもリハビリテーションの重要な領域である。したがって、精神障害の診断や精神症状の評価とは別に、社会的機能についての機能評価を行い、本人や家族の希望や価値観をもとに、どのような社会機能の回復を目指すかの合意作りをすることが、リハビリテーションを行う上で必要となる。

○ b. 薬物療法の単独実施と比べて、心理社会的治療を同時に実施することで、再発防止効果、生活の質の向上、主観的満足感の上昇、アドヒアランスの上昇などへの効果が高まることが、種々の効果研究によって報告されており、メタ解析によっても、薬物療法単独と比べてエフェクトサイズが大きいことがわかっている。

× c. 第二世代抗精神病薬は錐体外路症状が出にくい共通の特徴があり、鎮静作用も少ない薬剤が多いことから、機能回復に有利な面があるものの、急性症状からの回復や社会機能の回復が早くなるというエビデンスはみられない。

× d. 服薬継続率や陽性症状改善率などで大幅に第一世代抗精神病薬と異なるわけではなく、引き続き服薬についての心理教育の重要性は高い。

× e. aの解説参照。

参考文献　山内俊雄他編：専門医をめざす人の精神医学 第3版．医学書院，p433, 733-736, 2011

第1回試験 問題073 統合失調症の治療における修正型電気けいれん療法の標的症状はどれか、2つ選べ。

a. 連合弛緩
b. 精神運動興奮
c. 緊張病性昏迷
d. 情意鈍麻
e. 認知機能障害

解答 b・c

解説

麻酔科医による呼吸循環管理下に静脈麻酔後に筋弛緩薬を静注して筋を弛緩させ、けいれんを起こさずに通電を行う方法を修正型電気けいれん療法（modified electric convulsive treatment : mECT）という。この方法によると、合併症をもつ患者や高齢者に対しても施行が可能になり、現在では標準的に行われるようになっている。

統合失調症患者では、精神運動興奮、昏迷、幻覚・妄想などには修正型電気けいれん療法はある程度有効である。気分障害では、うつ病に対して有効であり、抗うつ薬が使用できない場合や抗うつ薬の効果がみられない場合、自殺の危険が高い場合、高齢者などに行われる。

× a. 連合弛緩などの思路障害は通常修正型電気けいれん療法の適応とはならない。
○ b. 解説参照。
○ c. 解説参照。
× d. 情意鈍麻には、修正型電気けいれん療法は効果が期待できない。
× e. 修正型電気けいれん療法によって一過性の健忘が出現したり、認知機能障害が悪化する場合もある。

参考文献　大熊輝雄：現代臨床精神医学 改訂第11版．金原出版，p496-498, 2008

第1回試験 問題075 統合失調症について誤っているのはどれか、2つ選べ。

a. 肥満の併発率が高い。
b. 心血管疾患の併発率が高い。
c. 掌紋異常などの小身体奇形の発現率が高い。
d. 関節リウマチの併発率が高い。
e. がんの併発率が高い。

解答　d・e

解説

○ a. 生活スタイル、薬物など様々な環境要因が関係している可能性があるが、統合失調症患者における肥満率は高い。

○ b. 上記肥満が多いこととも関係するが、その他に喫煙率の高さや薬物の副作用なども影響していると考えられている。

○ c. 掌紋異常などの小身体奇形の発現率は統合失調症患者で一般健常人に比して高い。出生前、子宮内での何らかの発達障害と関連する事象と捉えられているが、その詳細は不明である。

× d. 統合失調症では、関節リウマチの併発率が低いことが知られている。一方、小児脂肪便症やいくつかの自己免疫疾患については併発率が高いことが知られている。

× e. がんの発生率も低いことが知られており、その他にⅠ型糖尿病の併発率が低いことも報告されている。様々な交絡因子の影響を考慮する必要があるが、その要因の解明は統合失調症の病態生理に関する新たな知見につながる可能性がある。

参考文献
Tandon R, et al. : Schizophrenia, "just the facts" : what we know in 2008 Part 1: Overview. Schizophr Res, 100: 4-19, 2008
Tandon R, et al. : Schizophrenia, "just the facts" 4.Clinical features and conceptualization. Schizophr Res, 110: 1-23, 2009

第1回試験 問題077 統合失調症の自殺について正しいのはどれか、2つ選べ。

a. 解体症状との関連が強い。
b. クロザピンは自殺率を高める。
c. 病前機能がよい者ほど自殺率が高い。
d. 一般人口に比して、男性に対する女性の自殺率の比率が高い。
e. 経過の中で早期に多く認められる。

解答　c・e

解説

× a. 統合失調症の自殺は、アカシジア、衝動性や気分症状との間に関連は認められるものの、陽性症状、陰性症状、認知機能障害、解体症状との関連は認められていない。

× b. クロザピンによる治療が、その他の抗精神病薬と比べて、自殺の危険率を低下させることが報告されており、自殺企図歴のある患者など、自殺の危険率が高い患者にはその使用が推奨されている。

○ c. 病前機能が良く、内的洞察が保たれている患者は、罹患したことによって失われた機能を重く受け取り、悲観的傾向が強く、自殺を思い当たることが多い。

× d. 統合失調症の死亡に最も影響するのは、心血管障害であるが、一般人口と比してその割合が高いのは自殺である。一方、男女で比較すると、統合失調症における致死率の高さに対して、男性の場合は自殺の多さが最も影響するが、女性の場合は心血管障害の多さが最も強い影響を及ぼしている。

○ e. 発病後早期の自殺の頻度が高い。発病によって患者の環境は大きく変わり、病気に対する洞察によって、自らの将来に対して絶望するケースは少なくない。同じ理由で、精神病後抑うつも初発エピソード後の方が再発エピソード後より高頻度に出現する。

参考文献
Tandon R, et al. : Schizophrenia, "just the facts" 4.Clinical features and conceptualization. Schizophr Res, 110 : 10-11, 2009

第1回試験 問題085 統合失調症の維持期治療について誤っているのはどれか、2つ選べ。

a. 治療開始1～2年以内に服薬が不規則になる患者は10～20％程度と推定されている。
b. 薬物療法中断患者の1年以内の再発率は53～72％である。
c. リスペリドンの長時間作用型注射製剤では、導入初期に経口剤による補充療法が必要になる。
d. 長時間作用型注射製剤やデポ剤の利点の1つは、薬物療法が継続されているか否かが確実にわかる点にある。
e. 初期エピソード患者における維持療法期間は、遅発性ジスキネジアのリスクの観点から1～2年と言われている。

解答　a・e

解説

× a. 統合失調症患者では、長期の抗精神病薬治療において服薬が不規則になりやすいことが知られている。治療開始後1～2年以内に服薬が不規則になる患者の割合は40～50％であるといわれている。

○ b. 維持療法を受けている統合失調症患者の16～23％で1年以内に再発が認められ、治療を中断した場合の再発率は53～72％にものぼる。

○ c. リスペリドンは、現在、わが国では第二世代抗精神病薬の中で唯一、長時間作用型注射製剤をもつ薬剤である。リスペリドンの長時間作用型製剤は、血中濃度がピークに達するのに時間を要するため、開始後少なくとも3週間は経口剤による補充療法が必要である。

○ d. 長時間作用型注射剤の利点は、治療の中断がすぐにわかり、薬物療法の効果が消失する前に適切な介入を開始できること、血中濃度レベルの変動がより少ないこと、最小有効用量を決めやすいこと、毎日の服薬管理から開放されることなどが挙げられる。

× e. 統合失調症初発エピソードに対する維持療法の持続期間について、公表されているガイドラインでは明確には推奨されていないが、最近のデータによると、1～2年間では不十分であろうといわれている。その理由は、回復後に良好な雇用や教育プログラムを得ている際に再発すると失うものが大きいという視点からである。

参考文献
a. b. d. e. Sadock BJ, et al. ed. : Kaplan & Sadock's Synopsis of Psychiatry: Behavioral Science/ Clinical Psychiatry 10th edition. Lippincott Williams & Wilkins, p489, 2007
c. 同書, p1093-1094

第1回試験 問題087 統合失調症慢性期にみられる多飲や水中毒について誤っているのはどれか、1つ選べ。

a. 精神科病院入院患者の3～4％に水中毒が発生していると報告されている。
b. 多飲の原因の一部には抗利尿ホルモン不適切分泌症候群（SIADH）が関与している。
c. 多飲の早期発見には頻回の体重測定が有用である。
d. クロザピンは多飲患者に有効であると報告されている。
e. 水中毒では血清ナトリウムの急速な補正が必要である。

解答　e

解説

統合失調症患者の慢性期においてよくみられる多飲は、心因性多飲、強迫性多飲とも呼ばれ、低ナトリウム血症や低浸透圧血症を合併することが知られている。重症例では、意識障害、けいれん発作を伴う水中毒を惹起し、時に致命的となりうる。

○ a. 精神科病院入院患者の10～20％に多飲がみられ、4～12％が低ナトリウム血症を呈し、3～4％に水中毒が発生している。

○ b. 水中毒の一部には、抗利尿ホルモン不適合分泌症候群（SIADH）が関与していることが指摘されている。

○ c. 対策としては、予防と早期発見が重要であり、多飲患者の発見には、日常の飲水行動の観察、頻回の体重測定、血清ナトリウム値や尿比重の測定が有用である。

○ d. 数ある抗精神病薬の中では、唯一クロザピンが多飲患者に有効であることが知られている。

× e. 実際に水中毒を発症した場合には、ただちに飲水制限を行うとともに、補液による電解質補正が必要になるが、急速な血清ナトリウム値の上昇は橋中心髄鞘融解（central pontine myelinolysis）を誘発するため、注意が必要である。

参考文献　精神医学講座担当者会議監：統合失調症治療ガイドライン 第2版. 医学書院, p133, 2008

第1回試験 問題102

22歳の女性。高校時代まで成績は良好で、友人も多かった。1年前（大学3年時）から対人接触を避け、通学しなくなり、自室に閉じこもり、しばしば独語や空笑が観察されていた。1か月前から、全く反応しない時期と言動にまとまりがなく激しく興奮する時期を周期的に繰り返すようになったため、家族に伴われて精神科病院を初診した。明らかな肥満傾向が認められる。

1）この症例で最も可能性の高い診断名はどれか、1つ選べ。
a. 解体型統合失調症　b. 妄想型統合失調症　c. 緊張型統合失調症　d. 統合失調症型パーソナリティ障害　e. 双極性障害

解答　c

2）この症例において初診時の治療選択で有効性の低いのはどれか、2つ選べ。
a. 修正型電気けいれん療法　b. 抗精神病薬　c. 気分安定薬　d. 抗うつ薬　e. 認知行動療法

解答　d・e

3）薬物療法の導入にあたり、第二世代抗精神病薬を選択するためにチェックすべき項目として優先順位の高いのはどれか、2つ選べ。
a. 身長、体重　b. 糖尿病の既往　c. 糖尿病・高脂血症の家族歴
d. 空腹時血糖値（または随時血糖値）　e. 血清コレステロール値

解答　b・d

解説1）

高校時代まで社会機能が保たれていたが、大学3年時より急激に社会機能の変化が認められ、対人接触を避け、独語・空笑が観察されていたことから、幻覚・妄想の存在が推定される。最近では、全く反応しない昏迷と思われる時期と言動がまとまりなく、激しく興奮する時期を周期的に繰り返していることから緊張病型統合失調症が最も疑われる。

✕ a. 思春期から発症し、感情・意欲の鈍麻、自閉傾向などのいわゆる陰性症状が前景に立ち、幻覚・妄想はないかあっても断片的で病初期に一時的に出現し、直線的に進行あるいは少数回の病勢増悪を繰り返しながら慢性に進行しながら末期に近づく予後不良なタイプが解体型であるが、この症例は経過と病像が異なる。

✕ b. 妄想型統合失調症は幻覚や妄想などのいわゆる陽性症状を主とし、感情鈍麻、意欲低下、自閉などの陰性症状や人格水準低下の進行が目立たないのが特徴であり、通常、昏迷を周期的に繰り返す病像は呈しない。

○ c. この症例は大学3年時から社会機能の変化が認められ、昏迷を周期的に繰り返す経過であるから、緊張型統合失調症にあてはまる。

✕ d. 統合失調型パーソナリティ障害は、統合失調症にみられるものに類似した風変わりな行動、思考と感情の異常を特徴とするが、今までに統合失調症を特徴づけるような典型的な病態は生じていないものをいう。独語・空笑の存在から幻覚が少なくとも出現していると考えられ、社会機能の急激な変化からも、既に統合失調症を発症していると考えられる。

✕ e. 症状の周期性が出現する前から、既に幻覚・妄想の存在が認められ、躁病相とうつ病相を繰り返す典型的な双極性障害とは考えられない。

参考文献 大熊輝雄：現代臨床精神医学 改訂第11版. 金原出版, p343-346, 2008

解説2）

昏迷を繰り返している初診時の治療において、少なくとも認知行動療法は適応とはならない。同様に、抗うつ薬の使用も考えにくい。緊張型統合失調症に対しては、一般に抗精神病薬は効果が認められにくく、通常、修正型電気けいれん療法が適応となる。薬物療法では、リチウムやバルプロ酸などの気分安定薬もしばしば試みられ、効果がみられることがある。また、抗精神病薬の中では、最近、緊張病型統合失調症に対してクエチアピンの有効性が注目されている。

○ a. 解説参照。
○ b. 解説参照。
○ c. 解説参照。
✕ d. 解説参照。
✕ e. 解説参照。

参考文献 Sadock BJ, et al. ed.: Kaplan & Sadock's Synopsis of Psychiatry: Behavioral Science/ Clinical Psychiatry 10th edition. Lippincott Williams & Wilkins, p488-495, 2007
堀口 淳編：幻覚と妄想. 脳とこころのプライマリケア6. シナジー, p365-373, 2011

解説3）

第二世代抗精神病薬を使用するにあたり、若いが肥満傾向があることから、糖尿病またはその既往がないかどうかを確認してから、薬剤を選択する必要がある。

✕ a. 身長と体重の測定はbody mass index（BMI）の算出に必要であり、第二世代抗精神病薬使用後の経過を追うためには必要であるが、糖尿病またはその既往の確認が優先される。

○ b. 解説参照。

✕ c. 糖尿病や高脂血症の家族歴があると、第二世代抗精神病薬による糖脂質代謝障害のリスクが高まることから、治療を始めるにあたって確認することは必要であるが、糖尿病またはその既往の確認が優先される。

○ d. 現在、糖尿病があるかどうかの確認のためには、血糖値（できれば空腹時、随時でも可）の測定が必須である。糖尿病またはその既往が存在する場合には、オランザピンとクエチアピンは禁忌である。

✕ e. 血清コレステロール値の測定によって、現在、高脂血症があるかどうかを確認できるため有用ではあるが、糖尿病またはその既往の確認が優先される。

参考文献 村崎光邦他：第二世代（非定型）抗精神病薬を投与する際の血糖モニタリングガイダンスの提案. 臨床精神薬理, 11: 1139-1148, 2008
精神科薬物療法研究会編：統合失調症の薬物治療アルゴリズム. 医学書院, p39-51, 2006

第1回試験 問題103

56歳の男性。27歳時に幻覚妄想状態で発症し、統合失調症の診断で複数の精神科病院で治療されてきた。最近、服薬中断により精神症状が悪化して、精神運動興奮を呈し、夜間救急病院を受診した。服薬を拒否するため、医療保護入院の上、ハロペリドールの筋肉内注射で治療を開始したところ、入院5日目に突然39.5℃の発熱・発汗がみられ、反応に乏しく、全身の筋硬直が著明となった。

1) この症例について最も優先順位の低い検査はどれか、1つ選べ。
a. 脳MRI検査
b. 神経学的検査
c. 血清CRP値測定
d. 血清CPK（CK）値測定
e. 尿中ミオグロビン値測定

解答　a

2) この症例の初期対応として優先順位の高い対策はどれか、2つ選べ。
a. 抗精神病薬の中止
b. 補液・呼吸管理
c. ブロモクリプチン投与
d. 抗パーキンソン病薬の中止
e. ベンゾジアゼピン系薬の投与

解答　a・b

3) この症例の治療として有効でないのはどれか、1つ選べ。
a. アマンタジン
b. レボドーパ・カルビドーパ
c. 修正型電気けいれん療法
d. ダントロレン
e. 炭酸リチウム

解答　e

解説 1)

過去に治療歴のある統合失調症患者が治療中断後に精神症状が悪化し、精神運動興奮を呈して来院した際に、ハロペリドールの筋注で治療開始したところ、5日目に高熱、発汗、意識障害、著明な筋硬直が出現している。経過と現症から悪性症候群を最も疑わなければならない。

× a. 脳炎などの器質的疾患の可能性を鑑別診断する必要があるが、最も疑われる悪性症候群の診断には有用性が高いとはいえない。
○ b. 悪性症候群の確定のためには、神経学的検査により意識障害や錐体外路症状の存在などを確認する必要がある。
○ c. 高熱の原因が感染症によるものでないことを確定することが必要である。
○ d. 悪性症候群では血清CPKの著明な上昇が認められるため、その確認は悪性症候群の診断確定には必要である。
○ e. 悪性症候群では腎不全を合併すると、ミオグロビン尿が認められ、茶褐色の尿が観察される。

参考文献　精神科薬物療法研究会編：統合失調症の薬物治療アルゴリズム．医学書院，p56-60，2006

解説 2)

悪性症候群に対する初期対応として、まず抗精神病薬を全て中止し、補液・呼吸管理を行うことが重要である。悪性症候群による死亡例では、抗精神病薬を中止しないで継続されていることが多い。次のステップとして、ダントロレンやブロモクリプチンの使用などが考慮される。錐体外路症状が強いため、通常、初期対応では、抗パーキンソン病薬は中止しないで経過をみることが多い。ベンゾジアゼピン系薬剤の投与が一時的に意識を回復させることがあるため、対症的に使用される場合があるが、初期対応としては用いられない。

○ a. 解説参照。
○ b. 解説参照。
× c. 解説参照。
× d. 解説参照。
× e. 解説参照。

参考文献　精神科薬物療法研究会編：統合失調症の薬物治療アルゴリズム．医学書院，p56-60，2006

解説 3)

悪性症候群の治療として、ダントロレン、ドパミン作動薬（ブロモクリプチン、アマンタジン、レボドーパ・カルビドーパなど）、修正型電気けいれん療法などが有効であるとの報告がある。しかし、炭酸リチウムが悪性症候群に有効であるという報告は一般的ではない。

○ a. 解説参照。
○ b. 解説参照。
○ c. 解説参照。
○ d. 解説参照。
× e. 解説参照。

参考文献　精神科薬物療法研究会編：統合失調症の薬物治療アルゴリズム．医学書院，p56-60，2006

第2回試験 問題013　クロザピンについて正しいのはどれか、2つ選べ。

a. 無顆粒球症が5%の頻度で発生する。
b. 抗精神病作用を持ちながら、錐体外路症状が少ない。
c. 頻度の高い随伴症状として、便秘、流涎が挙げられる。
d. 治療抵抗性統合失調症患者に対して約50%に効果がある。
e. 無顆粒球症を呈しても、いったん中止して半年間以上たてば再使用が可能である。

解答　b・c

解説

✗ a. クロザピンは、約1%の頻度で無顆粒球症が出現するため、使用にあたっては厳密な血液モニタリングが義務づけられている。

○ b. クロザピンは、抗精神病作用を持ちながらも錐体外路症状の発現が少ない非定型抗精神病薬の原型であり、その後多くの新規抗精神病薬（第二世代抗精神病薬）の開発につながった。

○ c. クロザピンで頻度の高い随伴症状として、過鎮静、めまい、頻脈、低血圧、心電図変化、嘔気、倦怠感、体重増加、便秘などが挙げられる。特に夜間に顕著となる流涎も治療早期からしばしば認められる随伴症状である。

✗ d. クロザピンは、現在のところ治療抵抗性統合失調症に対して最も有効な抗精神病薬であり、その30%に有効とされ、特に陰性症状を改善させることが知られている。

✗ e. クロザピン開始から最初の26週間は血液検査を週1回行い、白血球数4,000/mm²以上かつ顆粒球数2,000/mm²以上が保たれていれば、それ以降は2週に1回の血液検査とすることができる。白血球数3,000/mm²未満または顆粒球数1,500/mm²未満の場合は直ちに投与を中止し、白血球数4,000/mm²以上かつ顆粒球数2,000/mm²以上に回復するまでは毎日血液検査を行い、十分な感染症対策を行う。回復後は再投与を行わない。なお、少なくとも回復後4週間までは血液検査を週1回以上行うことになっている。

参考文献
a. c. Sadock BJ, et al. ed. : Kaplan & Sadock's Synopsis of Psychiatry: Behavioral Science/ Clinical Psychiatry 10th edition. Lippincott Williams & Wilkins, p1095-1096, 2007
b. 大熊輝雄：現代臨床精神医学 改訂第11版. 金原出版, p461, 465, 2008
d. 同書, p465
e. 日本臨床精神神経薬理学会クロザピン検討委員会：クロザピン（クロザリル）適正使用ガイダンス. 協和企画, p5, 2009

第2回試験 問題022　統合失調症の心理社会的治療について正しいのはどれか、1つ選べ。

a. 援助付き雇用によって、一般就労率を高めることができる。
b. ケースマネージメントによって、再入院率を減らすことができる。
c. 家族心理教育を行うことで、社会機能を向上させることができる。
d. 認知療法により、家族の高い感情表出を低下させることができる。
e. 社会生活技能訓練（SST）により、抑うつ症状を改善することができる。

解答　a

解説

心理社会的治療については、それぞれのプログラムによって標的となるアウトカムがあり、介入研究によるエビデンスが報告されている一方で、それ以外のアウトカム指標については効果がみられないことがあるため、どのような目標でプログラムを実施するのかをまずは考える必要がある。

○ a. コクランデータベースの体系的レビューによれば、あらかじめ就労のためのトレーニングを長く行うのではなく、なるべく早い段階で一般の職場への就職を実現させ、現場でジョブコーチなどの支援を行う援助付き雇用を実施することで、健常者と同じ職場で同様の賃金を受給する一般就労の可能性が高まることが知られている。

✗ b. 統合失調症などのケースマネジメントのうちでも、受け持ち数を減らし、直接のサービス提供なども併せて行う集中的ケースマネジメントや包括的地域生活支援（assertive community treatment : ACT）では地域生活の日数が増え、再入院率が減少することがわかっている。

✗ c. 統合失調症の家族心理教育によって、家族の批判的傾向や過剰な感情的な巻き込まれが改善することによって、再発率が減少するとのエビデンスがあるが、本人の精神症状の改善などは報告されていない。

✗ d. 統合失調症の認知療法では幻覚や妄想などの陽性症状の改善や自己対処能力の向上が報告されているが、家族への影響は報告されていない。

✗ e. SSTでは練習したスキルが獲得されることが示されており、その結果社会参加の向上が期待されるが、精神症状への効果は実証されていない。

参考文献
Dixon LB, et al. : The 2009 schizophrenia PORT psychosocial treatment recommendations and summary statements. Schizophr Bull, 36 (1) : 48-70, 2010

第2回試験 問題023　統合失調症に関する神経化学的所見について正しいのはどれか、2つ選べ。

a. 死後脳でグルタミン酸系機能低下を示唆する所見が見出されている。
b. N-メチル-D-アスパラギン酸受容体拮抗薬は、陰性症状の発現をもたらす。
c. 前頭葉に投射するセロトニン系神経はドパミン系に対する活性化作用をもつ。
d. 中脳辺縁ドパミン系機能が抑制されることによって錐体外路性副作用が生じる。
e. ポジトロンCT（PET）画像による解析で、中脳皮質ドパミン系におけるドパミンD2受容体が増加している。

解答　a・b

解説

○ a. 統合失調症におけるグルタミン酸仮説（興奮性グルタミン酸系の機能低下）は、N-メチル-D-アスパラギン（NMDA）受容体拮抗薬であるフェンシクリジン（PCP）やケタミンによる精神症状惹起作用とともに死後脳研究で前頭前皮質や海馬をはじめ複数領域で、グルタミン酸受容体、とくにNMDA受容体サブユニットの発現が低下していることによって支持されている。

○ b. PCP中毒が米国で流行した際に、統合失調症と誤診されるケースが多かったのは、陰性症状も発現していたためとされている。

× c. 前頭葉には中脳の縫線核からセロトニン神経が分布しており、前頭葉のドパミン系に対して抑制的作用を果たしている。非定型抗精神病薬がセロトニン神経受容体拮抗作用をもつため、前頭葉でのセロトニン神経を抑制して前頭葉のドパミン機能を促進することで陰性症状や認知機能の改善をもたらすと考えられている。

× d. 錐体外路性副作用は、中脳辺縁ドパミン系ではなく、黒質線条体ドパミン系を抑制することで生じる。

× e. PETでドパミンD2受容体の増加が観察されているのは、主に線条体領域であって、中脳皮質領域ではない。線条体領域のドパミンD2受容体の増加は抗精神病薬による遮断に対するアップレギュレーションと考えられている。

参考文献
大熊輝雄：現代臨床精神医学 改訂第11版．金原出版, p348-349, 2008
a. Harrison PJ, et al. : Glutamate receptors and transporters in the hippocampus in schizophrenia. Ann N Y Acad Sci, 1003: 94-101, 2003
e. Silvestri S, et al. : Increased dopamine D2 receptor binding after long-term treatment with antipsychotics in humans: a clinical PET study. Psychopharmacology（Berl）, 152: 174-180, 2000

第2回試験 問題031　統合失調症の発症について誤っているのはどれか、1つ選べ。

a. 一卵性双生児での発症一致率は約40％である。
b. 二卵性双生児での発症一致率は約15％である。
c. 統合失調症患者の同胞の発症率は約10％である。
d. 両親が統合失調症である場合、発症率は約70％である。
e. 一卵性双生児の場合、養父母に育てられても発症率は同じである。

解答　d

解説

統合失調症の原因としての遺伝因子に関する証拠として、家族研究、双生児研究、養子研究からの所見がある。

○ a. 双生児研究では、家族性の因子の大部分が環境要因というよりも遺伝要因であることが指摘されている。一卵性双生児の場合の発症一致率（一方が統合失調症を発症した場合、もう一方も統合失調症を発症する確率）は約40％といわれている。

○ b. 二卵性双生児の場合の発症一致率は約10〜15％である。

○ c. 家族研究によれば、統合失調症は一般人口（生涯リスクは約1％）よりも統合失調症患者の家系内に多くみられることが知られている。リスクは統合失調症患者の兄弟姉妹で10〜15％である。

× d. 両親が統合失調症患者の場合の子どもの発症リスクは約40％となっている。

○ e. 養子研究からの所見は、遺伝要因の重要性を支持している。統合失調症の親から生誕時に引き離され、統合失調症でない養親に育てられた子どもは、統合失調症の実親に育てられた子どもより統合失調症を発症する傾向が少ないということはない。

参考文献
山内俊雄監：オックスフォード精神医学．丸善, P128, 2007

第2回試験 問題032　統合失調症の概念の歴史について正しいのはどれか、2つ選べ。

a. シュナイダーの一級症状は統合失調症以外でもみられる。
b. クレペリンは、はじめて早発性痴呆という用語を用いた。
c. グルーレは、連合心理学の立場から基本障害の存在を提唱した。
d. 陽性症状、陰性症状という分類はジャクソンの概念を取り入れたものである。
e. ヤスパースは、統合失調症者の人間存在としてのあり方を「現実との生ける接触の喪失」として捉えている。

解答　a・d

解説

○ a. 一級症状は、身体的基礎疾患が見いだされない場合、「ごく控えめに」統合失調症と診断しうるとシュナイダー自身も述べており、うつ病や解離性障害でもみられる。

× b. クレペリンは、B.A.モレルのいう早発性痴呆（démence précoce）をdementia praecoxと訳し、この障害の認知過程の障害（dementia）と発症の早さ（praecox）という特徴を強調した。

× c. 連合心理学の立場から基本障害の存在を提唱したのは、E.ブロイラーである。

○ d. 陽性症状、陰性症状という分類は、それぞれジャクソンによる下位機能の解放、上位機能の喪失の概念を取り入れたものである。

× e. 統合失調症者の人間存在としてのあり方を「現実との生ける接触の喪失」として捉えたのは、ミンコフスキーである。

参考文献

a. 加藤　敏他編：現代精神医学事典. 弘文堂, p64, 2011
b. 同書, p650
　井上令一他監訳：カプラン臨床精神医学テキスト 第2版. メディカル・サイエンス・インターナショナル, p517, 2004
c. 同書, p1085
d. 同書, p451
e. 同書, p994

第2回試験 問題039　抗精神病薬によるパーキンソニズムの特徴として誤っているのはどれか、1つ選べ。

a. 症状の左右差が目立たない。
b. レボドーパの投与は推奨されない。
c. 振戦は、筋固縮や寡動に比べて目立たない。
d. 抗精神病薬開始2～3週間後に出現することが多い。
e. 動作時振戦や姿勢振戦よりも安静時振戦の頻度が高い。

解答　e

解説

○ a. パーキンソン病の診断では症状の左右差が初期に目立つことが重要である。しかし、薬剤性パーキンソニズムでは症状の左右差がさほど目立たないことが多い。診察上は筋固縮に左右差が目立たないことが重要である。

○ b. 薬剤性パーキンソニズムの治療は、統合失調症の治療に同効で、パーキンソニズムをよりきたしにくい薬剤に変更することが原則であるが、これが不可能な場合はパーキンソン病薬治療薬の併用が行われる。抗精神病薬誘発性パーキンソニズムに対するレボドーパの投与は無効ないし、抗精神病作用を拮抗するのみであるため、推奨されない。

○ c. 振戦はパーキンソン病の主徴で薬剤性パーキンソニズムでもよくみられる症状であるが、筋固縮・寡動に比べて目立たない場合が多い。振戦は通常手指に目立つことが多いが、下肢や下顎、舌にみられる場合もある。

○ d. 抗精神病薬による錐体外路系副作用が治療開始から出現するまでの通常の期間は、急性ジストニアで数日、アカシジアで数日～数週間、パーキンソニズムで2～3週間、遅発性ジスキネジアで数年といわれている。

× e. 薬剤性パーキンソニズムでは、パーキンソン病の特徴である安静時振戦よりも動作時振戦、姿勢振戦などの頻度が高い。

参考文献

a.e. 森田　洋：薬剤性パーキンソニズム. 日本臨牀,（増）：264-268, 2009
b. 同書, p267-268
c. 同書, p264
d. 山内俊雄監：オックスフォード精神医学. 丸善, p235, 2007

第2回試験 問題040

明らかな精神病症状を呈しにくい薬物・物質はどれか、1つ選べ。

a. コカイン
b. マリファナ
c. フェンシクリジン
d. メタンフェタミン
e. リゼルギン酸ジエチルアミド（LSD）

解答　b

解説

○ a. 中脳辺縁系、中脳皮質系のドパミンの再取り込みを阻害し、ドパミンの過活動を起こすことにより、多幸、陶酔感、不安、錯覚、幻覚（幻視、幻聴）に引き続き、被害妄想や追跡妄想が起こり、反社会行為の原因となる場合がある。

× b. 一過性の酩酊状態を起こし、知覚異常、感情不安定、夢幻状態、多幸、恍惚状態、衝動性の亢進などがみられるが、明らかな幻覚妄想状態を呈することは稀である。

○ c. 本来静脈麻酔薬として使用されていたが、麻酔後に一過性の精神異常が出現することが知られていた。興奮性アミノ酸のグルタミン酸受容体のサブタイプであるNMDA受容体に拮抗し、腹側被蓋野から辺縁系、大脳皮質に投射するドパミン系を賦活する作用があり、統合失調症やアンフェタミン依存に似た精神病症状をきたすことがある。

○ d. 急性投与時には、中枢神経系の異常興奮によって眠気や疲労感がなくなり、多幸感や万能感が生じるが、急性症状は数時間で消退し、疲労、脱力、不快感、抑うつ気分などの反跳現象が現れる。一方、長期間大量のメタンフェタミンを投与されると、幻聴、幻視、幻触、関係妄想、被害妄想、追跡妄想など明らかな精神病状態が現れる。

○ e. 幻覚薬ないし幻覚発現薬とよばれ、精神症状のうち特徴的なのは、幻覚やその他の知覚異常と恍惚・超絶体験（サイケデリック体験）である。時に注察、関係、被害妄想が起こることもある。

参考文献
山内俊雄監：オックスフォード精神医学．丸善, p126, 2007
a. 大熊輝雄：現代臨床精神医学 改訂第11版．金原出版, p254-255, 2008
b. 同書, p252
c. 同書, p260
d. 同書, p256
e. 同書, p258-259

第2回試験 問題049

抗精神病薬によるアカシジアについて誤っているのはどれか、1つ選べ。

a. 抗コリン薬は推奨されない。
b. 不眠や希死念慮を伴うことがある。
c. 客観的な運動亢進症状が観察される。
d. 自覚的な内的不穏症状が中核にある。
e. 抗精神病薬開始後数日から数週間以内に出現することが多い。

解答　a

解説

× a. ビペリデンやトリヘキシフェニジルなどの抗コリン性抗パーキンソン病薬がある程度有効である。プロメタジンなどの抗ヒスタミン薬は本態性むずむず脚症候群を悪化させることがあり、むずむず脚症候群を伴うアカシジアに対しては使用を控えるべきである。この他、β遮断薬のプロプラノロールと塩酸カルテオロールがプラセボとの二重盲検試験で有効性が確認されており、ジアゼパム、クロナゼパム、ロラゼパムなどのベンゾジアゼピン系薬剤も有効である。

○ b. 不安焦燥感が重篤な症例では、不眠や希死念慮などを伴うことがあり、アカシジアを早期に発見して正確に診断し、その治療を速やかに行うことは、統合失調症患者において服薬アドヒアランスの向上による原疾患の再発防止や自殺予防などの観点から極めて重要である。

○ c. アカシジアの症状は、静座不能に対する自覚、下肢の異常感覚、不安焦燥感や苦悶感などの自覚的な内的不穏症状が中核にあり、これに加え、足踏み、足の組み換えや体の揺り動かし、うろうろ歩き、静座不能などの客観的な運動亢進症状がみられる。

○ d. cの解説参照。

○ e. 抗精神病薬による錐体外路系副作用が治療開始から出現するまでの通常の期間は、急性ジストニアで数日、アカシジアで数日～数週間、パーキンソニズムで2～3週間、遅発性ジスキネジアで数年といわれている。

参考文献
a. 稲田俊也：薬原性錐体外路症状の評価と診断．星和書店, p7, 2007
b. c. d. 同書, p6
e. 山内俊雄監：オックスフォード精神医学．丸善, p235, 2007

第2回試験 問題050

抗精神病薬のドパミン受容体遮断作用によると思われる副作用として、適切でないのはどれか、1つ選べ。

a. 骨粗鬆症
b. 性機能障害
c. ジストニア
d. 起立性低血圧
e. 薬原性不快気分（neuroleptic dysphoria）

解答　d

解説

○ a. 視床下部の下垂体漏斗系におけるドパミン受容体遮断作用によって、プロラクチン分泌抑制作用が抑えられ、高プロラクチン血症が生じ、高プロラクチン血症によってエストロゲン分泌が抑制され、骨粗鬆症が起きると考えられている。

○ b. 同様に、プロラクチン上昇による生殖ホルモンの低下によって引き起こされると考えられるが、一部はα遮断作用、抗コリン作用が関係していることも知られている。

○ c. ジストニアは多様であるが、抗精神病薬によるジストニアは二次性ジストニアに分類され、黒質線条体におけるドパミン受容体遮断作用による錐体外路性副作用の1つと考えられている。

× d. α1アドレナリン遮断作用によるものである。

○ e. 中脳辺縁系の腹側被蓋野-側坐核のいわゆる報酬系とよばれる経路におけるドパミン受容体遮断作用によって生じる不快気分をさす。客観的に捉えることは困難で、患者の主観的報告に基づくものである。

参考文献

a. 大熊輝雄：現代臨床精神医学 改訂第11版．金原出版, p472, 2008
b. 同書, p474
d. 同書, p473
e. 同書, p470
Voruganti L, et al.: Neuroleptic dysphoria: towards a new synthesis. Psychopharmacology, 171: 121-132, 2004

第2回試験 問題061

抗精神病薬による糖代謝障害について誤っているのはどれか、2つ選べ。

a. 抗精神病薬を使用しなければ、統合失調症における糖尿病の発症率は一般人口とほぼ同等である。
b. クロザピンやオランザピンは、体重増加や糖代謝障害の発現頻度が他の抗精神病薬に比べて高い。
c. 抗精神病薬の有する抗ヒスタミンH1作用や抗セロトニン5-HT2C作用が食欲亢進に関連している。
d. 日本では、糖尿病患者に対するクロザピン、オランザピン、クエチアピンの使用は禁忌である。
e. 高血糖が起こる機序の1つとして、肥満に伴う脂肪細胞増加によるインスリン抵抗性増大があげられる。

解答　a・d

解説

× a. 抗精神病薬により食欲が亢進して体重が増加したり、耐糖能異常を生じて、高血糖や糖尿病性ケトアシドーシスが発生することが注目されている。しかし、もともと統合失調症では、一般人口に比べて糖尿病の発症率が2〜4倍高いとされている。

○ b. 第二世代抗精神病薬による体重増加や糖代謝障害の発現頻度には薬剤間で差があるという考え方が一般的である。米国糖尿病学会や米国精神医学会など4学会のまとめた報告では、クロザピンとオランザピンは体重増加や糖代謝障害の発現への影響が明らかにあり、アリピプラゾールとジプラシドン（本邦未承認）では影響が少なく、リスペリドンとクエチアピンはその中間と評価されている。

○ c. 抗精神病薬の有する抗セロトニン5-HT2A, 5-HT2C作用や抗ヒスタミンH1作用が食欲亢進や体重増加に関連している。

× d. 日本では、糖尿病またはその既往歴をもつ患者に対するオランザピン、クエチアピンの使用は禁忌であるが、クロザピンに関しては、糖尿病またはその既往歴もしくはその危険因子を有する患者には、治療上の有益性が危険性を上回ると判断される場合にのみ投与することとなっている。

○ e. 抗精神病薬によって高血糖が生じる機序の1つとして、肥満に伴う脂肪組織の増加が血中インスリン値増加を起こし、インスリンの持続性増加によってインスリン抵抗性を生じることが挙げられている。

参考文献

a, c, e. 大熊輝雄：現代臨床精神医学 改訂第11版．金原出版, p461, 474, 2008
b. American Diabetes Association, American Psychiatric Association, et al.: Consensus development conference on antipsychotic drugs and obesity and diabetes. Diabetes Care, 27: 596-601, 2004
d. オランザピン, クエチアピン, クロザピン添付文書

第2回試験 問題062

遂行機能障害の影響が大きい日常生活行動の障害はどれか、2つ選べ。

a. 会話が続かない。
b. 冗談が通じにくい。
c. 1人で料理ができない。
d. レジ打ちをしながら客の質問に答えることが難しい。
e. 複数の仕事を与えられた時にどれから始めればよいかわからない。

解答　c・e

解説

遂行機能とは、何らかの目的を達成するために計画を立案し、計画通り確実に実行し、何か予期せぬ出来事が生じた際に柔軟に対処し問題を解決する、という複雑な機能を意味する。

× a. "会話が続かない" については、興味、関心の低下といった気分症状や相手の意図や感情を読み取ることが困難という社会認知に起因する可能性の方が高い。

× b. 冗談かどうかを理解するためには、その場の雰囲気、発話者の表情、会話の流れをつかむといった社会認知能力をより必要とするケースが多い。

○ c. 料理を1人で行うためには、単に野菜を切るとか、ご飯を炊くといった単純な作業能力ばかりでなく、メニューを決める（計画立案）、そのための材料をスーパーなどで取りそろえる（計画の実行）、おかずやご飯がほぼ同じ時間に出来上がるように取り行う作業を順序づけて実行する（計画立案、実行）、何か材料や調味料が足りないといったトラブルに他のもので代用する、あるいは再度買いに出かける（柔軟な問題解決）、といった遂行機能に基づく過程が要求される。

× d. レジ打ちをしながら、客の質問に適切に答えるためには、うまく注意を配分することが要求される（注意配分）。レジ打ちに慣れることで、必要とされる認知資源が減少することで、余裕をもって客の質問に適切に対処できるようになる。

○ e. 複数の仕事が同時に与えられた場合、それぞれの仕事の締め切りや重要性、難しさなどを考慮して、優先順位をつけなければならない。これは、遂行機能の中でも計画立案能力に関係する作業である。どれから始めるかのほかに、どの程度の時間を費やすかも考えなければならない。

参考文献
a. 加藤進昌他編：text 精神医学 改訂3版. 南山堂, p149, 2007
d. 精神医学講座担当者会議監：専門医をめざす人の精神医学 第2版. 医学書院, p211-212, 2004

第2回試験 問題072

高プロラクチン血症を最も生じやすい第二世代抗精神病薬はどれか、1つ選べ。

a. クロザピン
b. リスペリドン
c. オランザピン
d. クエチアピン
e. アリピプラゾール

解答　b

解説

抗精神病薬による主要な内分泌学的効果は高プロラクチン血症である。これは抗精神病薬の下垂体におけるドパミンD2受容体遮断作用によるものである。高プロラクチン血症により乳汁分泌および、男性では女性化乳房、女性では無月経などの有害事象が起こることがある。高プロラクチン血症は、スルピリドやハロペリドールなどの第一世代抗精神病薬で出現しやすく臨床上、問題となってきた。第二世代抗精神病薬は、第一世代抗精神病薬に比べて高プロラクチン血症をきたしにくい傾向にあり、一過性の増加にとどまるが、リスペリドンは例外である。

× a. 解説参照。
○ b. 解説参照。
× c. 解説参照。
× d. 解説参照。
× e. 解説参照。

参考文献
日本臨床精神神経薬理学会専門医制度委員会：臨床精神神経薬理学テキスト 改訂第2版. 星和書店, p107, 2008
山田和男他監訳：カプラン精神科薬物ハンドブック. エビデンスに基づく向精神薬療法 第4版. メディカル・サイエンス・インターナショナル, p250, 2007

第2回試験 問題073

統合失調症の性差について誤っているのはどれか、2つ選べ。

a. 女性のほうが男性より発症率が高い。
b. 女性のほうが男性より自殺率が低い。
c. 女性のほうが男性より病前機能が良好である。
d. 女性のほうが男性より気分症状が軽度である。
e. 女性のほうが男性より平均発症年齢が5〜7歳高い。

解答　a・d

解説

× a. 1980年以前あるいは発展途上国のデータでは男女差はみられていないが、過去20年間の調査によれば、生涯有病率に関しては、男性の方が相対危険率で1.4倍と多いことが知られている。

○ b. 統合失調症の自殺リスクの高さに寄与する因子として、うつ症状の併存、自殺企図歴、物質乱用、治療アドヒアランスおよび反応率の低さ、身体疾患の併存、アカシジア、衝動性とともに男性であることが挙げられている。

○ c. 発症後の精神症状、社会機能的転帰のみならず、病前機能についても女性の方が男性より良好であることが知られている。女性におけるエストロゲンによるドパミン神経伝達系の抑制効果、左右半球機能間差の少なさなどが影響していると推測されているが、その詳細は不明である。

× d. 一般的に、女性の方が男性と比べて、陰性症状、認知機能障害も軽度で、治療反応性もよく、全体的な予後も良好である。

○ e. 女性の方が男性と比べて発症年齢が約5〜7歳高いことが知られており、男性では発症年齢の分布は一峰性であるのに対して、女性の場合は二峰性である。ただし、発展途上国では、発症年齢の男女差についての言及は少ない。

参考文献

a. Tandon R, et al. : Schizophrenia, "just the facts" : what we know in 2008 Part 1: Overview. Schizophr Res, 100: 4-19, 2008
Tandon R, et al. : Schizophrenia, "just the facts" : what we know in 2008. 2. Epidemiology and etiology. Schizophr Res, 102: 1-18, 2008
Aleman A, et al. : Sex differences in the risk of schizophrenia: evidence from meta-analysis. Arch Gen Psychiatry, 60: 565-571, 2003

b. c. d. e.　Tandon, et al. : Schizophrenia, "just the facts" 4.Clinical features and conceptualization. Schizophr Res, 110: 1-23, 2009

第2回試験 問題082

クレッチマーが統合失調症の病前性格としてあげた統合失調質（分裂病質）の特徴として適切でないのはどれか、1つ選べ。

a. 敏感
b. 頑固
c. 無頓着
d. 非社交的
e. 自然と書物の愛好者

解答　b

解説

クレッチマーは、統合失調症の病前人格あるいは近親者に見られる人格傾向として、正常範囲内の統合失調気質（分裂気質）と異常人格の程度に達している統合失調質（分裂病質）を挙げ、後者として次の3群を記載している。

① （自閉傾向）非社交的、無口、控え目、生真面目、変人
② （精神的感受性の亢進、敏感性）内気、臆病、繊細、敏感、神経質、興奮性、自然と書物の愛好者
③ （精神的感受性の低下、鈍感性）従順、善良、温和、無頓着、鈍感

①の特徴は自閉傾向、②は精神的感受性の亢進、③はその低下を示し、統合失調質では自閉性とともに敏感性と鈍感性という相矛盾する傾向が同居していることになる。クレッチマーは軽い統合失調気質から重い統合失調質を経て統合失調症に至る移行があり、統合失調質が亢進すると統合失調症になりうると考えた。

○ a. 解説参照。
× b. 解説参照。
○ c. 解説参照。
○ d. 解説参照。
○ e. 解説参照。

参考文献

大熊輝雄：現代臨床精神医学 改訂第11版．金原出版, p331-332, 2008

第2回試験 問題092

感応精神病について誤っているのはどれか、1つ選べ。

a. 男性より女性に多い。
b. 3人以上が巻き込まれることがある。
c. 当の人物たちは、外界から孤立していることが多い。
d. 当の人物たちを互いに切り離しても妄想が持続することが多い。
e. 妄想に感応した人物は、感応させた人物に対して依存的であることが多い。

解答　d

解説

○ a. Kashiwaseら（1997）の総説によれば、わが国では母子、夫婦の間で生じることが多く、したがって女性が多く含まれると報告されている。海外では姉妹のケースも多いとのことである。

○ b. 二人組精神病とも言われるように、一般的には2人が多いが、3人以上の場合もある。

○ c. 当の人物たちは親しく同居していて、しばしば外界からは言語的、文化的、地理的に孤立している場合が多い。

× d. 感応精神病が現れる前から精神病状態にある人物から感応されて類似の精神症状が出現していた被感応者は、通常、原因になっていた人物から切り離されることで症状は間もなく消失する。

○ e. 被感応者は、原因になっている精神病状態にあった人物に対して依存的、献身的、従属的で被暗示性が高いことが多い。

参考文献

大熊輝雄：現代臨床精神医学 改訂第11版. 金原出版, p360, 2008
山内俊雄監：オックスフォード精神医学. 丸善, p136, 2007

a. Kashiwase H, et al. : Folie à deux in Japan-analysis of 97 cases in the Japanese literature. Acta Psychiatr Scand, 96 : 231-234, 1997

第2回試験 問題102

32歳の女性。高校2年時から不登校となり、自室にこもりがちとなった。終日、無為に生活し、時折、独語や空笑が観察される。以後、精神科に通院しているが、病識に乏しく、肥満や無月経を気にして服薬はなかなかしたがらない。情動が不安定で、唐突な行動や心気的訴えが多い。最近、被害的言動が強くなり、自閉的な生活が続いているため、家族が転医を希望して、当院に初診した。

1）この症例で最も可能性の高い診断はどれか、1つ選べ。
a. 単純型統合失調症
b. 妄想型統合失調症
c. 緊張型統合失調症
d. 破瓜型統合失調症
e. 統合失調型パーソナリティ障害

解答　d

2）これまで継続的に服薬した向精神薬はないことを確認した。新たに薬物療法を開始する際、最も適切と思われる薬物はどれか、1つ選べ。
a. バルプロ酸
b. クロザピン
c. リスペリドン
d. オランザピン
e. アリピプラゾール

解答　e

解説 1）

この症例は高校2年時から不登校と社会的孤立が始まり、情動が不安定で、無為・自閉が目立ち、徐々に社会的機能の低下が進行している。独語・空笑が観察され、被害的言動が強まっていることから、客観的に幻覚・妄想の存在が疑われ、このような状態が15年来持続していることから、統合失調症の診断を満たすと考えられる。

✗ a. 単純型統合失調症は感情障害、意欲低下、連合障害、自閉傾向などのいわゆる陰性症状を主症状とし、幻覚、妄想などの陽性症状が目立たない病型であるが、この症例では幻覚・妄想の存在が独語・空笑から明らかに存在するため、あてはまらない。

✗ b. 幻覚や妄想などのいわゆる陽性症状を主とし、感情鈍麻、意欲低下、自閉などの陰性症状や人格水準低下の進行が目立たないのが特徴であり、この症例にはあてはまらない。

✗ c. 緊張型統合失調症は緊張病性の興奮と昏迷を周期的に繰り返し、間欠期には比較的寛解状態に達する病型であるが、この症例ではそのような記載は認められない。

○ d. 思春期から発症し、感情・意欲の鈍麻、自閉傾向などのいわゆる陰性症状が前景に立ち、幻覚・妄想はないかあっても断片的で病初期に一時的に出現し、直線的に進行あるいは少数回の病勢増悪を繰り返しながら慢性に進行し末期に近づく予後不良なタイプが解体型であるので、この症例があてはまる。

✗ e. 統合失調型パーソナリティ障害は、統合失調症にみられるものに類似した風変わりな行動、思考と感情の異常を特徴とするが、今までに統合失調症を特徴づけるような典型的な病態は生じていないものをいう。この症例は、独語・空笑の存在から、既に幻覚・妄想などが認められると考えられるので、あてはまらない。

参考文献　大熊輝雄：現代臨床精神医学 改訂第11版．金原出版，p343-346，2008

解説 2）

この症例は、病識に乏しく、肥満や無月経を気にして服薬はなかなかしたがらないことが確認されているので、体重増加や高プロラクチン血症を呈しやすい薬剤は避ける方が無難である。

✗ a. 統合失調症治療の主剤とはなりえないので、あてはまらない。

✗ b. クロザピンは、少なくとも2種類の抗精神病薬を十分量、十分期間使用されていることが確認されなければ、使用対象とはならない。

✗ c. リスペリドンは、第二世代抗精神病薬の中でも最も高プロラクチン血症を呈しやすく、無月経を生じる可能性が高いため、この症例には避けるべきである。

✗ d. オランザピンは、クロザピンと並んで体重増加をきたしやすい薬剤であり、この症例の場合勧めにくい。

○ e. アリピプラゾールは、体重増加や高プロラクチン血症を最も生じにくい薬剤の1つであり、この症例の場合、第一選択薬として挙げられる。

参考文献　山田和男他監訳：カプラン精神科薬物ハンドブック．エビデンスに基づく向精神薬療法 第4版．メディカル・サイエンス・インターナショナル，p250，2007

第2回試験 問題103

58歳の男性。単身生活の慢性統合失調症患者で、クエチアピン200mg/日で良好な経過をたどっている。ある日、ホームヘルパーが自宅を訪問したところ、室内で意識が朦朧として、見当識障害を起こしていることに気づき、救急受診となった。脱水所見や浮腫はみられない。血液・尿検査で、血清ナトリウム濃度が120mEq/L、尿中ナトリウム濃度が5mEq/L、血漿浸透圧は258mOsm/Lと低張性低ナトリウム血症を示した。ホームヘルパーの話を聞くと、患者はしきりに「喉が渇く」と訴えており、冷蔵庫にペットボトルの水を切らさなかったとのことである。

1) この症例の症状の原因として考えられやすいのはどれか、1つ選べ。
a. 腎障害
b. 糖尿病
c. 心因性多飲症
d. ネフローゼ症候群
e. 抗利尿ホルモン不適合分泌症候群（SIADH）

解答　c

2) この症例に対して適切な処置はどれか、2つ選べ。
a. 水制限を行う。
b. リチウムを追加投与する。
c. 速やかにナトリウムの補正を行う。
d. クエチアピンを第一世代抗精神病薬に変更する。
e. 経時的に尿の色を観察し、血中CPK値、尿中ミオグロビン値を計測する。

解答　a・e

解説 1)

この症例は、58歳男性で、単身生活の慢性統合失調症患者である。

✗ a. 腎障害で低ナトリウム血症を示す場合、尿細管でのナトリウム再吸収が障害されているので、尿中のナトリウム濃度がこれほど低くなることはない。

✗ b. 糖尿病の場合にみられる低ナトリウム血症は、高浸透圧性である。

○ c. 心因性多飲症の場合は、過剰の水分摂取により血中ナトリウム濃度や血漿浸透圧の低下に伴って、腎臓がナトリウムを再吸収しようとするため、尿中ナトリウム濃度は低下する。

✗ d. ネフローゼ症候群は、蛋白尿に伴って低蛋白血症をきたし、血漿浸透圧が低下し、間質に水分が移動することで浮腫が生じる。このケースでは浮腫がみられないことから鑑別可能である。

✗ e. SIADHであれば、血清ナトリウム濃度の低下、血漿浸透圧の低下は説明できるが、ADHはナトリウムとは独立に水分の再吸収を促進するため濃縮尿となり、尿中ナトリウムがより高値を示すはずである（＞20mEq/L）。

参考文献 精神医学講座担当者会議監：専門医をめざす人の精神医学第2版．医学書院，p184，2004

解説 2)

○ a. 心因性多飲症は、水分摂取過多によるものなので、第一に水制限を行うことが基本となる。外来治療では難しい場合は、入院加療も考慮する。

✗ b. リチウム投与によってADHを抑制し、一過性にナトリウム濃度を上げることは1つの可能性としてはありうるが、低ナトリウム血症の場合には、ナトリウムとリチウムの再吸収が競合するため、リチウムの血中濃度が上がるなど、副作用の面から望ましくない。

✗ c. 速やかにナトリウムの補正を行うことで、急激な浸透圧変化によって、橋中心髄鞘融解症をきたす危険性があるため、補正を行う場合は、緩徐に行わなければならない。

✗ d. 多飲症は、様々な薬物によって惹起されることが報告されているが、第一世代抗精神病薬の方が可能性が低いことはない。むしろ第一世代抗精神病薬の方がその頻度が高いとの報告もある。

○ e. 低ナトリウム血症に際して、横紋筋融解症を併発しやすいことが知られ、血中CPK値の顕著な上昇、ミオグロビン尿（尿の色が褐色になる）が発現する。見逃すと尿細管がつまり、腎不全に至ることもあるので、注意が必要である。

参考文献
山内俊雄他編：専門医をめざす人の精神医学 第3版．医学書院，p209，2011

日本臨床精神神経薬理学会専門医制度委員会編：臨床精神神経薬理学テキスト 改訂第2版．星和書店，p107，2008

Vieweg WV : Treatment strategies in the polydipsia-hyponatremia syndrome. J Clin Psychiatry, 55 : 154-160, 1994

c. Funayama M, et al. : Central pontine demyelinolysis following water intoxication in schizophrenia. Schizophr Res, 125 : 300-301, 2011

d. Meulendijks D, et al. : Antipsychotic-induced hyponatraemia : a systematic review of the published evidence. Drug Saf, 33 : 101-114, 2010

Bersani G, et al. : Atypical antipsychotics and polydipsia : a cause or a treatment ? Hum Psychopharmacol, 22 : 103-107, 2007

e. Ting JY : Rhabdomyolysis and polydipsic hyponatraemia. Emerg Med J, 18 : 520, 2001

第3回試験 問題 004　敏感関係妄想（クレッチマー）について誤っているのはどれか、1つ選べ。

a. 被害妄想にまでは発展しない。
b. 重症な場合も人格は維持される。
c. 体験反応としてある程度了解可能な関係妄想を呈する。
d. 困難で逃れがたい状況に置かれるという環境作用が関係する。
e. 相手の気持ちや対人関係に敏感で傷つきやすい人格が関係する。

解答　a

解説

× a. 敏感関係妄想の臨床像は、統合失調症の妄想型やパラノイアと区別しにくく、妄想内容には関係妄想、注察妄想、被害妄想、被愛妄想などがある。

○ b. 敏感関係妄想の経過の特徴は、その病期を通じて心理反応性が活発で、比較的軽症例は治癒傾向を示し、重症の場合にも人格は維持されていることである。

○ c. d. e. 敏感関係妄想は、クレッチマーが提唱した妄想性障害の一型で、敏感な人格の持ち主、すなわち一方では内気で控え目で、相手の気持ちや対人関係に敏感で傷つきやすいが、他方では道徳観や名誉心が強い人格の者がある困難な状況に置かれ、その状況から長期間逃れることができないときに、体験反応としてある程度了解可能な関係妄想を生じるものである。

参考文献　大熊輝雄：現代臨床精神医学 改訂第12版．金原出版, p364-365, 2013

第3回試験 問題 013　抗精神病薬の薬理作用について誤っているのはどれか、1つ選べ。

a. 抗精神病効果は中脳・辺縁系におけるドパミンD2受容体遮断に関連する。
b. 薬剤性パーキンソニズムは黒質・線状体におけるドパミンD2受容体遮断に関連する。
c. 高プロラクチン血症は視床下部の隆起漏斗系におけるドパミンD2受容体遮断に関連する。
d. クロザピンの抗精神病効果にはドパミンD2受容体の80〜100％に及ぶ高い占拠率が関連する。
e. 黒質・線状体におけるドパミンD2受容体の慢性的な遮断が遅発性ジスキネジアの発現に関連する。

解答　d

解説

○ a. 中脳・辺縁系ドパミン経路は、中脳腹側被蓋野にある神経核A10から内側前脳束を経て大脳辺縁系の側坐核や嗅結節に向かっている。この系は情動行動に関係し、その過活動は統合失調症の陽性症状発現に関係する。抗精神病薬はドパミンD2受容体遮断作用によってこの系を抑制し、抗精神病効果を現すと考えられる。

○ b. 黒質線条体系は黒質から新線条体に至るドパミン経路であり、運動に関係している。抗精神病薬のドパミンD2受容体遮断作用によってこの系の機能が抑制されると、錐体外路系副作用を発現する。

○ c. 漏斗下垂体系ドパミン経路は視床下部から下垂体に至る。抗精神病薬の副作用として生じる高プロラクチン血症は、ドパミンD2受容体遮断作用によるこの系の抑制による。

× d. ポジトロンCT（PET）により、抗精神病薬の脳内受容体占拠率が推定できるようになっており、抗精神病薬が抗精神病作用を発揮するためには、一般に脳内ドパミンD2受容体占拠率が70％程度必要であるとされている。しかし、70％以上にしても治療効果はそれ以上増大せず、副作用（錐体外路症状）だけが増えることになる。クロザピンはむしろ脳内ドパミンD2受容体占拠率が他の抗精神病薬に比べて低い傾向にある。

○ e. 抗精神病薬の長期投与によって、黒質・線条体におけるシナプス後部ドパミンD2受容体の感受性亢進が起こることにより遅発性錐体外路症状（遅発性ジスキネジア）が出現するという仮説が有力である。

参考文献
a. b. c. 大熊輝雄：現代臨床精神医学 改訂第11版．金原出版, p49, 2008
d. 同書, p468
e. 同書, p471
日本臨床精神神経薬理学会専門医制度委員会：臨床精神神経薬理学テキスト 改訂第2版．星和書店, p103, 2008

第3回試験 問題021 抗精神病薬の副作用の機序について誤っている組み合わせはどれか、2つ選べ。

a. ドパミンD2受容体作動作用 — 吐き気
b. アドレナリンα1受容体遮断作用 — 不眠
c. ヒスタミンH1受容体遮断作用 — 食欲亢進
d. アセチルコリン受容体遮断作用 — 記銘力障害
e. セロトニン5-HT2C受容体遮断作用 — 食欲低下

解答　b・e

解説

○ a. 消化器系に対するドパミンD2受容体遮断作用は食欲亢進と関連する一方、D2受容体刺激（作動）作用は吐き気や嘔吐と関連する。D2受容体部分作動薬であるアリピプラゾールでは、この作用により吐き気の随伴症状が比較的多い。

× b. アドレナリンα1受容体遮断作用は鎮静や血圧低下に関連する。したがって、不眠よりは通常、過眠傾向が出現する。

○ c. 抗精神病薬による食欲亢進には、ドパミンD2受容体遮断作用、ヒスタミンH1受容体遮断作用、セロトニン5-HT2C受容体遮断作用が主に関連しているとされている。H1受容体遮断作用は、鎮静・催眠効果にも関連する。

○ d. 抗コリン作用の強い抗精神病薬は、記憶障害や認知機能低下を引き起こす可能性があるため、特に高齢者に対して使用する際には注意が必要である。

× e. cの解説参照。

参考文献

a. 山田和男他監訳：カプラン精神科薬物ハンドブック．エビデンスに基づく向精神薬療法 第4版．メディカル・サイエンス・インターナショナル, p258-260, 2007
b. c. 大熊輝雄：現代臨床精神医学 改訂第11版．金原出版, p471, 2008
b. c. e. 精神医学講座担当者会議監：統合失調症治療ガイドライン．医学書院, p124, 2004
d. 日本臨床精神神経薬理学会専門医制度委員会編：臨床精神神経薬理学テキスト 改訂第2版．星和書店, p139, 2008

第3回試験 問題032 抗精神病薬によるアカシジアについて、誤っているのはどれか、1つ選べ。

a. β遮断薬が有効である。
b. 抗精神病薬の減量が有効である。
c. ベンゾジアゼピン系薬剤が有効である。
d. 第二世代抗精神病薬では出現が少ない。
e. 抗精神病薬開始数週間以内に通常出現する。

解答　d

解説

○ a. アカシジア治療の基本ステップは、抗精神病薬の減量、適切なアカシジア治療薬の併用、抗精神病薬の変更の順になる。アカシジア治療薬としては、β遮断薬、抗コリン薬、ベンゾジアゼピン系薬剤、抗ヒスタミン薬などが挙げられる。

○ b. aの解説参照。

○ c. aの解説参照。

× d. アカシジアは、抗精神病薬や抗うつ薬などを含む広範な向精神薬によって惹起されうる。錐体外路症状全体については、第二世代抗精神病薬が第一世代抗精神病薬よりも出現頻度の少ないことが知られているが、アカシジアに関しては第二世代抗精神病薬でもしばしば出現し、第一世代抗精神病薬よりも出現が少ないというエビデンスはない。

○ e. 抗精神病薬による錐体外路系副作用が治療開始から出現するまでの通常の期間は、急性ジストニアで数日、アカシジアで数日〜数週間、パーキンソニズムで2〜3週間、遅発性ジスキネジアで数年といわれている。

参考文献

a. b. c. d. Sadock BJ, et al. ed. : Kaplan & Sadock's Synopsis of Psychiatry: Behavioral Science/ Clinical Psychiatry 10th edition. Lippincott Williams & Wilkins, p994, 2007
e. 山内俊雄監：オックスフォード精神医学．p235-236, 丸善, 2007

第3回試験 問題041

抗精神病薬によるパーキンソニズムについて誤っているのはどれか、1つ選べ。

a. 女性に出現しやすい。
b. 高齢ほど出現しやすい。
c. 抗精神病薬開始2〜3週間後から出現する。
d. 中脳辺縁系ドパミンD2受容体遮断により出現する。
e. 同用量の抗精神病薬を継続していても消失することがある。

解答 d

解説

○ a. 抗精神病薬によるパーキンソニズムでは、筋強剛、歩行障害、前かがみ姿勢、流涎などの症状がみられる。特発性パーキンソン病でみられるようなpill-rolling（丸薬丸め）振戦ではなく、本態性振戦に似た規則的な粗大な振戦がみられることも多い。高齢者や女性では抗精神病薬によるパーキンソニズムのリスクが高い。

○ b. aの解説参照。

○ c. 抗精神病薬による錐体外路系副作用が治療開始から出現するまでの通常の期間は、急性ジストニアで数日、アカシジアで数日〜数週間、パーキンソニズムで2〜3週間、遅発性ジスキネジアで数年といわれている。

× d. 抗精神病薬によるパーキンソニズムは、黒質線条体系のドパミンD2受容体遮断作用によって引き起こされる。

○ e. パーキンソニズムは、抗精神病薬の用量を減らすことによって抑制できることがある。減量すると抗精神病作用が弱くなる場合には、抗パーキンソン薬を併用する。維持治療の際、抗精神病薬の用量が変わっていないのにパーキンソン病症状が消失する場合がある。抗パーキンソン病薬は、遅発性ジスキネジアのリスクを高めることがあるので、定期的に抗パーキンソン病薬の継続投与が必要かどうかを確認する必要がある。

参考文献
a. b. d. Sadock BJ, et al. ed.: Kaplan & Sadock's Synopsis of Psychiatry: Behavioral Science/ Clinical Psychiatry 10th edition. Lippincott Williams & Wilkins, p992, 2007
c. e. 山内俊雄監：オックスフォード精神医学. 丸善, p235-236, 2007

第3回試験 問題050

統合失調症の不良な予後に関連する因子として誤っているのはどれか、2つ選べ。

a. 独身
b. 潜行性の発症
c. 遅発性の発症
d. 気分障害の家族歴
e. 病前の社会適応の悪さ

解答 c・d

解説

統合失調症の不良な予後と関連する因子として、若年発症、明らかな発症誘因のないこと、潜行性の発症、病前の社会適応が不良なこと、社会的に孤立し、自閉的であること、独身または離婚ないし配偶者との死別、統合失調症の家族歴、支援システムが不良なこと、陰性症状が優勢なこと、神経学的徴候や症状を持っていること、周産期外傷の既往、3年間で一度も寛解がみられないこと、多数回の再発を繰り返していること、暴力の既往があることなどが挙げられている。

○ a. 解説参照。
○ b. 解説参照。
× c. 若年発症が予後不良の因子であり、遅発性発症は予後良好の因子である。
× d. 統合失調症の家族歴が予後不良の因子であり、気分障害の家族歴は予後良好の因子となる。
○ e. 解説参照。

参考文献
Sadock BJ, et al. ed.: Kaplan & Sadock's Synopsis of Psychiatry: Behavioral Science/ Clinical Psychiatry 10th edition. Lippincott Williams & Wilkins, p476, 2007

第3回試験 問題051

統合失調症において、脳解剖学上、体積減少が認められる脳領域として適切でないのはどれか、1つ選べ。

a. 視床
b. 基底核
c. 扁桃体
d. 前頭葉
e. 上側頭回

解答　b

解説

統合失調症では、様々な灰白質領域で体積減少が認められており、とくに海馬、扁桃体、上側頭回、前頭前皮質、視床、前帯状回、脳梁では顕著である。そのエフェクトサイズは、全脳体積については0.25、脳室体積については0.49とされている。臨床症状との関連については、上側頭回の体積減少は陽性症状と、側頭葉内側部の体積減少は記憶障害と関連すると指摘されている。体積減少は、発症前のウルトラハイリスク者でも認められ、発症後も経過とともに進行するが、臨床症状の変化とは必ずしも対応しない。脳体積減少は、遺伝要因が強く、遺伝負因のあるハイリスク者でも健常者と比べて脳体積の減少が認められており、縦断的研究によれば、扁桃体-海馬および視床において、進行性の体積減少が認められるとの報告もみられる。一方、基底核では体積の増大が報告されており、とくに慢性患者において、定型抗精神病薬の服用と関連してみられると報告されている。

○ a. 解説参照。
× b. 解説参照。
○ c. 解説参照。
○ d. 解説参照。
○ e. 解説参照。

参考文献
Tandon R, et al. : Schizophrenia, "just the facts" : what we know in 2008 Part 1: Overview. Schizophr Res, 100: 4-19, 2008
Tandon R, et al. : Schizophrenia, "just the facts" : what we know in 2008 Part 3: neurobiology. Schizophr Res, 106: 89-107, 2008

（注）第3回試験100番については、ほぼ類似のため、本問題を参照されたい。

第3回試験 問題061

統合失調症患者の治療アドヒアランスについて誤っているのはどれか、1つ選べ。

a. 患者の約10％で不良である。
b. 不良であると、再発率が上昇する。
c. 病識が欠如していると、不良になる。
d. 治療薬の投与方法によって影響を受ける。
e. 治療薬の副作用は不良になる大きな要因である。

解答　a

解説

治療アドヒアランスは、多次元的で動的な概念であり、アドヒアランス対非アドヒアランスと考えるよりも、スペクトラムとして捉える方がよい。治療アドヒアランスの不良は、精神病患者に限ったことではなく、うつ病などの他の精神疾患でもみられる。さらには、糖尿病や高血圧症などの慢性疾患でもしばしば問題となっている。

× a. 統合失調症患者の40〜60％で治療アドヒアランスが不良であるといわれている。
○ b. 治療アドヒアランスが不良であれば、再発率が上昇することが知られている。
○ c. 病識が欠如していれば、治療アドヒアランスが不良になりやすい。
○ d. 治療薬の投与方法によって治療アドヒアランスは影響を受ける。一般に、1日の服薬回数が少ないほど、治療アドヒアランスは向上する。デポ剤は、治療中断がすぐに医療側に把握されることと薬剤が確実に体内に投与されることによって、治療アドヒアランスが向上する。
○ e. 治療薬の副作用は、アドヒアランス不良になる大きな要因の1つである。

参考文献
Lacro JP, et al. : Prevalence of and risk factors for medication non-adherence in patients with schizophrenia: a comprehensive review of recent literature. J Clin Psychiatry, 63 : 892-909, 2002

第3回試験 問題062

統合失調症発症の危険度を高める母親の妊娠時の合併症、習慣として誤っているのはどれか、1つ選べ。

a. 喫煙
b. 風疹
c. 飲酒
d. 低栄養
e. インフルエンザ

解答 c

解説

妊娠初期と中期における母親の感染症罹患や栄養不良が統合失調症発症リスクの増加と関係することが報告されている。感染症についてはインフルエンザが危険因子として最も関連づけられてきたが、他に風疹やトキソプラズマ症も統合失調症の発症リスクを高めることが報告されている。

一般的に喫煙のように低酸素症につながるような状況は、胎児の脳に対して低酸素による興奮性の神経毒性を介して有害な影響を及ぼすために、リスクが高いとされている。母親の妊娠中の飲酒については、これまでのところ統合失調症の発症との関連について示唆した報告はない。

しかし、周産期の合併症の影響については、様々な要因を統合したエフェクトサイズは、およそ2.0以下とされ、研究間でばらつきが大きいこと、さらには母親がこうした合併症を伴っていても、必ずしも胎児が統合失調症を発症するわけでもないことから、遺伝的脆弱性との相互作用の中で考えるべき問題と思われる。また、こうした周産期の異常が統合失調症の脳機能・構造の障害と関連する遺伝子によるものなのか、環境要因として統合失調症の発症の原因と考えるべきか、因果関係についても必ずしも明らかでないとの指摘もされている。

○ a. 解説参照。
○ b. 解説参照。
× c. 解説参照。
○ d. 解説参照。
○ e. 解説参照。

参考文献
日本統合失調症学会監：統合失調症．医学書院, p119-121, 2013
山内俊雄他編：専門医をめざす人の精神医学 第3版．医学書院, p408-409, 2011
Mueser KT, et al.: Schizophrenia. Lancet, 363: 2063-2072, 2004
Cannon M, et al.: Obstetric complications and schizophrenia: historical and meta-analytic review. Am J Psychiatry, 159: 1080-1092, 2002

第3回試験 問題071

抗精神病薬のデポ剤（長時間作用型注射剤）治療について誤っているのはどれか、1つ選べ。

a. 製剤基質は全て油性である。
b. 副作用が発現すると、改善しにくい。
c. 経口薬よりも初回通過効果を受けづらい。
d. アドヒアランスが不良な患者に有用である。
e. 注射後すぐに血中濃度の上がらない薬剤がある。

解答 a

解説

抗精神病薬のデポ剤（長時間作用型注射剤）は、治療アドヒアランス不良に関連するリスクを低下させ、初回通過効果を有意に低下させることにメリットがある。一方、そのデメリットは、いったん注射すると、その薬剤の作用が持続するので、有害事象や有害な薬物相互作用が長く継続してしまうことである。注射部位反応も随伴症状の1つであるが、リスペリドン持効性注射剤は水溶性基質であるため、その他の油性基質のデポ剤に比較して注射部位反応が少ないといわれている。

併用するなど適切な治療を行う必要がある。また、増量後3週間についても必要に応じて経口抗精神病薬の併用を考慮する。なお、増量が必要な場合は、少なくとも同一用量で4週間以上投与した後に、原則として12.5mgずつ、患者の症状を十分観察しながら慎重に増量する。

× a. リスペリドン持効性注射剤が水溶性基質であるため、全てが油性ではない。
○ b. 解説参照。
○ c. 解説参照。
○ d. 解説参照。
○ e. リスペリドン持効性注射剤は、投与3週間後より血中濃度が上昇するため、臨床効果は投与3週間後以降に現れると考えられることから、初回投与後3週間は経口抗精神病薬を

参考文献
Grant S, et al.: Risperidone: a review of its pharmacology and therapeutic potential in the treatment of schizophrenia. Drugs, 48: 253-273. 1994
リスペリドン筋注用製剤添付文書

第3回試験 問題072

統合失調症における物質関連障害、喫煙について誤っているのはどれか、1つ選べ。

a. 喫煙は抗精神病薬の代謝を遅らせる。
b. 喫煙は幻覚などの陽性症状を軽減する。
c. 一般人口に比べて物質関連障害の併存は多い。
d. 物質関連障害の併存があると予後不良である。
e. 喫煙は薬物誘発性パーキンソン症候群を軽減する。

解答　a

解説

× a. 喫煙は抗精神病薬の代謝を亢進し、血中濃度を低下させる作用がある。

○ b. 喫煙によって得られるニコチンが脳内のニコチン受容体に作用して、外部刺激に対する知覚が減じて幻聴のような陽性症状を軽減させる作用を示すことが報告されている。

○ c. 物質関連障害は、統合失調症の発症前後のいずれの時期にも多くみられ、アルコール、ニコチン、カンナビスは、最も一般的にみられる物質である。海外の報告によれば、30～50％の患者がアルコール乱用あるいは依存の診断基準を満たしており、カンナビスについては15～20％、コカインでは5～10％の患者が使用しているとされている。喫煙については、一般人口に比べて5倍多いといわれている。また、精神疾患患者全体での喫煙率が半分にも満たないのに対して、統合失調症患者では4分の3以上が喫煙していると報告されている。

○ d. 物質関連障害を併発したケースの予後は不良で、抗精神病薬の効果も減じることが報告されている。とくにカンナビスの例をとると、発症前に使用した場合、発症リスクが高まり、発症年齢も早期になることが示されている。

○ e. 喫煙によって抗精神病薬の代謝が亢進するため、血中濃度が低下するという要因のほか、ニコチン依存性ドパミン神経系の活性化によって、錐体外路性副作用が軽減する。

参考文献
井上令一他監訳：カプラン臨床精神医学テキスト 第2版. メディカル・サイエンス・インターナショナル, p521, 2004
Tandon R, et al. : Schizophrenia, "just the facts" 4.Clinical features and conceptualization. Schizophr Res, 110: 1-23, 2009

第3回試験 問題080

体重増加の可能性が最も低い抗精神病薬はどれか、1つ選べ。

a. クロザピン
b. オランザピン
c. クエチアピン
d. リスペリドン
e. アリピプラゾール

解答　e

解説

第二世代抗精神病薬による体重増加や糖代謝障害の発現頻度には薬剤間で差があるという考え方が一般的である。米国糖尿病学会や米国精神医学会など4学会のまとめた報告では、クロザピンとオランザピンは体重増加や糖代謝障害の発現への影響が明らかにあり、アリピプラゾールとジプラシドン（本邦未承認）では影響が少なく、リスペリドンとクエチアピンはその中間と評価されている。

○ a. 解説参照。
○ b. 解説参照。
○ c. 解説参照。
○ d. 解説参照。
× e. 解説参照。

参考文献
American Diabetes Association, American Psychiatric Association, et al. : Consensus development conference on antipsychotic drugs and obesity and diabetes. Diabetes Care, 27: 596-601, 2004

第3回試験 問題081 統合失調症に併存する精神疾患・状態について正しいのはどれか、1つ選べ。

a. 急性期には抑うつ症状の発現は稀である。
b. 最も併存しやすい不安障害は強迫性障害である。
c. しばしば不安症状は精神病症状が顕在化する前に認められる。
d. うつ症状の存在と自殺の危険率との間には関連が認められない。
e. 不安障害の併存と統合失調症に内在する不安症状とは明確に区別される。

解答　c

解説

× a. 発症および再発の前駆期や急性期後の精神病後抑うつはよく知られているが、急性期にも陽性症状とともにうつ症状が増悪することも示されている。急性期には抑うつ気分が増悪すると同時に感情反応が激しく、易刺激性も認められ、「統合失調症における感情パラドックス」とよばれる状態を呈する。

× b. 従来不安症状は統合失調症の症状に含まれていたが、近年、とくにDSM-IV-TRのI軸診断において複数診断をつけることが推奨されるようになり、不安症状は不安障害という併存疾患として扱われるようになっている。統合失調症において、最も併存しやすい不安障害は社交恐怖であり（20％）、強迫性障害（15％）、全般性不安障害（10％）がそれに続き、その他パニック障害、特定の恐怖症、外傷後ストレス障害がそれぞれ5％程度とされている。

○ c. 不安症状はうつ症状と同様に、しばしば精神病症状の顕在化前の前駆期に認められる。

× d. 統合失調症の自殺のリスク因子の中でも、うつ症状の併存は重要な位置を占める。うつ症状の発現機序として、統合失調症の一症状、統合失調症と併存するうつ病の症状のほかに内的洞察の結果と捉える見方もある。内的洞察が得られることで、悲観的となった場合、自殺につながる可能性が高くなることが推察される。

× e. DSM-IV-TRの影響で、I軸に複数診断が推奨されるまでは、不安症状は統合失調症の症状として捉えられてきた。現在も両者が別々の疾患の併存として区別すべきか、統合失調症の症状と捉えるべきかについて、明らかな結論は得られていない。

参考文献
Tandon R, et al. : Schizophrenia, "just the facts" 4.Clinical features and conceptualization. Schizophr Res, 110: 1-23, 2009

第3回試験 問題090 統合失調症に対する生活技能訓練（SST）について誤っているのはどれか、1つ選べ。

a. 再入院率を減少させる。
b. 宿題は原則として出さない。
c. 薬物療法との併用が有効である。
d. 受信、処理、送信の3技能を取り扱う。
e. 脆弱性・ストレスモデルに基づいている。

解答　b

解説

統合失調症患者は種々の生物学的異常を有し、これに基づく心理学的欠陥のために、外界、自分自身および自己を取り巻く人間関係などを正しく認知することができないという、心理的・生物学的な脆弱性をもっている。この脆弱性に環境的ストレスが加わると、統合失調症症状が出現するとする考え方を脆弱性・ストレスモデルという。このモデルに従って、抗精神病薬使用によって生物学的過敏性を調整しながら心理的な欠陥を計画的な訓練によって矯正し、社会・環境的ストレス状況にうまく対処する能力を養成すれば、統合失調症の発症ないし症状増悪の防止に役立つ。このような治療法を生活技能訓練（social skills training : SST）という。

○ a. SSTは、入院の必要性を指標とした再発率を減少させることが知られている。

× b. SSTは、リーダー、コリーダーと患者からなる十数名のグループで行う。患者は、それぞれのモジュール（訓練基準）について、治療場面ではビデオテープなどを用いた模倣や実演（ロールプレイ）、治療場面で学習したことを社会の中で実際に実行してみること、学習したことに関連した宿題を出して帰宅後復習することなどにより具体的に技能の訓練を行う。

○ c. 解説参照。

○ d. 人は周囲とのコミュニケーションを行う上で、受信技能、処理技能、送信技能という3段階の異なった技能を用いている。受信技能は情報を受け止める認知プロセス、処理技能は受信された情報を解釈し、その解釈に基づいてどの情報を採用するかを決め、メッセージの送り出し方をコントロールする技能、送信技能とは自分の気持ちや意見を他人に伝えるための行動である。これらのいずれかあるいはすべてに欠陥があると、対人的コミュニケーションがうまくできない。こうした患者に対し、受信、処理、送信のどの技能に障害があるかを分析し、行動理論と社会的学習理論に基づいて患者の認知・学習障害に対応して訓練を行う。

○ e. 解説参照。

参考文献
a. Sadock BJ, et al. ed. : Kaplan & Sadock's Synopsis of Psychiatry: Behavioral Science/ Clinical Psychiatry 10th edition. Lippincott Williams & Wilkins, p491-492, 2007
b. c. d. e. 大熊輝雄：現代臨床精神医学 改訂第11版. 金原出版, p355-356, 2008

第3回試験 問題091

統合失調症の認知機能障害について誤っているのはどれか、1つ選べ。

a. 発症後に顕在化する。
b. 認知機能障害は社会生活の転帰と強く関連する。
c. 精神病症状を伴う感情障害と同様のプロフィールを示す。
d. 統合失調症を発症していない患者親族にも軽度認められる。
e. 健常者との差異は、脳構造学的異常の差異に比べて大きい。

解答　a

解説

✗ a. 統合失調症の認知機能障害は、顕在発症前に増悪し、発症後の進行はむしろ緩徐といわれている。発症前の時点での認知機能障害の平均効果サイズは約0.5である。そのため、顕在発症前の前駆期からの介入の重要性が認識されている。

○ b. 認知機能障害は持続的な経過をたどり、薬物による改善効果は限定的であり、陽性症状や陰性症状と比較して、社会生活やその転帰に及ぼす影響が大きい。とくに社会認知機能障害の影響が強いことが近年は明らかにされている。

○ c. 感情障害と比較して、統合失調症の認知機能障害の程度は顕著であるが、とくに精神病症状を伴う感情障害との間に質的な違い（障害されている認知領域に関するプロフィール）はないことが示されている。

○ d. 統合失調症を発症していない患者親族にも程度は軽度ながら、患者と同様のプロフィールでの認知機能障害が認められる。したがって、統合失調症に対する脆弱性遺伝子と関連している可能性が高い。

○ e. MRI等で示されている脳構造学的な差異と比較して、認知機能障害の効果サイズは1.0と約2倍である。

参考文献

Tandon R, et al. : Schizophrenia, "just the facts" 4.Clinical features and conceptualization. Schizophr Res, 110: 1-23, 2009

c. Reichenberg A, et al. : Neuropsychological function and dysfunction in schizophrenia and psychotic affective disorders. Schizophr Bull, 35: 1022-1029, 2009

第3回試験 問題102

23歳の男性。幻覚妄想状態にて顕在発症。約3か月の服薬治療によって症状は軽快したが、通院は中断。2年後再発をきたし再受診。しかし、前回エピソードと比較して話はまとまらず、理解するのが困難なほどであった。髪は乱れ、服装もだらしなくなっていた。被害的な内容のことを話すが、感情を伴わない。家族は、彼がぶつぶつ言いながら勝手に隣家にあがりこんでしまうことや、自宅でのだらしない生活態度について痛烈に非難していた。自宅での軋轢から逃れる形で入院することとなり、薬物療法も再開したが、自宅に外泊をすると決まって症状は悪化した。

1) この症例の精神症状として適切でないのはどれか、1つ選べ。
a. 無為
b. 拒絶症
c. 被害妄想
d. 連合弛緩
e. 情動平板化

解答 b

2) この症例について、適切な心理社会的治療はどれか、2つ選べ。
a. 自律訓練法
b. 不安統御療法
c. 対人関係療法
d. 生活技能訓練
e. 心理教育的家族療法

解答 d・e

解説1)

この症例は2年間で陰性症状が顕在化した予後不良の症例である。

○ a. "自宅でのだらしない生活態度"という表現から、自宅での無為な生活状況がうかがわれる。
× b. 治療に対する拒絶は見受けられない。
○ c. "被害的な内容のことを話す"という表現から、被害妄想がうかがわれる。
○ d. "話はまとまらず、理解するのが困難なほど"という表現から、連合弛緩がうかがわれる。
○ e. "被害的な内容のことを話すが、感情を伴わない"という表現から、情動の平板化がうかがわれる。

参考文献
a. 大熊輝雄：現代臨床精神医学 改訂第11版. 金原出版, p341, 2008
b. 同書, p114
c. 同書, p338
d. 同書, p90-91
e. 同書, p97

解説2)

外泊で症状が悪化していることから家族の問題がうかがわれるため、eの家族療法が適切と考えられる。

× a. 自律訓練法は、神経症、心身症を対象とした自己催眠法の一種であり、第一に不安や緊張状態から自身を解放し、リラックスした状態を経験することを通じて、様々な症状の軽減を目指す治療法であり、統合失調症患者には通常実施されない。
× b. 不安統御療法（不安管理療法）は、リラクゼーションを基本とし、不安や恐怖に対するセルフコントロールを目指す治療法であり、対象疾患は様々なストレス、不安関連障害であり、統合失調症には通常実施されない。
× c. 対人関係療法は、うつ病や摂食障害を対象にその効果が実証されている精神療法であり、いわゆる重要な他者との現在の対人関係に焦点をあてて行い、気分やストレスに大きな影響を及ぼす対人関係の改善を目指す。統合失調症への効果についてのエビデンスはない。
○ d. 生活技能訓練は、統合失調症の様々な生活場面（モジュール）における技能の向上を目指した集団療法であり、認知行動療法的アプローチを応用したものである。統合失調症の社会機能や再発予防などにおける有効性が実証されている。
○ e. 心理教育的家族療法も生活技能訓練同様、再発予防における有効性が実証されており、とくにhigh EE（感情表出の高い家族）に対する効果が顕著である。

参考文献
a. 大熊輝雄：現代臨床精神医学 改訂第11版. 金原出版, p501, 2008
b. 山内俊雄監：オックスフォード精神医学. 丸善, p257-258, 2007
c. 井上令一他監訳：カプラン臨床精神医学テキスト 第2版. メディカル・サイエンス・インターナショナル, p1005-1007, 2004
d. 同書, p1039-1040
e. 加藤進昌他編：text精神医学 改訂3版. 南山堂, p118-119, 2007

第3回試験 問題103

24歳の女性。両親との3人暮らし。公務員として仕事上の困難はない。約1年前から職場の同僚の視線が気になるようになり、職場外でも監視されているように思うようになった。最近2週間は頭部から上肢にかけて電気が走るような感覚を感じるようになり、「職場の上司から電気をかけられている」と訴えるようになった。

1) この症例の精神症状として適切でないのはどれか、1つ選べ。
a. 注察妄想
b. 被害妄想
c. 妄想知覚
d. 体感異常
e. 身体的被影響体験

解答 c

2) この症例について、優先順位の低いアプローチはどれか、1つ選べ。
a. 心理教育
b. 薬物療法
c. 家族療法
d. 認知行動療法
e. 産業医との連絡調整

解答 d

解説 1)

この症例は統合失調症の初発例である。

○ a. "職場の同僚の視線が気になるようになり、職場外でも監視されているように思うようになった"という表現から、注察妄想がうかがわれる。
○ b. "職場の上司から電気をかけられている"という表現から、被害妄想がうかがわれる。
× c. "頭部から上肢にかけて電気が走るような感覚"とは、おそらく体感異常であることから、妄想知覚には当てはまらない。
○ d. "頭部から上肢にかけて電気が走るような感覚"という表現から、体感異常がうかがわれる。
○ e. 上記感覚が"職場の上司から"かけられていると感じている点から、身体的被影響体験がうかがわれる。

参考文献
a. c. 大熊輝雄：現代臨床精神医学 改訂第11版．金原出版, p93, 2008
b. 同書, p338
d. 同書, p87
e. 同書, p340

解説 2)

○ a. 初発の統合失調症患者に対する治療導入において、疾患に関する心理教育は必須である。患者本人ばかりでなく、家族も含めて診断、治療の必要性を含めた疾患理解を求め、良好な治療関係を築くことはその後の転帰に大きな影響を及ぼす。
○ b. 発症から薬物療法の開始までの期間をできるだけ短縮することがその後の転帰の改善につながるため、薬物療法の優先順位は高い。その際には、疾患教育とともに薬物選択において、患者および家族の意向にも配慮する必要がある。
○ c. 患者に最も身近な存在である家族は、患者の精神疾患を受け入れがたい場合も少なくなく、精神症状を心因論から解釈する傾向が強い。家族の理解を得ることと家族の不安や苦労に共感し、良好な同盟関係を結ぶことは、初期の段階で優先すべき事項の1つである。
× d. とくに統合失調症の陽性症状に対して、認知行動療法の有効性は実証されているが、とくに持続的な精神病症状に対する効果が強いことが知られており、その他の項目と比較すると優先順位は低い。
○ e. 治療初期から、職場復帰を念頭に職場との連携を十分にとり、職場におけるストレス状況について把握することは大変重要である。

参考文献
a. c. 加藤進昌他編：text 精神医学 改訂3版．南山堂, p118-119, 2007
b. 大熊輝雄：現代臨床精神医学 改訂第11版．金原出版, p352-353, 2008
d. National Institute for Clinical Excellence：Clinical Guideline 1. Schizophrenia：Care Interventions in the Treatment and Management of Schizophrenia in Primary and Secondary Care. London, NICE, 2002
e. 精神医学講座担当者会議監：専門医をめざす人の精神医学 第2版．医学書院, p234-236, 2004

第1回試験 問題002 うつ病で最も頻繁に認める血中内分泌異常所見はどれか、1つ選べ。

a. コルチゾール高値
b. プロラクチン高値
c. 成長ホルモン（GH）高値
d. 黄体形成ホルモン（LH）低値
e. 甲状腺刺激ホルモン（TSH）低値

解答　a

解説

うつ病患者では視床下部-下垂体-副腎（HPA）系の機能異常を示唆する所見が以下のように報告されている。①高コルチゾール血症、②尿中遊離型コルチゾール量増加、③髄液中コルチコトロピン遊離ホルモン（CRH）濃度高値、④死後脳前頭皮質でのCRH受容体数減少、⑤デキサメサゾン抑制試験での非抑制、⑥デキサメサゾン/CRH負荷試験での非抑制などであるが、他に白血球のグルココルチコイドホルモン受容体（GR）の機能低下や副腎肥大も報告されている。うつ病患者の50％でコルチゾール濃度が上昇している。デキサメサゾン抑制試験での非抑制はうつ病患者の20～40％にしかみられず疾患特異性は低かったが、デキサメサゾン/CRH負荷試験での非抑制はうつ病患者の80％以上にみられ疾患特異性は高い。これらの所見はCRH分泌亢進によるHPA系の機能亢進、もしくはGR機能低下によるHPA系の負のフィードバック機能低下を示唆しているが、いずれがうつ病の一次的障害であるか結論は出ていない。

○ a. 解説参照。
× b. プロラクチンの基礎値と概日分泌には異常がない。
× c. 成長ホルモン過剰では精神活動の遅鈍、感情の平板化、意欲減退がみられる。うつ病患者では睡眠やクロニジンによって誘発される成長ホルモンの放出が鈍いことが報告されている。
× d. 解説参照。
× e. 甲状腺機能低下症によって自発性低下、注意集中力低下、関心の低下、思考の遅延、記銘力低下、感情不活発、動作緩慢、易疲労性などうつ病との鑑別が必要となる精神症状が出現する。うつ病患者においては、甲状腺刺激ホルモン放出ホルモン負荷試験における甲状腺刺激ホルモンの分泌反応の低下が報告されている。

参考文献
大熊輝雄：現代臨床精神医学 改訂第11版．金原出版, p369-370, 2008
井上令一他監訳：カプラン臨床精神医学テキスト 第2版．メディカル・サイエンス・インターナショナル, p586, 2004
c. 大熊輝雄：現代臨床精神医学 改訂第11版．金原出版, p203, 2008
井上令一他監訳：カプラン臨床精神医学テキスト 第2版．メディカル・サイエンス・インターナショナル, p587, 2004
e. 大熊輝雄：現代臨床精神医学 改訂第11版．金原出版, p202, 2008
上島国利他編：気分障害．医学書院, p18, 2008

第1回試験 問題004 気分障害の性差について正しいのはどれか、1つ選べ。

a. 双極性障害の発病年齢には性差がある。
b. 双極性障害の有病率に性差はない。
c. 単極性うつ病は男性に多い。
d. 小児のうつ病は女子に多い。
e. 急速交代型は男性に多い。

解答　b

解説

× a. アメリカ合衆国での調査によれば、双極性障害の初発年齢は男性の中央値が18歳、女性の中央値が19歳で、平均21.2歳と、単極性うつ病の男性23～24歳、女性23～25歳に比べて5～6歳若い。双極性障害の発病年齢について性差はみられない。
○ b. 双極性障害の時点有病率（1ヵ月有病率）は0～0.8％、1年有病率は0.2～1.7％、生涯有病率は0.4～1.6％であり、性差はみられない。
× c. 単極性うつ病の時点有病率は1～4.9％、1年有病率は男性2.8～17.7％、女性5.4～12.9％、生涯有病率は男性11.0～12.7％、女性14.8～21.3％と女性が高い。
× d. 児童期のうつ病は注意欠如・多動性障害、破壊的行動障害、不安障害を合併しやすく、有病率が極めて低く、男子優位ないしは性差がないという特徴がみられる。
× e. 急速交代型双極性障害（ラピッドサイクラー）は「年4回以上の躁病相、うつ病相もしくは混合性病相を呈する、治療反応性の低い双極性障害」と定義される。急速交代型双極性障害は双極性障害の10～20％を占め、その70～90％が女性である。関連因子として女性、若年発症、うつ病で発症、甲状腺機能低下、リチウム不反応などが挙げられている。

参考文献
a. b. c. 大熊輝雄：現代臨床精神医学 改訂第11版．金原出版, p364-365, 2008
d. 山崎晃資他編：現代児童青年精神医学 改訂第2版．永井書店, p294-296, 2012
e. 上島国利他編：気分障害．医学書院, p441-583, 2008

第1回試験 問題006

電気けいれん療法の発作閾値を上昇させないものはどれか、1つ選べ。

a. 男性
b. 高齢
c. 三環系抗うつ薬
d. プロポフォール
e. ベンゾジアゼピン系薬

解答　c

解説

発作閾値は人によって大きく異なり、治療回数を重ねるごとに上がっていく。また、年齢、性別、麻酔薬、向精神薬、刺激電極配置、電気けいれん療法の既往（回数、時期）などによって発作閾値は変動する。そのため、刺激電気量は発作閾値を中等度越える程度が適切といわれるが、刺激電気量の設定にあたっては発作閾値に影響するこれらの要素に配慮すべきである。

○ a. 男性では発作閾値が上がり、逆に女性では下がる。
○ b. 高齢者では発作閾値が上がり、逆に若年者では下がる。
× c. 発作閾値を低下させる向精神薬としては三環系抗うつ薬、フェノチアジン系抗精神病薬、リチウムが挙げられる。
○ d. 非バルビツレート系麻酔薬であるプロポフォールは発作閾値を上げるが、もう1つの非バルビツレート系麻酔薬であるケタミンは発作閾値を上げないと考えられているが、心毒性ならびに覚醒後の精神病様症状の発現のため日常的には使用されない。
○ e. 発作閾値を上昇させる注意すべき向精神薬としてはベンゾジアゼピン系薬剤、バルビツレート、抗けいれん薬が挙げられる。

参考文献　本橋伸高他訳：パルス波ECTハンドブック．医学書院, p55-89, 2012

第1回試験 問題008

非定型うつ病の診断基準に当てはまらないのはどれか、1つ選べ。

a. 過眠
b. 過食
c. 焦燥感
d. 対人関係の過敏さ
e. 鉛のようなだるさ

解答　c

解説

典型的な大うつ病が不眠、食欲不振、いつも気分が悪いのに対し、非定型うつ病は下記のような点において異なる。なお後に双極性障害に転ずる可能性があり、bipolarity（躁的成分）にも含まれる。
ICD-10の診断基準では下記4項目、そして気分の反応性が挙げられている。

○ a. 過眠…典型的なうつ病は不眠となるのと対称的である。
○ b. 過食…典型的なうつ病は食思不振となるのと対称的である。
× c. 焦燥感…焦燥感も双極性の要素として挙げられるが、非定型うつ病の診断基準には当てはまらない。
○ d. 対人関係の過敏さ…この要素のためにパーソナリティ障害と誤解されることがある。
○ e. 鉛のようなだるさ…特徴的な症状である。

参考文献　高橋三郎他訳：DSM-IV-TR 精神疾患の分類と診断の手引き 新訂版．医学書院, p166-167, 2003

第1回試験 問題012 双極Ⅰ型障害の経過と予後について正しいのはどれか、2つ選べ。

a. 男性よりも女性で予後が不良である。
b. 患者の約40％は10回以上の病相を経験する。
c. 躁病相が短期間であるほど予後は不良である。
d. リチウムにより約80％の患者で十分に症状が制御される。
e. 患者の約半数は初回の躁病相から2年以内に2度目の躁病相を呈する。

解答　b・e

解説

× a. 双極Ⅰ型障害の予後は大うつ病性障害より不良である。予後不良の因子として病前の職歴の不良、精神病性の特徴、アルコール・薬物依存に加えて男性であることが挙げられている。一方、予後良好の因子としては遅い発症、躁病相が短期間であることが挙げられている。

○ b. 患者の約7％は症状を反復せず、45％は複数回の病相をくり返すが、約40％は10回以上の病相をくり返す。患者全体の平均病相数は9回である。

× c. a の解説参照。

× d. リチウムによって十分に症状が制御されるのは患者の50～60％である。

○ e. 患者の40～50％は初回躁病相から2年以内に2度目の躁病相を呈する。一方、大うつ病性障害の入院患者の30～50％が2年以内に、50～75％が5年以内に再発する。

参考文献　井上令一他監訳：カプラン臨床精神医学テキスト 第2版. メディカル・サイエンス・インターナショナル, p607-609, 2004

第1回試験 問題016 急速交代型双極性障害について誤っているのはどれか、1つ選べ。

a. 女性に多い。
b. 発病初期に起こる。
c. 通常リチウムに抵抗を示す。
d. 抗うつ薬治療が危険因子である。
e. 甲状腺機能異常が危険因子である。

解答　b

解説

急速交代型双極性障害（ラピッドサイクラー）は「年4回以上の躁病相、うつ病相もしくは混合性病相を呈する、治療反応性の低い双極性障害」と定義される。関連因子として女性、若年発症、うつ病で発症、甲状腺機能低下、リチウム不反応などが挙げられている。

○ a. 急速交代型双極性障害は双極性障害の10～20％を占め、その70～80％が女性である。

× b. 双極性障害発症時より急速交代型を呈するのは20～30％、発症後一定期間を経て急速交代型を呈するのは70～80％とされている。発症後に急速交代型を呈するまでの期間は平均3～12年と報告されている。

○ c. リチウムへの治療反応性は非急速交代型に比べて低く、ある研究報告でのリチウム非反応率は急速交代型が83％、非急速交代型が40％であった。リチウムとバルプロ酸の比較では、治療効果に差は認められていない。

○ d. 抗うつ薬の中でも三環系抗うつ薬が急速交代型双極性障害の誘因となる可能性を指摘する報告が多い。

○ e. 急速交代型双極性障害患者の約半数に甲状腺機能低下症がみられたという報告もあり、甲状腺機能低下は急速交代型双極性障害の危険因子である。

参考文献
a. 上島国利他編：気分障害. 医学書院, p441-583, 2008
b. c. 松下正明総編集：臨床精神医学講座4. 気分障害. 中山書店, p325-327, 1998
c. 日本うつ病学会監：大うつ病性障害・双極性障害治療ガイドライン. 医学書院, p107-108, 2013
d. e. 松下正明総編集：臨床精神医学講座4. 気分障害. 中山書店, p330-333, 1998

第1回試験 問題018

三環系抗うつ薬の抗コリン作用で説明できないのはどれか、1つ選べ。

a. 便秘
b. 口渇
c. 尿閉
d. 振戦
e. せん妄

解答 d

解説

抗うつ薬の中でも三環系抗うつ薬はムスカリン性アセチルコリン受容体阻害作用が強く、四環系抗うつ薬の阻害作用は弱い。選択的セロトニン再取り込み阻害薬（SSRI）やセロトニン・ノルアドレナリン再取り込み阻害薬（SNRI）は阻害作用をほとんど持たないが、例外的にSSRIのパロキセチンは弱い阻害作用を持っている。

ムスカリン性アセチルコリン受容体阻害作用によって惹起される副作用は、末梢性では口渇、便秘、視力調節障害、排尿障害（尿閉）、麻痺性イレウスが、中枢性ではせん妄、軽度の意識障害、記憶障害などが挙げられる。高齢者や前立腺肥大、緑内障を合併している患者への使用には注意を要する。

○ a. 解説参照。
○ b. 解説参照。
○ c. 解説参照。
× d. 三環系、四環系抗うつ薬では振戦、アカシジア、遅発性ジスキネジアが稀にみられるが、ドパミンD2受容体阻害作用を有するアモキサピンやクロミプラミン以外にも出現することからこれらの副作用の発現機序は不明である。
○ e. 解説参照。

参考文献
融 道男：向精神薬マニュアル第2版．医学書院，p123-139, 151-155, 2001
樋口輝彦他編：臨床精神薬理ハンドブック．医学書院，p136-145, 2003

第1回試験 問題079

双極性障害のうつ病相に有効であることが無作為化比較試験で報告されていないのはどれか、1つ選べ。

a. バルプロ酸ナトリウム
b. オランザピン
c. クエチアピン
d. 炭酸リチウム
e. ミルナシプラン

解答 e

解説

日本うつ病学会の双極性障害治療ガイドラインによれば、RCT（無作為化比較試験）により有効であったとされる薬剤として、クエチアピン（300mg/日）、リチウム（血中濃度0.8mEq/Lを超える経口用量）、オランザピン（5〜20mg/日）、ラモトリギン（200mg/日）が挙げられている。

○ a. バルプロ酸ナトリウムのよる単独治療の有効性については、データが少ないが、有効と無効の両者の報告がある。
○ b. オランザピンは、5〜20mg/日の用量で、プラセボと比較して双極性障害のうつ病相の急性期に有効であったとの報告がある。
○ c. クエチアピンは、300mg/日または600mg/日の用量で、プラセボと比較して双極性障害のうつ病相の急性期に有効であったとの報告がある。
○ d. 炭酸リチウムは、プラセボと比較して、双極性障害のうつ病相の急性期に有効であったとの報告があるが、効果発現までに6〜8週間を要することがある。
× e. ミルナシプラン（SNRI）についてはRCTに関する報告はない。躁転のリスクも考慮すれば、双極性障害のうつ病相の治療に抗うつ薬を単独で用いることは推奨されていない。

参考文献
a. 日本うつ病学会監：大うつ病性障害・双極性障害治療ガイドライン．医学書院, p98, 2013
b. c. d. 同書, p97
e. 同書, p96

第1回試験 問題 081

難治性大うつ病性障害の治療について正しいのはどれか、1つ選べ。

a. 抗不安薬の併用が有効である。
b. 炭酸リチウムの併用が有効である。
c. カルバマゼピンの併用が有効である。
d. ハロペリドールの併用が有効である。
e. 3種類以上の抗うつ薬の併用が推奨される。

解答　b

解説

大うつ病性障害の治療に関して、三環系抗うつ薬やSSRIが投与されている場合、副作用の出現に注意して増量することや他の抗うつ薬に変更することが推奨されている。これらが有効でないときに「難治性」と定義され、問題のように他の薬物との併用（増強療法）が試みられる。

✗ a. 抗不安薬の併用の有効性に関して、明らかなエビデンスは認められない。
○ b. 炭酸リチウムは、有効とのエビデンスが多く報告されている薬物である。
✗ c. カルバマゼピンは、オープン試験で有効な症例が示されているが、推奨されるほどではない。
✗ d. ハロペリドールをはじめとする定型抗精神病薬の有効性に関するエビデンスは乏しい一方、非定型抗精神病薬に関する増強療法の有効性が報告されている。
✗ e. 3種類以上の抗うつ薬の併用は、副作用の発現が高まるだけでなく、難治性に対する有効性に関してエビデンスが実証されていない。

参考文献

a. 精神医学講座担当者会議監訳：気分障害治療ガイドライン 第2版. 医学書院, p164-174, 2010
b. 同書, p166
c. d. 同書, p168
e. 同書, p169

第1回試験 問題 083

炭酸リチウムを大量服薬したときの対処として誤っているのはどれか、1つ選べ。

a. 補液
b. 胃洗浄
c. 血液透析
d. 尿カテーテル留置
e. ナトリウム摂取の制限

解答　e

解説

○ a. 脱水はリチウム中毒の危険因子なので、補液で脱水の治療を行うことは重要である。
○ b. 単回で大量の摂取は、薬物が胃の中で大きな固まりを作ることがあるため、大口径の管を用いて胃洗浄を行うことがある。
○ c. リチウム中毒の最も深刻な状態では、過量の血清リチウムを速やかに排出させる血液透析が最も効果的な方法である。
○ d. 意識障害やけいれんなどの精神神経症状が出現する可能性があるため、安静を保つ必要がある。その際に尿カテーテルを留置して尿の排泄を促すとともに、腎機能障害の有無を評価するため尿量を正確に測定する必要がある。
✗ e. 過剰にナトリウムを摂取することはリチウム濃度を低下させることになる。逆に、ナトリウム摂取の制限はリチウムを中毒濃度にさせる可能性がある。

参考文献

a. d. 井上令一他監訳：カプラン臨床精神医学テキスト 第2版. メディカル・サイエンス・インターナショナル, p1151, 2004
b. c. 同書, p1152
e. 同書, p1154

第1回試験 問題089 炭酸リチウムの副作用としてみられないのはどれか、1つ選べ。

a. 振戦
b. 多尿
c. 脳波異常
d. 汎血球減少症
e. 甲状腺機能異常

解答　d

解説

炭酸リチウムで最もみられる副作用は、口渇、多尿、嘔気や下痢などの胃腸障害、振戦、体重増加、疲労、軽度の認知障害である。他にも甲状腺、腎、心臓、皮膚への有害作用がみられる。

○ a. 血中濃度が通常の場合、さざなみ様の振戦が出現し、中毒となると粗大になる。
○ b. 腎における尿の濃縮能を低下させるため尿量が増える。腎性尿崩症をきたすこともある。
○ c. 意識障害をきたすことがある。
× d. 汎血球減少より、むしろ白血球を増加させることがある。
○ e. 甲状腺に集積し、ホルモン分泌異常やヨード取り込み阻害等をきたすなど機能低下を示すことが多い。

参考文献　井上令一他監訳：カプラン臨床精神医学テキスト 第2版. メディカル・サイエンス・インターナショナル, p1147-1154, 2004

第1回試験 問題091 双極性障害について誤っているのはどれか、1つ選べ。

a. 早期発症例では予後が悪い。
b. 単極性うつ病よりも自殺率は低い。
c. アルコール依存症を合併しやすい。
d. 急速交代型では炭酸リチウムへの反応性が低い。
e. 急速交代化のリスクに、三環系抗うつ薬の使用が含まれる。

解答　b

解説

○ a. アメリカの双極性障害1000例における大規模研究STEP-BDでは、早期発症例はより再発が多く、また寛解期が短かった。さらには不安障害や物質依存を併発しやすく、自殺企図や暴力行為を生じやすいという結果が示されている。
× b. デンマークの大規模研究では、双極性障害と診断された男性患者は、他の疾患と比較して後の自殺率が高かった。
○ c. アルコールや物質依存、不安障害などを合併しやすい。
○ d. リチウムは双極性障害の家族歴がある、寛解期があるといった患者には有効だが、急速交代型や早期発症、入院回数の多い例、物質依存や不安を併存している慢性経過例には効きにくいとされている。
○ e. 三環系抗うつ薬の使用により、急速交代化および躁転しやすくする。

参考文献
a. Perlis RH, et al. : STEP-BD Investigators.: Long-term implications of early onset in bipolar disorder: data from the first 1000 participants in the systematic treatment enhancement program for bipolar disorder (STEP-BD). Biol Psychiatry, 55 (9) : 875-881, 2004
b. Nordentoft M, et al.: Absolute risk of suicide after first hospital contact in mental disorder. Arch Gen Psychiatry, 68 (10) :1058-64, 2011
b, c.　井上令一他監訳：カプラン臨床精神医学テキスト 第2版. メディカル・サイエンス・インターナショナル, p602, 2004
d. 日本うつ病学会監：大うつ病性障害・双極性障害治療ガイドライン. 医学書院, p107-108, 2013
e. 松下正明総編集：臨床精神医学講座4. 気分障害. 中山書店, p330-333, 1998

第1回試験 問題093 主な代謝が肝臓のチトクロームP450で行われる薬物はどれか、1つ選べ。

a. ミルナシプラン
b. ロラゼパム
c. セルトラリン
d. 炭酸リチウム
e. ロルメタゼパム

解答　c

解説

多くの向精神薬が肝臓のチトクロームP450で代謝される。このため酵素阻害する薬物との併用時血中濃度が上昇し、心電図上のQT間隔延長などをきたすことがあり、注意を要する。

× a. 肝臓でチトクロームP450による代謝でなく、グルクロン酸抱合され胆汁に排泄される。
× b. グルクロン酸抱合される。
○ c. 肝臓の代謝酵素であるチトクロームP450の2D6、2C9/19、3A3/4等で代謝される。
× d. 腎排泄のみである。
× e. グルクロン酸抱合される。

参考文献

a. 浦部晶夫他編：今日の治療薬 解説と便覧2013. 南江堂, p833, 2013
b. 同書, p848
c. 日本臨床精神神経薬理学会 専門医制度委員会編：臨床精神神経薬理テキスト 改訂第2版. 星和書店, p208, 2008
d. 浦部晶夫他編：今日の治療薬 解説と便覧2013. 南江堂, p834, 2013
e. 同書, p853

第1回試験 問題095 けいれん発作を最も起こしやすいのはどれか、1つ選べ。

a. イミプラミン
b. セチプチリン
c. パロキセチン
d. マプロチリン
e. ミルナシプラン

解答　d

解説

ほとんどすべての抗うつ薬はけいれん閾値を下げ、過量服薬の際にはけいれんを引き起こしうる。したがって、選択肢の中で最もけいれんの出現頻度の高い薬物を選ぶ。

× a. けいれん閾値を下げるので、てんかん等のけいれん性疾患またはこれらの既往歴のある患者ではけいれんを起こすことがある。しかし、マプロチリンに比較して弱くけいれん性疾患患者への投与は慎重投与となっている。
× b. aの解説参照。
× c. aの解説参照。
○ d. 選択肢の中で、最もけいれんのリスクの高い抗うつ薬の1つで、てんかん等のけいれん性疾患またはこれらの既往歴のある患者ではけいれんを起こすことがある。添付文書情報によれば、出現頻度は0.1〜5%未満とされている。国内外の総説でもけいれんの出現頻度の高さが指摘されている。このため、上述の対象患者への投与は禁忌である。
× e. けいれん閾値を下げるので、てんかん等のけいれん性疾患またはこれらの既往歴のある患者ではけいれんが発現するおそれがある。しかし、マプロチリンに比較して弱くけいれん性疾患患者への投与は慎重投与となっている。添付文書情報によれば、出現頻度は0.1%未満とされている。

参考文献

a. c. Pisani F, et al.: Effects of psychotropic drugs on seizure threshold. Drug Saf, 25: 91-110, 2002
b. セチプチリンの添付文書情報
d. 北畑亮輔：神経症状：①けいれん（てんかん性発作）. 精神科治療薬の副作用：予防・早期発見・治療ガイドライン. 精神科治療学, 22（増）: 31-35, 2007
e. ミルナシプランの添付文書情報

第1回試験 問題097

フルボキサミンとの併用で血中濃度が増加する可能性があるのはどれか、1つ選べ。

a. スルピリド
b. ロラゼパム
c. 炭酸リチウム
d. カルバマゼピン
e. ミルナシプラン

解答　d

解説

フルボキサミンは、複数のCYP450分子種に対して阻害作用を有している。なかでも、CYP1A2、CYP2C19、CYP3A4に対する阻害作用が強い。

× a. 本剤の代謝に関して、CYP450分子種（CYP1A2、CYP2C9、CYP2C19、CYP2D6、CYP2E1、CYP3A4）と相互作用を示さない。
× b. 本剤は、グルクロン酸抱合されるため、CYPによる薬物相互作用はほとんど関係しない。
× c. 炭酸リチウムは腎排泄で肝代謝されないため、関連するCYP分子種はない。
○ d. 本剤の代謝は、CYP3A4により代謝される。
× e. 本剤は、グルクロン酸抱合されるため、CYPによる薬物相互作用はほとんど関係しない。

参考文献

a. Niwa T, et al. : No inhibition of cytochrome P450 activities in human liver microsomes by sulpiride, an antipsychotic drug. Biol Pharm Bull, 28 : 188-191, 2005
b. 尾鷲登志美他：抗不安薬（中期作用型・長期作用型）. 医学と薬学, 60 : 165-170, 2008
c. 井上令一他監訳：カプラン臨床精神医学テキスト 第2版. メディカル・サイエンス・インターナショナル, p1148, 2004
d. 小山　司編：SSRIのすべて. 先端医学社, p250, 2007
e. 高橋明比古他：抗うつ薬塩酸ミルナシプラン（TN-912）の第Ⅰ相試験. 臨床医薬, 11 (Suppl. 3) : 3-69, 1995

第1回試験 問題099

二次性躁病の原因とならないのはどれか、1つ選べ。

a. コカイン
b. レボドーパ
c. ステロイド
d. 三環系抗うつ薬
e. プロプラノロール

解答　e

解説

二次性躁病とは身体疾患、薬剤などの外因によって引き起こされる躁病で、双極性障害や意識障害の存在を否定することが必要とされる。誘因となる身体疾患では甲状腺機能亢進症、全身性エリテマトーデス（SLE）が有名であるが、他にもハンチントン舞踏病、HIV感染症、副腎皮質機能亢進症（クッシング症候群）をはじめ多様な脳器質性疾患、脳血管障害、内分泌疾患、代謝性疾患、感染症などによって二次性躁病が引き起こされる。誘因となる薬剤は、精神作用物質のみならず抗うつ薬、抗精神病薬、ステロイドや性ホルモン、ドパミン系薬剤、HIV治療薬など多くの薬剤で二次性躁病が引き起こされる。

○ a. コカインは精神依存を形成するが身体依存は引き起こさない。多幸、多弁、多動、観念奔逸などの躁症状を引き起こし、興奮、幻覚を経て無欲、昏迷状態に至る。作用機序としてはドパミン再取り込みを阻害し、ドパミン系の過活動を引き起こすと考えられている。
○ b. レボドーパはドパミンの前駆物質で、脳内でドパミンに転換されて生理作用を発揮するパーキンソン病治療薬である。重大な副作用として幻覚、抑うつ、悪性症候群などが挙げられるが、躁状態を誘発することがある。
○ c. ステロイドによる急性精神症状では躁状態が最も多く、他に意識障害、うつ状態、幻覚妄想状態などがある。
○ d. うつ病治療中に抗うつ薬による躁状態が出現（躁転）することはよく知られている。躁転のリスクはSSRIやSNRIに比べて三環系抗うつ薬が高い。
× e. プロプラノロールはノルアドレナリンβ受容体阻害作用を有する降圧剤である。副作用として不眠、幻覚、うつ状態を誘発することがある。

参考文献

新里和弘：高齢者の躁状態 —二次性躁病とその周辺—. 老年精神医学雑誌, 22 : 914-919, 2011
a. 大熊輝雄：現代臨床精神医学 改訂第11版. 金原出版, p254, 2008
b. （添付文書）浦部晶夫他編：今日の治療薬 解説と便覧2014. 南江堂, 2014
c. 大熊輝雄：現代臨床精神医学 改訂第11版. 金原出版, p202, 262, 2008
d. 日本うつ病学会監：大うつ病性障害・双極性障害治療ガイドライン. 医学書院, p99, 2013
e. 大熊輝雄：現代臨床精神医学 改訂第11版. 金原出版, p262, 386, 2008

第1回試験 問題 104

55歳の女性。半年前よりうつ病を発症。3か月前より通院し、外来で抗うつ薬治療を受けていた。初診からパロキセチンを3か月服用し、最高用量40mg/日まで増量したが無効であった。抑うつ気分、精神運動制止、食欲不振が続いており、物忘れの訴えもある。

1）この症例で診断を再検討する上で必要性の低い検査はどれか、1つ選べ。
a. 脳波
b. 頭部MRI
c. 副腎機能検査
d. 甲状腺機能検査
e. ウエクスラー成人知能検査（WAIS-Ⅲ）

解答　e

2）この症例で第2選択のうつ病治療として適切でないのはどれか、1つ選べ。
a. 炭酸リチウムの併用
b. ミアンセリンの併用
c. カルバマゼピンの併用
d. 三環系抗うつ薬への変更
e. ミルナシプランへの変更

解答　c

解説 1）

中高年女性の遷延するうつ病に対して、器質的要因、すなわち脳あるいは全身性の疾患の有無を諸検査により明らかにする必要がある。また認知症の初期におけるうつ状態である可能性も否定できない。このため、以上を念頭に置き適切な検査を実施することが大切である。

○ a, b. 遷延するうつ状態の原因として、脳内の腫瘍や血管性病変、変性疾患などの脳器質性疾患の有無を調べる必要がある。また認知症の初期の疑いもあり、大脳皮質の萎縮や脳室拡大などの有無も調べるため、必要性の高い検査である。

○ c. 副腎障害により、うつ状態を呈することがある。副腎皮質の過形成（クッシング症候群）の患者では、50%以上に何らかの精神症状がみられ、なかでもうつ状態が最も多い。一方、副腎皮質不全（アジソン病）でも同様の症状を呈することがある。このため副腎機能の検査は重要である。

○ d. 甲状腺機能低下症は、うつ状態を呈する身体疾患として最も重要であり、中年の女性に好発する。このため甲状腺機能の検査は必要である。

× e. 遷延するうつ状態が認知症の初期症状としてみられることがあるが、まずはa, b, c, dの検査を行い、背景となる身体疾患の有無を調べることが優先される。認知症の有無を調べるために認知機能検査も必要であるが、改訂長谷川式簡易知能評価スケール（HDS-R）やMMSE（Mini-Mental State Examination）などの簡易検査がウエクスラー成人知能検査（WAIS-Ⅲ）より先に実施される。

参考文献
a, b. 大熊輝雄：現代臨床精神医学 改訂第11版. 金原出版, p386, 2008
c. 上島国利他編：気分障害. 医学書院, p494, 2008
d. 同書, p493-494
e. 大熊輝雄：現代臨床精神医学 改訂第11版. 金原出版, p162-163, 2008

解説 2）

○ a. 炭酸リチウムによる増強療法に関して、有効性のエビデンスは多くある。併用にあたり、甲状腺機能やカルシウム濃度、腎機能のモニタリングを行う。

○ b. 抗うつ薬の併用に関して、諸外国のガイドライン間で隔たりがあるが、ミアンセリンの併用に関する有効性の報告は少ないが存在する。

× c. カルバマゼピンも増強療法に用いられる可能性はあるが、有効性を示す実証研究に乏しく、現状では適切とはいいがたい。

○ d. 現行の抗うつ薬とは異なる作用機序を有する抗うつ薬に変更することは、適切な選択の1つとされている。なかでもSSRIから三環系抗うつ薬への変更に関して有効性が報告されている。

○ e. 現行の抗うつ薬とは異なる作用機序を有する抗うつ薬に変更することは、適切な選択の1つとされている。しかしながらSSRIからSNRIに変更した有効性に関するRCTが乏しいのが現状である。

参考文献
a. 日本うつ病学会監：大うつ病性障害・双極性障害治療ガイドライン. 医学書院, p51-52, 2013
b. 同書, p55-56
c. 同書, p53
d. 精神医学講座担当者会議監訳：気分障害治療ガイドライン 第2版. 医学書院, p165, 2010
e. 日本うつ病学会監：大うつ病性障害・双極性障害治療ガイドライン. 医学書院, p50, 2013

第1回試験 問題105

50歳の男性。6か月前に部長に昇進。3か月前から不眠、食思不振が出現し、徐々に気分の落ち込みを感じ、仕事に行くのがおっくうになってきた。2週間前に内科で検査を受けたが異常なく、精神科受診を勧められていた。1週間前から仕事を休みほとんど一日中臥床しているため、心配した妻に付き添われ来院した。意識は清明。表情は苦悶様で、やせが目立つ。質問に対する返答も遅く、声も小さい。担当医が入院を勧めると、「家にお金がないのでそれはできません。もう治らない病気になっています」と答える。これまで躁状態、うつ状態のエピソードはない。

1）この症例にみられる症状はどれか、2つ選べ。
a. 関係妄想
b. 罪業妄想
c. 心気妄想
d. 被害妄想
e. 貧困妄想

解答　c・e

2）妻の同意のもとで医療保護入院となった。最初に行う治療法として適切でないのはどれか、2つ選べ。
a. 選択的セロトニン再取り込み阻害薬（SSRI）と抗精神病薬の併用
b. 三環系抗うつ薬と炭酸リチウムの併用
c. 三環系抗うつ薬と抗精神病薬の併用
d. 電気けいれん療法
e. 経頭蓋磁気刺激

解答　b・e

解説1）

この症例は、精神病症状を伴ううつ病エピソードに該当する。この症例では、抑うつ気分、意欲・活力の減退、食欲低下、不眠が認められ、さらに「質問に対する返答が遅い」ことから思考抑制、「家にお金がない」との発言から貧困妄想、「もう治らない病気になっています」との発言から心気妄想の存在が推察される。微小妄想の1つである罪業妄想の存在はうかがわれない。

この症例の発症誘因は部長への昇進と考えられる。うつ病発症誘因の存在は約70％であり、男性では仕事の過労、職務異動など仕事に関連するものが多く、女性では近親者の病気・死、家庭内葛藤、転居など個人・家族に関連するものが多い。

✕ a. 被害妄想の一種。自分に関係ない出来事を自分に関係づけてしまう妄想である。うつ病においては「（抑うつ性の）気分に一致しない妄想」となり、予後が悪いとされている。

✕ b. 自己の過小評価を背景としたうつ病に特徴的な微小妄想の1つであり、自分が罪深い存在である、取り返しのつかない重大な罪を犯したとする妄想である。

○ c. 微小妄想の1つであり、治癒の見込みのない重い身体疾患に罹患したとする妄想である。

✕ d. 他者から害を加えられるという内容の妄想であり、内容によって関係妄想、注察妄想、迫害妄想、被毒妄想、追跡妄想、嫉妬妄想、物理的被害妄想などに分けられる。うつ病においては「（抑うつ性の）気分に一致しない妄想」となり、予後が悪いとされている。

○ e. 微小妄想の1つであり、自分には全く財産（貯金）がない、負債を抱えているとする妄想である。

参考文献　大熊輝雄：現代臨床精神医学 改訂第11版. 金原出版, p92-95, 368-369, 372-373, 2008
日本うつ病学会監：大うつ病性障害・双極性障害治療ガイドライン. 医学書院, p60-63, 2013

解説2）

妄想性うつ病の治療について、抗うつ薬単剤療法の効果はプラセボと比較して有意に勝っているが、三環系抗うつ薬の効果の方がSSRIやSNRIの効果に比べて優越している可能性が指摘されている。抗精神病薬単剤療法の効果も確認されているが、抗うつ薬単剤療法との優劣については結論が出ていない。これら単剤療法と比較して抗うつ薬と抗精神病薬の併用療法は改善率70〜80％と大きく勝っている。代謝産物がドパミンD2受容体遮断作用を有するアモキサピンの単剤療法は、他の抗うつ薬と抗精神病薬の併用療法と同等の効果をもつと報告されている。

○ a. 解説参照。

✕ b. 抗うつ薬と炭酸リチウムの併用療法の、双極性障害の妄想性うつ病相に対する有効性は確認されているが、双極性が確認されない場合の有効性は疑問である。また、薬物治療抵抗性うつ病に対する効果増強療法としては、まず抗うつ薬による治療を先行させることが必要で、治療開始から両者を併用しても炭酸リチウムの抗うつ薬効果増強は期待できない。

○ c. 解説参照。

○ d. 電気けいれん療法は薬物療法よりも効果は優れており、その改善率は約90％と薬物治療抵抗性の非精神病性うつ病の改善率70〜80％と比較しても高い。

✕ e. 経頭蓋磁気刺激法はコイルに電流を流して磁場を形成し、神経細胞を刺激する方法である。うつ病では機能低下が推定されている左背外側前頭前野の反復刺激が主である。非精神病性うつ病や薬物治療抵抗性うつ病いずれに対する改善率も約25％で、電気けいれん療法の治療効果を大きく下まわるため、第一選択とはなっていない。

参考文献
a. c. d.　日本うつ病学会監：大うつ病性障害・双極性障害治療ガイドライン. 医学書院, p60-63, 2013
樋口輝彦他編：臨床精神薬理ハンドブック. 医学書院, p155, 2003
b.　井上令一他監訳：カプラン臨床精神医学テキスト 第2版. メディカル・サイエンス・インターナショナル, p618, 2004
e.　本橋伸高：難治性うつ病に対する非薬物療法の展望：生物学的側面. 臨床精神薬理, 12：859-865, 2009

第2回試験 問題004 炭酸リチウムについて正しいのはどれか、1つ選べ。

a. 胃潰瘍を悪化させる。
b. 白血球数を減少させる。
c. ドパミンD2受容体を遮断する。
d. セロトニンの再取り込みを阻害する。
e. 妊娠中の服用で胎児にEpstein奇形の出現率が増加する。

解答 e

解説

✗ a. リチウムの消化器系の副作用としては0.5～5％未満のものとして、口渇、嘔気・嘔吐、下痢、食欲不振、胃部不快感が、0.5％未満のものとして腹痛、便秘、唾液分泌過多、胃腸障害が起きることが知られている。しかし、胃潰瘍を悪化させるという副作用は知られていない。

✗ b. リチウムの白血球への影響は、むしろ白血球増多に注意が必要である。

✗ c. リチウム、そして気分安定薬に共通する作用機序はいまだ解明されていない。モノアミン神経系への作用の関与については否定的であり、ドパミン受容体への直接作用はないが、ドパミン系に抑制的に作用することが報告されている。また、セロトニン系についてはシナプス前部でセロトニンの作用を増強させ、シナプス後部受容体を減少させる。細胞内情報伝達系ではinositol monophosphataseを阻害しイノシトールリン脂質系の活性を低下させる。バルプロ酸やカルバマゼピンも作用機序は異なるもののイノシトールリン脂質系の活性を低下させる。他にリチウムとバルプロ酸に共通する作用としてglycogen synthase kinae 3β阻害作用、brain-derived neurotrophic factor（BDNF）の増加作用など様々な薬理作用や、その結果としての神経細胞保護作用が注目を集めている。

✗ d. cの解説参照。

◯ e. 1980年に、妊娠中リチウムに曝露された225例の児のうち6例にEbstein奇形がみられたという報告が出て以来、リチウムの催奇形性が認識された。ただし、その後の多くの調査では、これほどの高率でEbstein奇形が起きるという報告はみられず、リチウムの催奇形性は明らかではあるものの、他の催奇形性が指摘されている薬と比べて特別に危険ではないのではないかという議論もある。

参考文献
a.b. リーマス錠添付文書（2012年9月改訂第10版）
c.d. 樋口輝彦他編：臨床精神薬理ハンドブック．医学書院, p130-132, 2003
樋口輝彦他監：臨床精神薬理ハンドブック 第2版．医学書院, p214-215, 2009
e. 伊藤真也他編：向精神薬と妊娠・授乳．南山堂, p92-95, 2014

第2回試験 問題005 初回のうつ病エピソードを発症した患者で双極性障害を積極的に疑うべき所見はどれか、1つ選べ。

a. 若年発症である。
b. 対話性幻聴がみられる。
c. 過食症を併存している。
d. うつ病相が長期に遷延している。
e. 第一度親族に反復性うつ病性患者がいる。

解答 a

解説

うつ病で発症しても、後に双極性障害となることは少なからずみられる。双極性うつ病の場合は抗うつ薬による治療によって躁転やラピッドサイクラー化する危険性があり、双極性の可能性を念頭に置くことは臨床上重要である。しかし、双極性障害の可能性を鑑別することは困難なことが多い。これまでの報告では、双極性うつ病の特徴として、若年発症（25歳以下）、過眠、食欲亢進、精神病症状、うつ病相の再発（5回以上）、双極性障害の家族歴などが挙げられている。

◯ a. 双極性障害の発症は大うつ病性障害よりも早い。
✗ b. 精神病症状は双極性うつ病の可能性を示唆するが、この場合、気分に一致しない妄想（被害・関係妄想など）が主である。
✗ c. 食欲亢進は双極性うつ病の特徴とされるが、過食症とは異なる。
✗ d. 双極性うつ病ではうつ病相の遷延ではなく、反復が特徴とされる。
✗ e. 反復性うつ病ではなく、双極性障害の家族歴が特徴的である。

参考文献
日本うつ病学会監：大うつ病性障害・双極性障害治療ガイドライン．医学書院, p20-22, 2013
Mitchell PB, et al.: Diagnostic guidelines for bipolar depression: a probabilistic approach. Bipolar Disorder, 10 : 144-152, 2008
a. 井上令一他監訳：カプラン臨床精神医学テキスト 第2版．メディカル・サイエンス・インターナショナル, p584, 2004
c. 同書, p595

第2回試験 問題014

セロトニン症候群の症状として典型的でないのはどれか、2つ選べ。

a. 焦燥
b. 徐脈
c. 発汗
d. 便秘
e. ミオクローヌス

解答　b・d

解説

選択的セロトニン再取り込み阻害薬（SSRI）などのセロトニン（5-HT）作動性の抗うつ薬服用中に、急に精神的に落ち着かなくなったり、振戦、発汗、頻脈などが認められた場合は、セロトニン症候群の可能性を疑う必要がある。不安、焦燥などの精神症状はうつ病の悪化と誤診される可能性があるが、振戦・発汗など身体症状を伴う場合は本症候群を疑う必要がある。以下にSternbachの診断基準を示す。この基準は、最初に提案されたこと、10症状のうち少なくとも3つの症状を認めるという内容から、使いやすく広く用いられているが、セロトニン症候群の診断基準としては特異性が低いと考えられている。この診断基準によれば、A：セロトニン作動薬の追加投与や投薬の増加と一致して次の症状の少なくとも3つを認める。①精神症状の変化（錯乱、軽躁状態）、②興奮、③ミオクローヌス、④反射亢進、⑤発汗、⑥悪寒、⑦振戦、⑧下痢、⑨協調運動障害、⑩発熱。B：他の疾患（たとえば感染、代謝疾患、物質乱用やその離脱）が否定されること。C：上に挙げた臨床症状の出現前に抗精神病薬が投与されたり、その用量が増量されていないこと、とされる。

○ a. 解説参照。
× b. 徐脈よりもむしろ頻脈となる。
○ c. 解説参照。
× d. むしろ下痢となる。
○ e. 解説参照。

参考文献　井上令一他監訳：カプラン臨床精神医学テキスト 第2版．メディカル・サイエンス・インターナショナル，p1182-1183, 2004

第2回試験 問題015

抗利尿ホルモン不適合分泌症候群（SIADH）を最も起こしやすいのはどれか、1つ選べ。

a. バルプロ酸
b. イミプラミン
c. カルバマゼピン
d. ハロペリドール
e. ミルナシプラン

解答　c

解説

抗利尿ホルモン不適合分泌症候群（syndrome of inappropriate secretion of antidiuretic hormone：SIADH）では、下垂体後葉から抗利尿ホルモンが過剰に分泌されて、体内に水分が貯留し、これに多飲水などが加わると、低ナトリウム血症が起こり、水中毒の状態になる。精神機能の不活発、傾眠、意識障害、けいれんなどが出現する。

上記薬剤は、いずれもSIADHを起こしうるが、各薬剤のインタビューフォームにおいても頻度不明とされている。しかし、中でもカルバマゼピンは薬理学的にバゾプレシン様作用を有することから、特に高齢患者で水中毒や低ナトリウム血症を引き起こしうることが知られている。

向精神薬による低ナトリウム血症の頻度を検討した研究では、バルプロ酸2.3％、リチウム3.0％、カルバマゼピン18.0％、三環系抗うつ薬4.5％、選択的セロトニン再取り込み阻害薬3.5％、ベンラファキシン6.9％、ミルタザピン4.8％、第一世代抗精神病薬6.0％、第二世代抗精神病薬3.4％と報告されている。

× a. 解説参照。
× b. 解説参照。
○ c. 解説参照。
× d. 解説参照。
× e. 解説参照。

参考文献
大熊輝雄：現代臨床精神医学 改訂第12版．金原出版，p208, 2013
井上令一他監訳：カプラン臨床精神医学テキスト 第2版．メディカル・サイエンス・インターナショナル，p1114, 2004
Lange-Asschenfeldt C, et al.: Epidemiology, symptoms, and treatment characteristics of hyponatoremic psychiatric inpatients. J Clin Psychopharmacol, 33：799-805, 2013

第2回試験 問題024 炭酸リチウムの血中濃度を上昇させるのはどれか、1つ選べ。

a. セフェム系抗菌薬
b. スタチン系高脂血症治療薬
c. ヒスタミンH2受容体拮抗薬
d. 非ステロイド抗炎症薬（NSAIDs）
e. センナ、センノシドなどの大腸刺激性下剤

解答　d

解説

リチウムは肝臓で代謝されず、腎にて排泄されるため、腎のクリアランスを低下させる薬剤と併用すると血中濃度を上昇させるため、注意を要する。

× a. 解説参照。
× b. 解説参照。
× c. 解説参照。
○ d. プロスタグランジンを阻害し、腎血液を減少させ、尿細管におけるナトリウムの再吸収を増加させるため、炭酸リチウムの血中濃度を上昇させる。このため併用によりリチウム中毒となることがあり、注意を要する。
× e. 解説参照。

他にもACE阻害薬もナトリウム再吸収を増加させ、またサイアザイド系利尿薬も腎におけるクリアランスを減少させることで血中濃度を上昇させるため、できるだけ併用を避けることが望ましい。

参考文献：内田裕之他監訳：モーズレイ処方ガイドライン 第10版. アルタ出版, p151-155, 2011

第2回試験 問題025 うつ病エピソードで認めない検査所見はどれか、2つ選べ。

a. 脳波の徐波化
b. レム潜時の延長
c. 睡眠潜時の延長
d. MRIで海馬の低体積
e. シングルフォトンエミッションCT（SPECT）での前頭葉血流低下

解答　a・b

解説

× a. うつ病患者では、脳波のα波の出現率が高くなる場合がある。一般には、徐波化がおこるとはされていない。
× b. 一般に、健常者の夜間睡眠では、入眠後まずノンレム睡眠が出現し、レム期は約90分の潜時後に現れるが、うつ病者ではレム潜時が短縮し、レム期が早期から出現する場合が多い。このレム潜時短縮をうつ病の生体リズム障害としての位相前進を示す生物学的マーカーであるとする考えもある。
○ c. うつ病患者に認められる睡眠脳波の異常所見として、上記以外では、睡眠潜時の延長、最初のレム期の延長、デルタ睡眠の異常が挙げられる。
○ d. うつ病の脳形態画像研究では、海馬、内側前頭前野、眼窩前頭皮質、背外側前頭前野などの体積減少の報告がある。
○ e. 脳血流や脳代謝の脳機能画像研究では、背外側前頭前野、内側前頭前野、前部帯状回、眼窩前頭皮質などの局所脳血流低下が報告されている。このようなhypofrontalityは一般に状態依存性であるが、寛解期にも前部帯状回や眼窩前頭皮質などの前頭葉の一部に低下所見が持続しており、うつ病の発症脆弱性を示す所見とする研究もある。

参考文献：
a. b. d. e. 大熊輝雄：現代臨床精神医学 改訂第12版. 金原出版, p377-378, 2013
c. 井上令一他監訳：カプラン臨床精神医学テキスト 第2版. メディカル・サイエンス・インターナショナル, p587, 2004

第2回試験 問題033

うつ病エピソードの抗うつ薬治療により早期に改善が期待できるのはどれか、2つ選べ。

a. 不眠
b. 不安感
c. 気力低下
d. 食欲低下
e. 抑うつ気分

解答　a・d

解説

抗うつ薬治療によるうつ病からの回復は、カプラン臨床精神医学テキスト第2版によれば、まず不眠と食欲不振が改善し、ついで焦燥感、不安感、抑うつ、絶望感が改善するとされている。うつ病の回復過程では、不眠や食欲不振といった身体症状の改善は気分や意欲の改善よりも、患者にとって実感しやすく医師による評価も容易であるためと考えられる。さらに、初期治療の標的として、不眠や焦燥の改善が優先される傾向にあることにもよると思われる。

〇 a. 解説参照。
✕ b. 解説参照。
✕ c. 解説参照。
〇 d. 解説参照。
✕ e. 解説参照。

参考文献　井上令一他監訳：カプラン臨床精神医学テキスト 第2版. メディカル・サイエンス・インターナショナル, p614, 2004
（c：気力低下は、その他の標的となる症状として挙げられている）

第2回試験 問題034

薬物と副作用との組み合わせで、出現する可能性が低いのはどれか、1つ選べ。

a. アミトリプチリン ― 口渇
b. トラゾドン ― 眠気
c. ミルタザピン ― 体重増加
d. パロキセチン ― 性機能障害
e. ミルナシプラン ― 心電図上QT間隔延長

解答　e

解説

〇 a. 抗コリンM3作用を持ち、他にも便秘や尿閉をきたす。
〇 b. セロトニン5-HT2A遮断作用による。
〇 c. H1受容体および5-HT2遮断作用により食欲が増進し、体重が増加する。
〇 d. セロトニン5-HT2受容体刺激作用や抗コリン作用により、生じる。
✕ e. ノルアドレナリン受容体刺激にて頻脈や血圧上昇はきたすが、QT間隔は延長させない。

参考文献　浦部晶夫他編：今日の治療薬 解説と便覧2013. 南江堂, p809, 2013

第2回試験 問題041

抗コリン系の副作用でないのはどれか、2つ選べ。

a. 口渇
b. 羞明
c. 眠気
d. 便秘
e. 血圧低下

解答　c・e

解説

三環系抗うつ薬などはセロトニンやアドレナリンの再取り込みを阻害することによって、うつ症状を軽減するなどの効果を発するが、同時に神経伝達物質の1つであるアセチルコリンがシナプス後部の受容体と結合することを阻害する作用を持つ。この作用を抗コリン作用とよぶが、抗コリン作用により、アセチルコリンによって作動している神経は正しく機能しなくなる。アセチルコリンは骨格筋や心筋、内臓筋の筋線維のアセチルコリンの受容体に働き、収縮を促進する。自律神経系においては、副交感神経を刺激し、脈拍を遅くし、唾液の産生を促す。そのため、副交感神経の伝達物質でもあるアセチルコリンの伝達が遮断されることによって、自律神経症状としては、口渇、便秘、悪心、食欲不振、排尿障害、散瞳、発汗障害、そして中枢神経症状としては、錯乱、幻覚、昏睡、興奮、けいれんなどがひき起こされる。

○ a. 解説参照。
○ b. 解説参照。
× c. 主にヒスタミンH1受容体阻害作用による。
○ d. 解説参照。
× e. 主にノルアドレナリンα1受容体阻害作用による。

参考文献　井上令一他監訳：カプラン臨床精神医学テキスト 第2版. メディカル・サイエンス・インターナショナル, p1089-1091, 2004

第2回試験 問題042

うつ病エピソードに対する抗うつ薬の増強効果を期待できないのはどれか、1つ選べ。

a. ドネペジル
b. クエチアピン
c. 炭酸リチウム
d. 甲状腺ホルモン
e. ブロモクリプチン

解答　e

解説

○ a. コリンエステラーゼ阻害作用にて、高齢者うつ病例に効果が認められる。
○ b. 第2世代抗精神病薬（アリピプラゾール、オランザピン、リスペリドンも含む）の増強効果はメタ解析で証明されている。
○ c. 多くのエビデンスがあり、アメリカの大規模試験STAR*Dでも検証されているほどである。わが国のうつ病学会による大うつ病治療ガイドラインでも、第一選択薬にて部分反応は示したが寛解には至らなかった場合、増強療法として推奨されている。
○ d. cの解説参照。
× e. ドパミン刺激作用はあるが、増強作用のエビデンスはない。

参考文献
a. Reynolds CF 3rd, et al.: Maintenance treatment of depression in old age: a randomized, double-blind, placebo-controlled evaluation of the efficacy and safety of donepezil combined with antidepressant pharmacotherapy. Arch Gen Psychiatry, 68 (1) : 51-60, 2011
b. Komossa K, et al.: Second-generation antipsychotics for major depressive disorder and dysthymia. Cochrane Database Syst Rev, 8 (12) : CD008121, 2010
c. d. Nierenberg AA, et al.: A comparison of lithium and T(3) augmentation following two failed medication treatments for depression: a STAR*D report. Am J Psychiatry, 163 (9) : 1519-30, 2006

うつ病学会：日本うつ病学会治療ガイドライン II. 大うつ病性障害. 2012 Ver.1, 2012（www.secretariat.ne.jp/jsmd/mood_disorder/img/120726.pdf）

第2回試験 問題 051

双極性障害に対するバルプロ酸の効果で最も確実なのはどれか、1つ選べ。

a. 再発予防効果
b. 急性躁病に対する効果
c. 急速交代型に対する効果
d. 不機嫌躁病に対する効果
e. 双極性うつ病に対する効果

解答　b

解説

バルプロ酸の急性躁病に対する有効性は複数の無作為化試験により明らかに検証されている。急性期躁状態を対象とした研究によると、バルプロ酸の血中濃度が45μg/mL以上で有用な効果が出現し、125μg/mL以上で副作用が増加し、さらに血中濃度と反応性や副作用の関係は直線的な相関関係にあるとされる。これに対して、混合状態や急速交代型にも有効性を示すといった知見、双極性うつ病に対する効果について有効性を示唆する知見は存在するもの、明確には証明されていない。気分安定薬という用語は広く臨床において用いられているが、アメリカの規制当局であるFDAはこの用語を公式に認めていない。気分安定化という用語が、急性の抗躁効果だけでなく病相予防効果をあわせ持つリチウムに特徴的な作用を説明するために用いられるようなったのは1960年代である。その後、双極性障害に対する薬物療法の発展に伴い、同種の効能を持つ可能性からカルバマゼピンやバルプロ酸も気分安定薬として位置づけられるようになった。しかしながら、FDAが長期的な維持療法の効果を認めたのは3種類の薬剤の中ではリチウムのみである。

× a. 解説参照。
○ b. 解説参照。
× c. 解説参照。
× d. 解説参照。
× e. 解説参照。

参考文献　上島国利他編：気分障害治療ガイドライン 第2版. 医学書院, p307-313, 2010

第2回試験 問題 052

若年者と比べて高齢者のうつ病の特徴として誤っているのはどれか、1つ選べ。

a. 自殺の危険性は低い。
b. 抗うつ薬が効きにくい。
c. 精神病性の症状が多い。
d. 認知症との鑑別を要する。
e. 身体症状へのこだわりが強い。

解答　a

解説

高齢者のうつ病は、不安や焦燥を伴うことが多く、退行期うつ病ともいわれる。遺伝的なかかわりが減り、高齢者特有の心理・身体・社会家庭的要因がより大きな意味をもつようになるといわれる。

× a. 自殺の危険は決して低くない。とくに高齢男性の自殺率は若年層に比して高い。
○ b. とくに焦燥型のうつ病では、抗うつ薬が効きにくいことが指摘されている。
○ c. 若年性に比べて、妄想などの精神病性の症状を呈することが多い。退行期うつ病では、虚無妄想を主徴とするCotard症候群が出現する。
○ d. うつ病にみられる仮性認知症と器質性の認知症との鑑別、うつ病自体における認知機能障害、さらに脳の血管性病変などの器質性病変の進行に伴ううつ病から認知症への移行の問題もあり、鑑別が困難なことが少なくない。
○ e. 身体症状へのこだわりが強まり、心気的となり身体的愁訴が多くなる。

参考文献
a. c. d. 上島国利他監：気分障害. 医学書院, p589-592, 2008
b. 上田 諭：治療反応性からみた初老・老年期うつ病の亜型分類. 臨床精神医学, 42：881-888, 2013
e. 井上令一他監訳：カプラン臨床精神医学テキスト 第2版. メディカル・サイエンス・インターナショナル, p601, 2004

第2回試験 問題063 気分障害の薬物療法について誤っているのはどれか、1つ選べ。

a. 炭酸リチウムの血中濃度測定は、最終服用後2時間程度で行う。
b. 双極性障害において、炭酸リチウムは寛解後3年以上の投与を要する。
c. 初回うつ病エピソードの場合、寛解後6か月以上の抗うつ薬の投与継続を要する。
d. うつ病エピソードの治療で抗うつ薬を中止する際には、少なくとも4週間以上かけて漸減する。
e. 2回以後のエピソードのうつ病エピソードの場合は、寛解後2年以上の抗うつ薬の投与継続を要する。

解答　a

解説

× a. 望ましいとされる血中濃度0.6～1.2mEq/Lは、最も血中濃度の低い時間（トラフ値）のデータでありピークではない。服用12時間後が理想である。
○ b. 炭酸リチウムのみならず、気分安定薬全体で2年間の投与が最低望ましく、さらに5年間の投与によって再発を減ずるとされている。
○ c. メタ解析により、プラセボと比較して6か月以上、1年、2年の経過後も抗うつ薬投与において有意に再燃が減じている。
○ d. 通常4週間以上かけて漸減するが、半減期が短いパロキセチンなどではより長い期間をかけて漸減することが推奨されている。
○ e. c.と同じメタ解析で同様に証明されている。

参考文献

a. Grandjean EM, et al.: Lithium: updated human knowledge using an evidence-based approach: part III: clinical safety. CNS Drugs, 23 (4) : 331-349, 2009
b. National Collaborating Centre for Mental Health (UK) : Bipolar disorder : The management of bipolar disorder in adults, children and adolescents, in primary and secondary care. British Psychological Society, 2006
(http://www.nice.org.uk/nicemedia/live/10990/30191/30191.pdf)
c. e. Geddes J, et al.: Relapse prevention with antidepressant drug treatment in depressive disorders. Lancet, 361 : 653-651, 2003
d. National Collaborating Centre for Mental Health (UK) : Depression: The Treatment and Management of Depression in Adults (Updated Edition) . British Psychological Society, 2010
(http://www.nice.org.uk/nicemedia/pdf/CG90NICEguideline.pdf)

第2回試験 問題083 大うつ病性障害（DSM-IV）の不良な予後と関連しないのはどれか、1つ選べ。

a. 女性
b. 若年発症
c. 不安症状
d. 精神病症状
e. アルコール乱用

解答　a

解説

× a. 女性よりも男性の方が慢性の経過を取りやすい。
○ b. 発症年齢が高い方が予後は良いとされている。
○ c. 不安症状の存在は、不安障害の併存など予後不良の因子である。
○ d. 精神病症状は、双極性障害の予測因子でもあり予後不良の因子である。
○ e. アルコール乱用は、予後不良の因子である。

参考文献

井上令一他監訳：カプラン臨床精神医学テキスト 第2版. メディカル・サイエンス・インターナショナル, p608, 2004

第2回試験 問題093

選択的セロトニン再取り込み阻害薬（SSRI）に反応しない非精神病性のうつ病エピソードに対する治療選択として適切なのはどれか、1つ選べ。

a. 抗うつ薬中止
b. ロラゼパム追加
c. 炭酸リチウム追加
d. ハロペリドール追加
e. カルバマゼピンへの変更

解答　c

解説

非精神病性うつ病患者に対して、第一選択薬のSSRIによる治療が成功しない場合には、抗うつ薬の増量、抗うつ薬の変更、抗うつ効果増強療法、抗うつ薬の併用がある。

× a. 抗うつ薬の中止という選択は、上記に該当しない。
× b. 抗不安薬の併用は不安や焦燥などの対処に必要となることがあるが、漫然と投与すべきではない。
○ c. 抗うつ薬の効果増強療法の1つとして、炭酸リチウムの併用が推奨されている。
× d. 抗うつ薬の効果増強療法として、非定型抗精神病薬の併用が指摘されているが、ハロペリドールなどの定型抗精神病薬は該当しない。
× e. 気分安定薬の併用も考慮されることがあるが、変更レベルは抗うつ薬に限られている。

参考文献

a. 上島国利他編：気分障害. 医学書院, p110-111, 2008
b. 日本うつ病学会監：大うつ病性障害・双極性障害治療ガイドライン. 医学書院, p49, 2013
c. 同書, p51
d. e. 同書, p53

第2回試験 問題104

74歳の女性。3か月前、夫が脳梗塞で倒れ、左半身の不全麻痺となった。現在、リハビリ病院にて入院加療中であるが、将来の介護の不安を感じ、2か月前から不眠、食思不振が出現し、徐々に気分の落ち込みを感じ、見舞いに行くのがおっくうになってきた。身の回りのことはかろうじてできているが、近所に住む娘夫婦に連れられ来院した。意識は清明。表情は暗く、質問に対する返答もやや遅く、声も小さい。焦燥感は認めない。思考内容は悲観的であったが、自殺念慮の存在は否定した。ハミルトンうつ病評価尺度17項目で22点であった。これまで、躁、うつのエピソードはない。

1) この症例の臨床病型として適切なのはどれか、1つ選べ。
a. 激越
b. 重症
c. 制止
d. 非定型
e. 精神病性

解答　c

2) この症例の初期鑑別診断に必要性の低い検査はどれか、2つ選べ。
a. 脳波
b. 頭部MRI
c. 甲状腺機能検査
d. 内田・クレペリン検査
e. MMSE（Mini-Mental State Examination）

解答　a・d

解説 1)

この症例は、不安、不眠、食思不振、抑うつ気分、倦怠感、悲観的思考、自殺念慮を認め、何をするのもおっくうで、身の回りのことはかろうじてできている状態である（身の回り以外のことはできていない）。その一方で、焦燥感は認めず、現実検討力も保たれ、精神病性の特徴も認めない。ハミルトンうつ病評価尺度17項目は22点で中等症のレベルにある。

× a. 焦燥感は認めない。
× b. 軽症は、軽度の機能障害または多大で非常な努力をすれば正常に機能できることによって特徴づけられる。重症は精神病性の特徴を伴わないもののエピソードは基準にあげた症状のほとんどが存在し、明瞭で他者にも観察可能な能力低下（例：仕事または子供の世話ができないこと）によって特徴づけられる。ハミルトンうつ病評価尺度からは中等症と評価されるが、機能障害レベルから中等症と判断することもできる。
○ c. 倦怠感が強く、行動をするのがおっくうで抑制が主体である。
× d. 非定型の基本的特徴は気分の反応性であり、以下の特徴のうち、少なくとも2つが存在する。①食欲の増加または体重増加、②過眠、③鉛様麻痺、④長期間にわたる対人関係の拒絶に敏感であるという特徴。
× e. 現在のエピソードの期間中の妄想または幻覚（典型的には聴覚性）の存在を示す。一般的には、妄想または幻覚の内容は抑うつ性の主題と一致している。そのような気分に一致した精神病性の特徴には、罪業妄想、処罰を受けるべきだという妄想、虚無妄想、心気妄想、または貧困妄想などが含まれる。幻覚が存在する場合、通常は一過性であり細かいところまででき上がったものではなく、欠点や罪に関してその人を叱責する声を含む場合がある。

参考文献　高橋三郎他訳：DSM-IV-TR精神疾患の診断・統計マニュアル新訂版．医学書院，p395-398, 404-406, 2003

解説 2)

従来から精神医学においては、外因、内因、心因の順序で鑑別診断を進めるべきとされてきた。DSM-IV-TRなどの診断分類においても、気分障害の症状が同定された場合に、気分障害の鑑別診断のためのディメンジョナルツリーにおいて、まずは「一般身体疾患による気分障害」と「物質誘発性気分障害」の外因の鑑別が求められている。この症例は、夫の脳梗塞および介護を誘因として発症したうつ病と考えられるが、今回が初発エピソードで高齢発症であることから、治療の初期には外因（器質因など）の除外を慎重に行う必要がある。

× a. 初診時は、現実検討力は保たれており、意識障害を積極的に示唆する所見はないことより、初期鑑別診断に際して必須とは考えられない。
○ b. 高齢発症のうつ病であり、頭部MRIなど脳画像検査により器質因を確認する必要がある。
○ c. 甲状腺機能低下症も、中高年女性に好発すること、うつの抑制症状に類似した症状を呈することから、外因として除外が必要である。
× d. 投影法を用いた心理検査は初期の鑑別には必要ない。
○ e. 年齢を考えると認知症の初期徴候として抑うつ症状を呈している可能性もあり、認知症のスクリーニング検査は必要であろう。また、本検査により、その時点での認知機能について大まかな評価することができる。

参考文献　上島国利他編：気分障害．医学書院，p56-77, 2008

第2回試験 問題 105

22歳の男性。抑うつ気分、不安、倦怠感、自信喪失を主訴として来院した。うつ病と診断し、パロキセチンを10mgより開始した。1週後いくらか気分が良くなったと語ったため、20mgに増量した。その翌週より不眠となり、息苦しくなる、いらいらして仕方がないと興奮した。自身の状態に違和感を感じながらも、興奮を鎮めるためにとリストカットを行い、破壊衝動も高まった。

1) この病態はどう考えるのが最も妥当か、1つ選べ。
a. 目覚め現象
b. うつ病の悪化
c. 躁うつ混合状態
d. 中止後離脱症候群
e. アクティベーション・シンドローム

解答 e

2) この症例について誤った対応はどれか、1つ選べ。
a. 入院の適応と考え、手配をする。
b. パロキセチンをすぐに増量する。
c. 第二世代抗精神病薬を追加投与する。
d. ベンゾジアゼピン系薬物を追加投与する。
e. 一時的なものであることを説明し、安心させる。

解答 b

解説 1)

この症例ではパロキセチン増量により、不眠、息苦しさ、強いいらいら感、興奮から示唆されるアクティベーション・シンドロームが誘発されている。

× a. 目覚め現象とは統合失調症における急性期の精神症状の改善によって、正しい状況認識が可能になること。その結果、かえって不安や抑うつ、ときには自殺企図を含むさまざまな問題行動などを生じる。この症例はうつ病であるため、異なる。

× b. うつ病は基本的に自責的になり、自身の状態に違和感を感じるよりも、自我親和的となる。

× c. 不安や焦燥、不機嫌、易刺激性など抑うつ成分が混入する躁状態。この症例ではうつは軽快している。

× d. 中止後離脱症候群とは、抗うつ薬、とくに選択的セロトニン再取り込み阻害薬（SSRI）やセロトニン・ノルアドレナリン再取り込み阻害薬（SNRI）を減量、中止した際に生じる有害現象。症状は、めまいや歩行障害（神経症状）、嘔気・嘔吐や倦怠感（身体症状）、不眠（精神症状）が多い。

○ e. アクティベーション・シンドロームとは、抗うつ薬の服用開始時あるいは増量後に見られる中枢刺激症状を指す。不安・焦燥・パニック発作・不眠・易刺激性・敵意・攻撃性・衝動性などの症状が該当する。自我違和性であることが多い。

参考文献
樋口輝彦他監：臨床精神薬理ハンドブック 第2版. 医学書院, p190, 2009
a. 加藤 敏他編：現代精神医学事典. 弘文堂, p5, 2012
c. 同書, p651
d. 同書, p709
e. 同書, p9-10

解説 2)

○ a. 自傷他害に至ることが多いため、入院を検討することが望ましい。
× b. 抗うつ薬を増量することで一層症状が悪化する危険性があるため、むしろ投与の中止を検討する。
○ c. 鎮静をかけることが望ましく、このため第二世代抗精神薬の追加投与はよいとされる。
○ d. ベンゾジアゼピンを投与すると軽快するとの報告がある。
○ e. この状態は長くは続かない。何よりも患者を安心させることが大切となる。

参考文献
a. b. 樋口輝彦他監：臨床精神薬理ハンドブック 第2版. 医学書院, p190, 2009
c. d. e. Sinclair LI, et al.: Antidepressant-induced jitteriness/anxiety syndrome: systematic review. The British Journal of Psychiatry, 194 (6) : 483-490, 2009

第2回試験 問題106

25歳の女性。4年制大学卒業後、金融機関に就職した。そこでは厳しい上司からしばしば叱責され、残業が多く、極めて多忙であった。食生活も不規則になり、50kg（身長160cm）あった体重が約3か月で45kgまで減少した。半年後には、帰宅してお菓子などを大量に過食するようになり、体重が一時55kgまで増加した。その頃から、肥満を心配して日中はダイエットを心がけたが、夜間の過食は止められず、指を口に入れて嘔吐するようになった。徐々に何かを食べれば、すぐ吐くようになって体重は37kgまで減少、仕事も休みがちとなった。両親に付き添われ受診した。

1) この症例にみられないのはどれか、2つ選べ。
a. 月経不順
b. 唾液腺腫脹
c. 電解質異常
d. 高プロラクチン血症
e. body mass index が 17.5以上

解答　d・e

2) この症例の治療で適切なのはどれか、1つ選べ。
a. 心理教育
b. 制吐剤の投与
c. 段階的曝露法
d. 中心静脈栄養
e. 抗精神病薬の投与

解答　a

解説1)

この症例では、低体重や肥満恐怖、むちゃ食い、自己誘発性嘔吐による排出行動などが認められ、神経性無食欲症（神経性食思不振症）のむちゃ食い・排出型に該当するものと考えられる。厳密に言えば、身体像の障害や自己評価に対する体重や体型の過剰な影響、あるいは現在の低体重の重大さの否認、無月経などの情報が診断上必要であるが、両親に付き添われて受診に至っている点などは、体力や気力の低下に加え、患者自身の現状に関する問題意識の乏しさを反映している可能性がある。このタイプの摂食障害患者では、唾液腺や耳下腺の腫脹、歯のエナメル質の喪失やう歯が生じていたり、脱水や低カリウム血症による腎機能障害、重症の低血圧や不整脈、あるいは徐脈、骨粗鬆症などの重大な身体疾患をきたしたりすることがある。また様々な身体的検査所見における異常を認めるが、白血球減少や貧血、高コレステロール血症が高率であり、さらに誘発性嘔吐を有すれば、代謝性アルカローシス、低クロル血症、低カリウム血症なども見られやすい。

一方、多くの摂食障害患者では強い痩せ願望ため、痩せている状態に関する病識は乏しく、危機的身体状態にあっても、治療の必要性に関する認識が十分とはいえない場合が少なくない。このため治療への導入にあたっては、心理教育による問題意識や動機づけの強化が不可欠である。現在のところ、十分な効果が検証されている薬物療法は存在せず、認知行動療法や支持的精神療法、対人関係療法などを中心とした精神療法的アプローチが主体となる。

○ a. この患者の病像は、DSM-IV-TRでは、神経性無食欲症のむちゃ食い・排出型に該当する。ストレスが大きいことに加え、体重の変動が著しく、また現在の低体重を考えれば、生理不順、あるいは無月経の可能性が高い。
○ b. 自己誘発性嘔吐を繰り返すタイプでは、唾液腺の腫脹や、唾液腺由来のアミラーゼの上昇、歯のエナメル質の浸食やう歯を認めることが多い。
○ c. 嘔吐を繰り返せば、胃液の排出により低カリウム血症、低クロル性アルカローシスなどの電解質異常を伴う。
× d. 体重減少により、LH、FSHなど女性ホルモンの低値は見られるが、プロラクチン値の変化は見られない。
× e. 本疾患のBMIは37/1.6×1.6＝14.45である。

参考文献
a. 井上令一他訳：カプラン臨床精神医学テキスト 第2版．メディカル・サイエンス・インターナショナル, p800, 2004
　高橋三郎他訳：DSM-IV-TR 精神疾患の診断・統計マニュアル新訂版．医学書院, p565, 2003
b. c. d. 井上令一他訳：カプラン臨床精神医学テキスト 第2版．メディカル・サイエンス・インターナショナル, p801, 2004
e. 融 道男他監訳：ICD-10 精神および行動の障害 臨床記述と診断ガイドライン．医学書院, p186, 1993

解説2)

○ a. 治療の最初の段階として、患者が病気として認識できること、それを治療の中で解決できるという信頼関係の構築が重要である。この際、患者や家族に対し、病状や経過、治療に関する心理教育を行う。
× b. 過食による体重増加を恐れ、その代償行動としての自己誘発性嘔吐であり、通常制吐剤は無効である。
× c. 段階的曝露は、不安障害の治療で用いられることが多く、一般的には摂食障害患者に対しては異なるCBTの技法が適用される。
× d. 極端な低栄養や衰弱などにより、身体の危機的状態の際には検討される。
× e. 抑うつや焦燥が強く、自己破壊的な行為を伴えば、用いられることがあるが、この症例では必要はない。

参考文献
a. 樋口輝彦他編：今日の精神疾患治療指針．医学書院, p272, 279, 2012
b. 同書, p272
c. e. 同書, p275
d. 同書, p271

第3回試験 問題005　うつ状態を誘発する危険性が高い薬剤はどれか、2つ選べ。

a. 経口避妊薬
b. カルシウム拮抗薬
c. 副腎皮質ホルモン剤
d. スタチン系抗コレステロール薬
e. 非ステロイド性消炎鎮痛剤（NSAIDs）

解答　a・c

解説

うつ状態を惹起しやすい薬剤のうち、特に重要なものとしては、インターフェロン、副腎皮質ホルモン、経口避妊薬（黄体ホルモン）、レセルピン、βブロッカーなどが挙げられる。このうち、降圧薬であるレセルピン、αメチルドパ、ヒドララジン、βブロッカー、αブロッカーによるうつ状態は、うつ病発症におけるモノアミンの関与を示唆している。なかでも脳内モノアミン枯渇作用を示すレセルピンは、重篤なうつ状態を誘発することで知られ、モノアミン酸化酵素阻害薬やモノアミン再取り込み阻害作用を有する三環系抗うつ薬の臨床効果とともに、うつ病のモノアミン（欠乏）仮説を支持する有力な所見である。

○ a. 該当する。
× b. 該当しない。なお降圧薬では、レセルピン、αメチルドーパ、βブロッカーなどがうつ状態を誘発しうる。
○ c. うつ状態だけではなく、躁状態や幻覚妄想状態を誘発することもある。
× d. 該当しない。
× e. 該当しない。

参考文献　大熊輝雄：現代臨床精神医学 改訂第12版. 金原出版, p268-269, 2013

第3回試験 問題006　若年者と比べて高齢者のうつ病の特徴として誤っているのはどれか、1つ選べ。

a. 精神病症状が多い。
b. 自殺のリスクが低い。
c. 抗うつ薬が効きにくい。
d. 認知症との鑑別を要する。
e. 身体症状へのこだわりが強い。

解答　b

解説

○ a. 高齢者のうつ病では心気妄想、罪業妄想など精神病症状がより多く見られる。
× b. 自殺者全体の中で高齢者の割合は高く、すなわちリスクはより高い。
○ c. 高齢者においては抗うつ薬とプラセボ間における効果の差が小さいことが知られ、さらに身体疾患の併存や心理社会的要因も影響するため、抗うつ薬では治りにくい。
○ d. 高齢者のうつ病で思考制止が認められる場合、仮性認知症の病態となることがあり、認知症との鑑別を要する。
○ e. 高齢者のうつ病では身体症状へのこだわりが強く、ときに心気妄想に進むことがあり、さらには不死妄想、否定妄想といったCotard症候群へと発展することもある。

参考文献
a. 三村　將編：老年期うつ病ハンドブック. 診断と治療社, p45-46, 2009
b. 同書, p202
c. 同書, p135
d. 同書, p102
e. 同書, p46

第3回試験 問題014

Epstein奇形を生じやすいのはどれか、1つ選べ。

a. バルプロ酸
b. イミプラミン
c. 炭酸リチウム
d. ハロペリドール
e. カルバマゼピン

解答　c

解説

× a. 妊娠初期の3ヵ月間にバルプロ酸を使用した女性のおよそ1～2％で胎児に神経管欠損（二分脊椎など）が起こる。バルプロ酸による神経管欠損の危険性は、少なくとも妊娠3ヵ月前から出産まで継続して毎日葉酸（1～4mg/日）を補給することにより減らすことができる。

× b. 三環系抗うつ薬は乳汁に移行するため、哺乳中の乳児に有害作用を生じる可能性が指摘されている。

○ c. 出産の障害の危険性があるため、第1三半期の妊婦にはリチウムを投与すべきではない。最も一般的奇形は心血管系に対するもので、三尖弁のEpstein奇形が最も多い。リチウムに曝露された胎児におけるEpstein奇形の危険率は1/1000で、一般集団の危険率の20倍である。胎児の心奇形の可能性は、胎児の心臓超音波検査で評価可能である。

× d. 胎児の先天性奇形と妊娠中の定型抗精神病薬の相関を示す資料は、クロルプロマジンを除いて、あまりない。

× e. 妊娠中の母親のカルバマゼピン服用が乳児の頭蓋や顔の小奇形や二分脊椎と関連する可能性を示唆する証拠もある。

参考文献
a. 井上令一他監訳：カプラン臨床精神医学テキスト 第2版. メディカル・サイエンス・インターナショナル, p1219, 2004
b. 同書, p1214
c. 同書, p1152
d. 同書, p1141
e. 同書, p1116

第3回試験 問題015

炭酸リチウムの血中濃度を上昇させる可能性のある薬剤はどれか、1つ選べ。

a. 甲状腺ホルモン剤
b. 副腎皮質ホルモン剤
c. 抗潰瘍薬（H2遮断薬）
d. 降圧薬（カルシウム拮抗薬）
e. 非ステロイド性消炎鎮痛剤（NSAIDs）

解答　e

解説

炭酸リチウムは肝で代謝されず腎にて排泄される薬剤であり、腎のクリアランスを低下させる薬剤との併用によって血中濃度が上昇する可能性があり、注意を要する。

× a～c は腎のクリアランスには影響を及ぼさないため炭酸リチウムの血中濃度は上昇させず、問題ない。

× d. 同じ降圧薬でもACE阻害薬は腎におけるナトリウムの再吸収を増加させるため問題となるが、カルシウム拮抗薬は腎への影響が少ないため、血中濃度を上昇させることはない。

○ e. NSAIDsは、プロスタグランジンを阻害し、腎血流を減少させ、ナトリウムの再吸収を増加させるなど腎のクリアランスを低下させることによって炭酸リチウムの血中濃度を上昇させ、ときにリチウム中毒につながりうるため、併用の注意を要する。

他にもサイアザイド系利尿薬も腎のクリアランスを減少させるため、併用に注意を要する。

参考文献
内田裕之他監訳：モーズレイ処方ガイドライン 第10版. アルタ出版, p151-155, 2011

第3回試験 問題022

双極性感情障害について正しいのはどれか、1つ選べ。

a. 双極Ｉ型障害は性差が目立たない。
b. 幻覚妄想を呈することはまれである。
c. 10歳代で発症することはまれである。
d. うつ病相に抗うつ薬は第一選択である。
e. うつ病エピソードで初発した中で、後に躁病エピソードを呈するのは5％以下である。

解答　a

解説

○ a. 双極Ｉ型障害は男性と女性とに等しくみられ、女性が男性の2倍の有病率である大うつ病性障害と対照的である。

× b. うつ病相では妄想や幻覚が出現することがあり、抑うつ気分と合致する場合と合致しない場合がある。躁病相では75％に妄想が認められる。

× c. 一般的に、双極Ｉ型障害の発症は大うつ病性障害よりも早い。双極Ｉ型障害の発症年齢は小児期から50歳、稀にはそれ以上の年齢にまで及び、平均30歳である。大うつ病性障害の平均発症年齢はおおよそ40歳であり、すべての患者の50％は20〜50歳の間に発症している。

× d. 双極性うつ病では、躁転やラピッドサイクリングの可能性があるため、抗うつ薬の使用は慎重にすべきである。また、双極性うつに対して、通常の抗うつ薬治療は反応性が乏しいことも指摘されている。

× e. うつ病エピソードで発症した患者の約5〜10％は、初回のうつ病相の6〜10年後に躁病相を呈する。この転換期の平均年齢は32歳で、それはしばしば2〜4回目のうつ病相の後に起こる。

参考文献
a. 井上令一他監訳：カプラン臨床精神医学テキスト 第2版．メディカル・サイエンス・インターナショナル，p583-584，2004
b. 同書，p602-604
c. 同書，p584
d. Sadock BJ, et al. ed.：Kaplan & Sadock's Synopsis of Psychiatry: Behavioral Science/ Clinical Psychiatry 10th edition. Lippincott Williams & Wilkins, p560-561, 2007
e. 井上令一他監訳：カプラン臨床精神医学テキスト 第2版．メディカル・サイエンス・インターナショナル，p607，2004

第3回試験 問題023

選択的セロトニン再取り込み阻害薬（SSRI）に反応しない非精神病性大うつ病に対する治療選択として適切な治療はどれか、1つ選べ。

a. リチウムへの変更
b. ロラゼパムの追加
c. バルプロ酸への変更
d. オランザピンの追加
e. ミルタザピンへの変更

解答　e

解説

第一選択薬による治療に成功しない場合の薬物療法上の対応としては、①抗うつ薬の増量、②抗うつ薬の変更が推奨されている。作用の異なる変更としては、SSRIからSNRI、SSRIからミルタザピン、SSRIから三環系・四環系抗うつ薬への変更の有効性が報告されている。

× a. リチウムの追加はいくつかの二重盲検比較試験により偽薬追加よりも有効であることが報告されているが、リチウムへの変更が有効であるという報告はまだない。

× b. 一般にベンゾジアゼピンの抗うつ薬との併用は治療初期には有効であるといわれているが、増強治療として有効であるという報告はまだない。

× c. バルプロ酸が非精神病性大うつ病に有効であるという証拠はないし、SSRI非反応者に有効であるという報告もまだない。

× d. SSRIの中でも日本で発売されていないフルオキセチンに非反応者にオランザピン追加が有効であるという臨床試験は報告され、両者の合剤がアメリカでは治療抵抗性うつ病に適応が認められている。しかし、フルオキセチン以外のSSRIとオランザピンの併用が有効であるという報告はまだない。

○ e. STAR*DではLevel 3でSSRIなどの抗うつ薬で十分に改善しないうつ病で、ミルタザピンに変更することにより寛解が得られると報告されており、第一選択の抗うつ薬が無効な場合に作用機序の異なる抗うつ薬に変更することは合理的な薬物選択である。

参考文献
日本うつ病学会治療ガイドライン Ⅱ．大うつ病性障害 2012 Ver.1 (http://www.secretariat.ne.jp/jsmd/mood_disorder/img/120726.pdf)
塩江邦彦他：大うつ病性障害の治療アルゴリズム．気分障害の薬物治療アルゴリズム．じほう，p19-46，2003

気分（感情）障害

第3回試験 問題024

うつ病再発の危険因子として適切でないのはどれか、1つ選べ。

a. 外向性性格
b. 不安障害の併存
c. 残遺症状の存在
d. 感情障害の家族歴
e. 服薬アドヒアランス不良

解答　a

解説

× a. 特に性格面で再発の危険因子とされているものはなく、否定的な認知スタイルが挙げられている程度である。
○ b. 不安障害他、精神疾患の併存があると再発しやすい。
○ c. うつ症状をほとんど残さず寛解させないと、再発しやすい。
○ d. 感情障害の家族歴があると再発しやすい。
○ e. 寛解後も最低1年間は薬物療法を継続することの必要性が示唆されており、服薬アドヒアランス不良も再発を引き起こしやすくする。

参考文献 上島国利他編：気分障害. 医学書院, p103, 2008

第3回試験 問題033

大うつ病性障害（DSM-IV-TR）のメランコリー型の特徴でない症状はどれか、1つ選べ。

a. 早朝覚醒
b. 朝に悪化する抑うつ
c. 死についての反復的な思考
d. 過度または不適切な罪責感
e. 著しい精神運動制止または焦燥

解答　c

解説

「大うつ病性障害、メランコリー型の特徴を伴うもの」の基本的特徴は、すべての、またはほとんどすべての活動における興味や喜びの喪失、または通常は快適な刺激であるものに対する反応性の消失である。その人の抑うつ気分は何かよいことがあっても、一時的にさえ改善しない。喜びを感じる能力はほとんど完全に消失しており、単なる減少ではない。気分の反応性の欠如を判断する基準としては、非常に待ち望んでいた出来事に対してさえも抑うつ気分は全く晴れず、または部分的にしか晴れない（例：正常20～40％くらいまでで、数分しか続かない）ということである。さらに、次の6つの症状のうち、少なくとも3つが存在する。①はっきり他と区別できる性質の抑うつ気分、②決まって午前中に悪化する抑うつ、③早朝覚醒、④精神運動制止または焦燥、⑤明らかな食欲不振または体重減少、⑥過剰または不適切な罪責感。
メランコリー型の特徴を伴う人たちは、プラセボに反応する可能性がより低いことから、積極的な抗うつ薬治療の必要性がより大きくなる。メランコリー型の特徴は、デキサメサゾン非抑制、コルチゾール濃度の上昇、睡眠脳波プロフィールの変化などのバイオロジカルマーカーと関連することがより多い。

○ a. 解説参照。
○ b. 解説参照。
× c. 死についての反復的な思考は、大うつ病エピソードの診断基準（DSM-IV-TR）には含まれるが、必ずしもメランコリー型の特徴（DSM-IV-TR）には含まれていない。思考面に関する特徴としては、過度または不適切な罪責感が含まれている。
○ d. cの解説参照。
○ e. 精神運動性の変化はほとんどいつも存在し、他者によって観察可能である。

参考文献 高橋三郎他訳：DSM-IV-TR精神疾患の診断・統計マニュアル新訂版. 医学書院, p402-404, 2003

第3回試験 問題042

初回のうつ病エピソードで双極性感情障害を疑う所見として**誤っている**のはどれか、1つ選べ。

a. 高齢発症である。
b. 過眠、過食がみられる。
c. うつ状態が遷延している。
d. 感情障害の家族歴がある。
e. 精力性の高い病前性格である。

解答　a

解説

✗ a. 一般的に、双極Ⅰ型障害の発症は大うつ病性障害よりも早い。双極Ⅱ型障害は、さらに双極Ⅰ型障害よりも発症が早いことが示されている。
○ b. 後に双極Ⅰ型障害と診断される患者におけるうつ病は、しばしば過眠、精神運動制止、精神病症状、産後の発症、双極Ⅰ型障害の家族歴、抗うつ薬により誘発された軽躁病の既往などの特徴がある。
○ c. 双極性うつに対して、通常の抗うつ薬治療は反応性が乏しいことが指摘されている。
○ d. b.の解説参照。
○ e. 弱力性優位のメランコリー親和性性格に精力性の混在する度合いが高くなるほど、病相にも双極性成分が混入しやすくなり、現在は単極性うつ病であっても、将来、(軽)躁病エピソードや非定型病像を呈しやすくなる。

参考文献

a. 井上令一他監訳：カプラン臨床精神医学テキスト 第2版. メディカル・サイエンス・インターナショナル, p584, 602, 2004
b. 同書, p607
c. Sadock BJ, et al. ed.: Kaplan & Sadock's Synopsis of Psychiatry: Behavioral Science/ Clinical Psychiatry 10th edition. Lippincott Williams & Wilkins, p561, 2007
d. 井上令一他監訳：カプラン臨床精神医学テキスト 第2版. メディカル・サイエンス・インターナショナル, p607, 2004
e. 大森哲郎編：専門医のための精神科臨床リュミエール6. 双極性障害. 中山書店, p58, 2008

第3回試験 問題043

軽躁病エピソードの診断（DSM-IV-TR）を満たすのに必要な症状持続期間はどれか、1つ選べ。

a. 1日
b. 2日
c. 4日
d. 1週間
e. 2週間

解答　c

解説

軽躁病エピソードは、少なくとも4日間続く、異常かつ持続的に高揚し、開放的、あるいはいらだたしい気分があり、その前後とはっきりと異なった期間と定義される。この異常な気分の期間には、さらに、以下に挙げた7つのうち少なくとも3つの症状を伴わなければならない。①自尊心の肥大または誇大（妄想的ではない）、②睡眠欲求の減少、③会話心迫、④観念奔逸、⑤注意散漫、⑥目標指向性の活動の増加または精神運動性焦燥、⑦まずい結果になる可能性が高い快楽的活動に熱中すること。軽躁病エピソードの期間中、その気分はその人の普段の抑うつのない気分とはっきりと区別され、普段にはみられないような、はっきりとした機能の変化がなければならない。気分あるいは機能の変化は、他の人たちにも観察できるものでなければならない。軽躁病エピソードは、社会的あるいは職業的に著しい機能障害を起こすほど、あるいは入院治療を必要とするほど重篤でなく、精神病性の特徴はない。

✗ a. 1～3日間の軽躁病症状を示す症例も報告されている。
✗ b. 軽躁病エピソードは、2日間では閾値上となる可能性が高く、7日間では決定的となるという調査結果から、両者の平均として4日間が算出された。
○ c. 軽躁病エピソードは、少なくとも4日間は続く、異常かつ持続的に高揚し、開放的あるいはいらだたしい気分があり、その前後とはっきり異なった期間と定義される。
✗ d. 躁病エピソードは、少なくとも1週間は続く、異常かつ持続的に高揚し、開放的、あるいはいらだたしい気分があり、その前後とはっきり異なった期間と定義される。入院治療が必要な場合にはいかなる期間でもよい。
✗ e. 大うつ病エピソードは、少なくとも2週間の間、ほぼ1日中、ほとんど毎日抑うつ症状が続くことと定義される。

参考文献　高橋三郎他訳：DSM-IV-TR精神疾患の診断・統計マニュアル新訂版. 医学書院, p354-357, 2003

第3回試験 問題052

胎児に二分脊椎が生じやすい薬剤はどれか、1つ選べ。

a. リチウム
b. ロラゼパム
c. バルプロ酸
d. イミプラミン
e. クロルプロマジン

解答 c

解説

妊婦がバルプロ酸やカルバマゼピン服用時に高頻度にみられる大奇形として、二分脊椎（神経管閉鎖不全）が知られている。その出現率は、一般集団で0.06％に対し、バルプロ酸で1～2％、カルバマゼピンで0.5～1％である。これらは葉酸の代謝過程を阻害することから生じるとされる。

× a. b. d. e. 添付文書の妊婦への投与に関する注意に胎児の二分脊椎についての言及はない。
○ c. バルプロ酸の添付文書には、「妊婦又は妊娠している可能性のある婦人には、治療上の有益性が危険性を上回ると判断される場合にのみ投与すること。［二分脊椎児を出産した母親の中に、本剤の成分を妊娠初期に投与された例が対照群より多いとの疫学的調査報告があり、…］」と記載されている。

参考文献

リチウム、ロラゼパム、バルプロ酸、イミプラミン、クロルプロマジンの添付文書

a. 井上令一他監訳：カプラン臨床精神医学テキスト 第2版．メディカル・サイエンス・インターナショナル，p1152, 2004
b. 伊藤真也他編：薬物療法コンサルテーション 妊娠と授乳．南山堂，p434, 2014
c. 井上令一他監訳：カプラン臨床精神医学テキスト 第2版．メディカル・サイエンス・インターナショナル，p1219, 2004
d. 伊藤真也他編：薬物療法コンサルテーション 妊娠と授乳．南山堂，p406, 2014
e. 井上令一他監訳：カプラン臨床精神医学テキスト 第2版．メディカル・サイエンス・インターナショナル，p1141, 2004

第3回試験 問題053

一般身体疾患に伴ううつ病の診断に重要な症状はどれか、2つ選べ。

a. 不眠
b. 倦怠感
c. 食欲低下
d. 無価値感
e. 抑うつ気分

解答 d・e

解説

DSM-IV-TRによれば、大うつ病エピソードは、抑うつ気分あるいは興味や喜びの喪失を含み9項目中少なくとも5項目を満たすこととしている。多くの身体疾患が食欲低下、倦怠感、睡眠障害などの症状を引き起こすため、身体疾患患者がうつ症状を示す場合、これらの症状が身体疾患自体によるものなのか、気分障害によるものかを区別することは難しい。すなわち、DSM-IV-TRの9項目のうち、不眠、食欲不振、倦怠感、意欲低下、集中困難などの4項目は、身体疾患が存在する場合、気分障害によるものと断定することは困難である。したがって、DSM-IV-TRを用いて、身体疾患を有するうつ状態の患者を診断する際には、抑うつ気分と興味の減退の2項目を厳密に評価するとともに、無価値感や罪責感、自殺念慮、精神運動抑制などの身体疾患に影響を受けにくい項目に注目するといった配慮が必要であろう。

× a. 解説参照。
× b. 解説参照。
× c. 解説参照。
○ d. 解説参照。
○ e. 解説参照。

参考文献

高橋三郎他訳：DSM-IV-TR精神疾患の診断・統計マニュアル新訂版．医学書院，p402-404, 2003
上島国利他編：気分障害．医学書院，p493-495, 2008

第3回試験 問題063

パロキセチンとの併用で血中濃度が上昇する可能性のある薬剤はどれか、1つ選べ。

a. リチウム
b. ロラゼパム
c. トリアゾラム
d. リスペリドン
e. ミルナシプラン

解答 d

解説

パロキセチンは、主として肝代謝酵素CYP2D6で代謝され、またCYP2D6の阻害作用をもつ。したがって、パロキセチンとの併用では、CYP2D6によって代謝される薬剤の血中濃度を上昇させる可能性がある。

× a. リチウムは吸収後無機イオンとなるため代謝されず、大部分が尿から排泄される。
× b. ロラゼパムは大部分が直接グルクロン酸抱合され、尿中に排泄される。
× c. トリアゾラムは、主として肝代謝酵素CYP3A4で代謝される。
○ d. リスペリドンは、主として肝代謝酵素CYP2D6で代謝される。パロキセチンとリスペリドンの併用によって、リスペリドンおよび活性代謝物の血中濃度が約1.4倍増加することが報告されている。
× e. ミルナシプランは主にグルクロン酸抱合され、一部は脱エチル化されるが、それには肝代謝酵素CYP3A4が関与する。

参考文献　各薬剤の添付文書ならびにインタビューフォーム

第3回試験 問題064

季節性感情障害（冬期うつ病）について誤っているのはどれか、2つ選べ。

a. 過眠を呈する。
b. 光照射療法が有効である。
c. うつ症状が朝方に増悪する。
d. 低緯度地方で有病率が高い。
e. 炭水化物や甘い物を欲する傾向が強まる。

解答 c・d

解説

季節性感情障害は、多くの場合、そのエピソードは秋または冬に始まり、春に寛解する。このエピソードは、直近の2年間に2回起こっていなければならず、この期間はいかなる非季節型エピソードもあってはならない。加えて、その人の生涯を通して、季節型抑うつエピソードが非季節型抑うつエピソードよりも十分に数が多くなければならない。季節型として発症した大うつ病エピソードは、しばしば顕著な無気力、過眠、過食、体重増加、炭水化物渇望により特徴づけられる。冬期季節型の有病率は、緯度、年齢、性別により違いがみられる。有病率は高緯度地方で増加する。年齢もまた季節型を強く予測する因子であり、若年者では冬季抑うつエピソードの危険が高くなる。女性は季節型をもつ者の60〜90％を占める。季節性感情障害は、明瞭な発症周期性、高照度光への反応性、過眠・過食などの症状特徴から、比較的均一で特異的な病態生理を有する気分障害として理解され、セロトニン神経機能異常と生物時計の調節異常との関連が示唆されている。

○ a. 解説参照。
○ b. 一般的には、早朝に1〜2時間程度、2,500〜10,000ルクスの高照度光照射を行うことが多い。
× c. 必ずしも朝方増悪するわけではない。決まって午前中に悪化する抑うつはメランコリー型の特徴である。
× d. 解説参照。
○ e. 解説参照。

参考文献
高橋三郎他訳：DSM-IV-TR精神疾患の診断・統計マニュアル新訂版. 医学書院, p402-404, 2003
上島国利他編：気分障害. 医学書院, p466-480, 2008

第3回試験 問題092

副作用との組み合わせのうち、発現する可能性の少ないのはどれか、1つ選べ。

a. バルプロ酸 ― 脱毛
b. ラモトリギン ― 皮疹
c. オランザピン ― 体重増加
d. 炭酸リチウム ― 甲状腺機能低下
e. カルバマゼピン ― 高アンモニア血症

解答　e

解説

○ a. バルプロ酸では、ときに女性においてアンドロゲン値を上昇させるため、頭髪が脱毛することがある。他にもリチウムでも脱毛が起こることが知られている。

○ b. ラモトリギンでは投与早期に皮疹が見られ、ときにスティーブンスジョンソン症候群（SJS）や中毒性表皮壊死症（TEN）に至ることがあるため、急激な血中濃度上昇を避けるよう慎重に滴定する。

○ c. オランザピンはヒスタミンH1受容体やセロトニン5-HT2受容体遮断により食欲増進をきたし、体重も増加する。

○ d. リチウムは服用後甲状腺に集積する。その結果、甲状腺ホルモン分泌を低下させ、さらにはヨードの取り込みを阻害するなど甲状腺機能を低下させることから、定期的なホルモン値の採血チェックが必要となる。

× e. カルバマゼピンで問題となるのは皮疹と白血球減少、そして小脳失調であり、高アンモニア血症はきたさない。これはバルプロ酸で起こりうる。

参考文献

a. 浦部晶夫他編：今日の治療薬 解説と便覧2011. 南江堂, p873, 2011
　Isojärvi JI, et al. : Polycystic ovaries and hyperandrogenism in women taking valproate for epilepsy. N Engl J Med, 329 (19) : 1383-1388, 1993
　兼子　直他監訳：精神神経薬理学大事典. 西村書店, p493-494, 2009

b. 浦部晶夫他編：今日の治療薬 解説と便覧2011. 南江堂, p873, 2011
　兼子　直他監訳：精神神経薬理学大事典. 西村書店, p532, 2009

c. 浦部晶夫他編：今日の治療薬 解説と便覧2011. 南江堂, p817, 2011
　兼子　直他監訳：精神神経薬理学大事典. 西村書店, p480-482, 2009

d. 浦部晶夫他編：今日の治療薬 解説と便覧2011. 南江堂, p825, 2011
　McKnight RF, et al. : Lithium toxicity profile : a systematic review and meta-analysis. Lancet, 379 (9817) : 721-728, 2012
　兼子　直他監訳：精神神経薬理学大事典. 西村書店, p406-407, 2009

e. 浦部晶夫他編：今日の治療薬 解説と便覧2011. 南江堂, p873, 2011
　兼子　直他監訳：精神神経薬理学大事典. 西村書店, p493-494, 506-509, 2009

第3回試験 問題 104

25歳の女性。1か月前より不安・うつ状態となり、他院外来で抗うつ薬治療（パロキセチン）を受けていたが改善しないため、1週間前にパロキセチンを増量された。しかし、いらいらが強く、情動不安定となったため初診した。来院時はパロキセチン20mg/日を服用していた。20歳のときにうつ病となりミルナシプランで改善したことがある。これまで躁状態になったことはない。

1）この症例について初診時に確認すべき項目はどれか、2つ選べ。
a. 脳波
b. 頭部MRI
c. 甲状腺機能検査
d. 精神疾患の家族歴
e. 血中副腎皮質ホルモン濃度

解答　c・d

2）この症例について適切な対応はどれか、1つ選べ。
a. 電気けいれん療法
b. パロキセチンの中止
c. 炭酸リチウムの追加
d. 抗精神病薬への変更
e. イミプラミンへの変更

解答　b

解説1）

この症例ではパロキセチン服用後からいらいらが強く、情動不安定となっていることから、パロキセチンによるいわゆるactivationを起こしている可能性がまず考えられる。このようなactivationの背景としてはパーソナリティ障害、双極性障害などが指摘されている。この症例では20歳発症の反復性うつ病であることから、双極性障害も疑われ、その鑑別を行うことが大切である。

× a. 双極性障害に特異的な脳波所見は知られていない。
× b. 双極性障害に特異的な頭部MRI所見は知られていない。
○ c. 甲状腺機能については、うつ病患者でT4値が上昇しているという報告と低下しているという報告があり、T3値についても結果は一致していない。ただし、難治性うつ病では、正常範囲内の軽微な甲状腺機能低下があるという報告が多い。また、双極性障害の急速交代型（ラピッドサイクラー）については甲状腺機能低下が示唆されている。
○ d. 上述の通り、双極性障害の家族歴は、potential bipolarの予測因子として重要である。
× e. うつ病患者の血中コルチゾール値が正常健常者に比べて高いことは知られているが、必ずしも双極性障害との鑑別には有用ではない。

参考文献　大森哲郎編：専門医のための精神科臨床リュミエール6．双極性障害．中山書店, p56-64, 2008
上島国利他編：気分障害．医学書院, p245-252, 2008

解説2）

この症例は、これまで自然発生的に躁状態を呈したことはないが、今回の抗うつ薬治療後よりいらいら感や情動不安定が出現していることから、双極性障害との鑑別を行うことが大切である。

現在のところ単極性うつ病であっても、将来に双極性障害へとシフトする可能性のある症例、すなわちpotential bipolarの予測因子として、抗うつ薬誘発性の（軽）躁病エピソード、双極性障害の家族歴、頻回（3回以上）のうつ病エピソード、高揚（発揚）気質、若年発症（25歳未満）、産後発症、抗うつ薬の効果減弱などが知られている。

× a. c. d. e. b以外の選択肢はパロキセチンの副作用がどうかがわからなくなるため、推奨はできない。まずパロキセチンによるいらいら、情動不安定であることを確認する必要がある。
○ b. パロキセチンの添付文書の重要な基本的注意にも「不安、焦燥、興奮、パニック発作、不眠、易刺激性、敵意、攻撃性、衝動性、アカシジア/精神運動不穏、軽躁、躁病等があらわれることが報告されている。また、因果関係は明らかではないが、これらの症状・行動をきたした症例において、基礎疾患の悪化又は自殺念慮、自殺企図、他害行為が報告されている。患者の状態及び病態の変化を注意深く観察するとともに、これらの症状の増悪が観察された場合には、服薬量を増量せず、徐々に減量し、中止するなど適切な処置を行うこと」と書かれている。したがって、いったんパロキセチンを中止することが妥当な選択肢であると考えられる。パロキセチンによる治療開始後まだ1か月と1週しか経過していない時期であり、急に中止してもよいと思われるが、まれに中止後症候群を起こす可能性もありえるため、いったん10mgに減量後に中止してもよい。

参考文献　パロキセチンの添付文書

第3回試験 問題105

77歳の女性。4か月前、夫が脳梗塞により左半身不全麻痺となり、現在リハビリテーション病院で入院加療中である。将来の介護の不安を感じ、2か月前から不眠、食思不振が出現し、徐々に気分の落ち込みを感じ、倦怠感も強く、見舞いに行くのがおっくうになってきた。身の回りのことはかろうじてできている。近所に住む息子夫婦に連れられ来院した。表情は精彩を欠き、質問に対する返答も遅く、声も小さい。不安は認めるが焦燥感は認めない。思考内容は悲観的であったが、現実検討は保たれていた。自殺企図はないが、常に死んでしまえたら楽になると考えている。ハミルトンうつ病評価尺度17項目で28点であった。これまで、躁、うつのエピソードはない。

1) この症例の臨床病像として適切なのはどれか、1つ選べ。
a. 激越
b. 抑制
c. 軽症
d. 非定型
e. 精神病性

解答　b

2) この症例の初期鑑別診断に際して必要性の低い検査はどれか、2つ選べ。
a. 脳波検査
b. 頭部MRI検査
c. 甲状腺機能検査
d. ロールシャッハ検査
e. 長谷川式簡易知能評価スケール

解答　a・d

解説1)

この症例は、不安、不眠、食思不振、抑うつ気分、倦怠感、悲観的思考、自殺念慮を認め、何をするのもおっくうで、身の回りのことはかろうじてできている状態である（身の回り以外のことはできていない）。その一方で、焦燥感は認めず、現実検討力も保たれ、精神病性の特徴も認めない。ハミルトンうつ病評価尺度17項目は28点で重症のレベルにある。

× a. 焦燥感は認めない。
○ b. 倦怠感が強く、行動をするのがおっくうで抑制が主体である。
× c. 軽症は、軽度の機能障害または多大で非常な努力をすれば正常に機能できることによって特徴づけられる。重症は精神病性の特徴を伴わないもののエピソードは基準にあげた症状のほとんどが存在し、明瞭で他者にも観察可能な能力低下（例：仕事または子供の世話ができないこと）によって特徴づけられる。ハミルトンうつ病評価尺度からは重症と評価されるが、機能障害レベルから中等症と判断することもできる。
× d. 非定型の基本的特徴は気分の反応性であり、以下の4つの特徴のうち、少なくとも2つが存在する。①食欲の増加または体重増加、②過眠、③鉛様麻痺、④長期間にわたる対人関係の拒絶に敏感であるという特徴。
× e. 現在のエピソードの期間中の妄想または幻覚（典型的には聴覚性）の存在を示す。一般的には、妄想または幻覚の内容は抑うつ性の主題と一致している。そのような気分に一致した精神病性の特徴には、罪業妄想、処罰を受けるべきだという妄想、虚無妄想、心気妄想、または貧困妄想などが含まれる。幻覚が存在する場合、通常は一過性であり細かいところまででき上がったものではなく、欠点や罪に関してその人を叱責する声を含む場合がある。

参考文献　高橋三郎他訳：DSM-IV-TR精神疾患の診断・統計マニュアル新訂版．医学書院，p395-398, 404-406, 2003

解説2)

従来から精神医学においては、外因、内因、心因の順序で鑑別診断を進めるべきとされてきた。DSM-IV-TRなどの診断分類においても、気分障害の症状が同定された場合に、気分障害の鑑別診断のためのディメンジョナルツリーにおいて、まずは「一般身体疾患による気分障害」と「物質誘発性気分障害」の外因の鑑別が求められている。この症例は、夫の脳梗塞および介護を誘因として発症したうつ病と考えられるが、今回が初発エピソードで高齢発症であることから、治療の初期には外因（器質因など）の除外を慎重に行う必要がある。

× a. 初診時は、現実検討力は保たれており、意識障害を積極的に示唆する所見はないことより、初期鑑別診断に際して必須とは考えられない。
○ b. 高齢発症のうつ病であり、頭部MRIなど脳画像検査により器質因を確認する必要がある。
○ c. 甲状腺機能低下症も、中高年女性に好発すること、うつの抑制症状に類似した症状を呈することから、外因として除外が必要である。
× d. 投影法を用いた心理検査は初期の鑑別には必要ない。
○ e. 年齢を考えると認知症の初期徴候として抑うつ症状を呈している可能性もあり、認知症のスクリーニング検査は必要であろう。また、本検査により、その時点での認知機能について大まかに評価することができる。

参考文献　上島国利他編：気分障害．医学書院，p56-77, 2008

第1回試験 問題010 心気障害について正しいのはどれか、1つ選べ。

a. 執拗に続く多彩な身体愁訴が特徴である。
b. 男性よりも女性に多い。
c. 選択的セロトニン再取り込み阻害薬（SSRI）が有効である。
d. うつ病に合併することは少ない。
e. しばしば転医を繰り返す。

解答　e

解説

× a. 心気症（心気障害）は、身体化障害のように症状の訴えに固執するのではなく、何か重篤な疾患にかかったのではないかという恐れや観念にとりつかれている障害である。そういった恐れや観念が執拗に続き、医師の保証によっても緩和されない。

× b. 男性と女性の有病率は同等である。

× c. 従来の通説では治療法に確実なものはなく、不安症状や抑うつ症状が併存している場合には抗不安薬や抗うつ薬が適応となるとされていた。最近は心気症状自体に対しても、選択的セロトニン再取り込み阻害薬（SSRI）が有効であり、その効果は認知行動療法と同等であったとの報告がある。したがって必ずしも誤りとはいえない微妙な選択肢であるが、eに明らかに正しい選択肢があるため、本問の正解はeとする。

× d. うつ病患者が身体の病気について過度に心配し、心気症の症状を合併することがある。

○ e. 検査結果は陰性で問題なしという医師の説明に満足せずに、しばしば同じ心配を訴えて医療機関を転々とし（ドクターショッピング）、検査を求める。

参考文献

a. d. e. 高橋三郎他訳：DSM-IV-TR 精神疾患の診断・統計マニュアル．医学書院, 2003

b. Creed F, et al. : A systematic review of the epidemiology of somatization of disorder and hypochondriasis. J Psychosom Res, 56 : 391-406, 2004

c. 中前 貴：OCDの多様性と薬物療法：強迫性スペクトラム障害との関連をふまえて．精神経誌, 113 : 1016-1025, 2011

第1回試験 問題014 解離性障害について正しいのはどれか、1つ選べ。

a. ガンザー症候群では「的外れ応答」がみられる。
b. 解離性健忘では日常生活における手続き記憶も障害される。
c. 解離性けいれんではバビンスキー反射がみられる。
d. 解離性知覚脱失では、その障害領域は解剖学的原理に一致する。
e. 解離性遁走では交通事故が多くみられる。

解答　a

解説

○ a. ガンザー症候群はガンザーが拘禁反応の1つとして記載したもので、的外れ応答や日常慣れた動作を間違える道化症候群がみられる。他の解離症状を伴うこともあり、うつ病や統合失調症などの精神疾患の人にもみられる。男性に多く、健忘を残す。

× b. 解離性健忘は通常外傷的ストレスを誘因として発症し、誘因となったストレスに関して部分的かつ選択的に想起不能となる。自分の生活史に関する記憶を失うが、日常生活上の手続き等の記憶は保たれている。

× c. てんかん発作ではバビンスキー反射を含む足底反射が亢進するが、解離性けいれんにおいては足底反射は逆に減弱している。他に両者の鑑別に役立つものとして発作中の尿失禁、舌咬傷・外傷の有無がある。てんかん発作では発作終了後、睡眠・傾眠状態から徐々に覚醒するが、解離性けいれんではそのようなことはみられず急激に覚醒状態に戻る。解離性けいれんのけいれんは不規則・多彩で、周囲の状況の影響を受ける。

× d. 解離性知覚脱失の障害領域は患者の身体機能に関する概念と関連していることが多く、解剖学的原理とは一致しない。

× e. 解離性遁走は解離性健忘を伴う通常の日常的な範囲を越えた、家庭や職場から離れる意図的な旅であり、その期間中の基本的な身辺の自己管理は保たれている。

参考文献

a. 井上令一他監訳：カプラン臨床精神医学テキスト 第2版．メディカル・サイエンス・インターナショナル, p745-747, 2004
大熊輝雄：現代臨床精神医学 改訂第11版．金原出版, p284, 2008

b. 同書, p282-283
井上令一他監訳：カプラン臨床精神医学テキスト 第2版．メディカル・サイエンス・インターナショナル, p732-733, 2004
融 道男他訳：ICD-10精神および行動の障害 臨床記述と診断ガイドライン 新訂版．医学書院, p164-165, 2005

c. 松下正明総編集：臨床精神医学講座 9. てんかん．てんかん発作の鑑別診断．中山書店, p72-81, 1998
大熊輝雄：現代臨床精神医学 改訂第11版．金原出版, p283-284, 2008

d. 同書, p283
融 道男他訳：ICD-10精神および行動の障害 臨床記述と診断ガイドライン 新訂版．医学書院, p169, 2005

e. 同書, p165-166

神経症性障害・ストレス関連障害及び身体表現性障害（摂食障害を含む）

第1回試験 問題020　身体表現性障害について誤っているのはどれか、1つ選べ。

a. 身体化障害では、病像が多発性でしばしば変化する。
b. 身体化障害は女性に多い。
c. 身体化障害では、医師の説明に納得せず転医を繰り返す。
d. 心気障害はしばしば身体への固定化した妄想を認める。
e. 過敏性腸症候群は身体表現性自律神経機能不全に含まれる。

解答　d

解説

○ a. 身体化障害の特徴は身体的説明が見出せない、多発性で変化しやすい身体症状で、ICD-10では症状が2年間以上持続することが求められている。症状は身体のどの器官・系統にも起こるが、消化器系や皮膚の感覚異常が多い。経過は慢性的かつ動揺性である。短期間の目立たない少数の症状パタンの場合は、鑑別不能型身体表現性障害に分類される。

○ b. 身体化障害は男性よりも女性にはるかに多く、通常は成人早期に始まる。

○ c. 身体化障害では症状を説明できる身体的原因がないという複数の医師の説明・保証を受け入れず、医学的検索や治療を求めて転医を繰り返す。

× d. 心気障害の本質的な病像は、1つ以上の重篤で進行性の身体疾患に罹患している可能性への「とらわれ」である。通常は1～2の器官に注意が集中している。経過は通常慢性かつ動揺性である。うつ病や統合失調症にみられる心気妄想ほど固定的確信はみられない。

○ e. 身体表現性自律神経機能不全でみられる身体症状は自律神経のコントロール下にある器官・系統（心血管系、消化器系、呼吸器系）における自律神経亢進症状（動悸、発汗、紅潮など）もしくは疼痛、灼熱感、しめつけられる感じ、膨れ上がっている感じなどの異常な感覚である。従来型診断で含まれるものには心臓神経症、心因性空気嚥下症、過敏性腸症候群、心因性咳嗽、過呼吸、心因性尿意頻回などがある。

参考文献
a. b. c.　融　道男他監訳：ICD-10精神および行動の障害 臨床記述と診断ガイドライン 新訂版．医学書院，p171-173，2005
d.　同書，p173-175
e.　同書，p175-176

第1回試験 問題022　心的外傷後ストレス障害（PTSD）について誤っているのはどれか、1つ選べ。

a. 精神麻痺症状は特徴的な症状の1つである。
b. 薬物療法では選択的セロトニン再取り込み阻害薬（SSRI）が第一選択薬とされる。
c. 認知行動療法よりも支持的精神療法の方がより有効である。
d. 高い割合で抑うつ症状を合併する。
e. 男性よりも女性に多い。

解答　c

解説

○ a. 興味・関心の喪失、感情麻痺などの精神麻痺症状は、再体験症状、回避症状、過覚醒症状と並ぶ特徴的症状の1つである。DSM-IVの診断基準では回避症状と精神麻痺症状を合わせ回避・精神麻痺症状として括られている。

○ b. 複数のランダム化比較対照試験の知見から、現在最も有効とされる薬物療法は選択的セロトニン再取り込み阻害薬（SSRI）であり、第一選択薬とみなされている。本邦においても一部のSSRIがPTSDに対して保険適用が認可された。

× c. PTSDに対して、有効性を証明された治療法は、曝露療法や認知療法などの認知行動療法、EMDR（眼球運動による脱感作と再処理法）およびSSRIを中心とした抗うつ薬のみである。数多くの研究において、認知行動療法は支持的精神療法よりも効果が上回ることが証明されている。ことにトラウマ記憶やトラウマの影響による思考・感情・行動の変化を扱うトラウマ焦点化認知行動療法の有効性が優れている。

○ d. アメリカの疫学研究ではPTSDにうつ病が合併していた割合は男性で48％、女性で49％と約半数に上っている。

○ e. アメリカの大規模疫学調査の結果では、生涯有病率は女性が約10％、男性が約5％であり、女性の発症率は男性を上回っている。日本やオーストラリアの調査においても女性の発症率は男性を上回っている。

参考文献
塩入俊樹他編：不安障害診療のすべて．医学書院，p92-120，2013
c.　山内俊雄他編：専門医をめざす人の精神医学 第3版．医学書院，p481-484，2011

第1回試験 問題024 神経症性障害について正しいのはどれか、2つ選べ。

a. 強迫性パーソナリティ障害は、強迫性障害の発症に必要な人格的要因である。
b. パニック発作を認めれば、パニック障害と診断できる。
c. 社交恐怖では、人前で注視されることへの恐怖を認める。
d. 特異的恐怖症では核磁気共鳴画像（MRI）への恐怖を示す者がいる。
e. 全般性不安障害では、状況依存性の強い不安を認める。

解答　c・d

解説

✗ a. 強迫性パーソナリティ障害では、完璧主義や順序や規則へのとらわれなどが見られるが、強迫性障害とは異質であり、その発症に必ずしもかかわらない。

✗ b. パニック発作は、パニック障害のみならず、特定の恐怖症や社交恐怖（社交不安障害）、PTSDなど、様々な神経症性障害（不安障害）において出現するものである。パニック障害では、この発作に対し、死や自制心の喪失、発狂への二次的恐怖などを伴うことが多い。

○ c. 社交恐怖（社交不安障害）は、他人から注視されることを恐れ、そのような状況、例えば、人前で話をしたり、食事をしたりすることの回避を特徴とする。

○ d. 特定の（個別的）恐怖症の状況型に該当する閉所恐怖患者は、MRIの閉所空間を恐怖し、回避してしまう場合も少なくない。

✗ e. 全般性不安障害は、いかなる特殊な周囲の状況にも限定されない、いわゆる自由に浮動する不安が特徴的である。

参考文献
a. 高橋三郎他訳：DSM-IV-TR 精神疾患の診断・統計マニュアル. 医学書院, p445, 2003
b. c. 同書, p419
　融 道男他監訳：ICD-10 精神および行動の障害 臨床記述と診断ガイドライン. 医学書院, p147, 1993
d. 高橋三郎他訳：DSM-IV-TR 精神疾患の診断・統計マニュアル. 医学書院, p428, 2003
e. 同書, p455
　融 道男他監訳：ICD-10 精神および行動の障害 臨床記述と診断ガイドライン. 医学書院, p151, 1993

第1回試験 問題026 強迫性障害の治療について誤っているのはどれか、1つ選べ。

a. 三環系抗うつ薬で有効性が確立しているのはクロミプラミンである。
b. 曝露療法では曝露反応妨害法が有効である。
c. 抗不安薬の有効性は示されていない。
d. 選択的セロトニン再取り込み阻害薬（SSRI）の投与は、症状が改善した段階で終結するのが望ましい。
e. 曝露療法では原則として段階的曝露を指導する。

解答　d

解説

○ a. 強迫性障害に対し有効性が示されている抗うつ薬は、セロトニン再取り込み阻害作用を特徴とするSSRI（フルボキサミン、パロキセチン）、あるいはクロミプラミンである。三環系抗うつ薬としてはクロミプラミンのみが用いられている。

○ b. 強迫性障害の認知行動療法では、曝露反応妨害法が最も一般的である。

○ c. 抗不安薬は、単独使用での有効性は示されていない。依存や過量服薬などの問題もあり、強迫性障害に対する抗不安薬の使用は、効果発現の迅速さ、あるいは急性期不安の制御などを要する状態に、できるだけ限定する（例えばパニック障害の併存、あるいは不安焦燥が著しい場合など）。

✗ d. SSRIが奏功すれば、通常、1～2年間は継続し、その後再燃・増悪に注意しながら、1～2か月に10～25％程度の割合で減量していくことが一般的である。急激な中断は、再発リスクを高めてしまう。

○ e. 強迫性障害のCBTは曝露療法と反応妨害法からなる。曝露は、不安階層表のヒエラルキーに従って、不安価の低いものから段階的に進めることが一般的である。

参考文献
a. b. 井上令一他監訳：カプラン臨床精神医学テキスト 第2版. メディカル・サイエンス・インターナショナル, p676, 2004
c. d. 樋口輝彦他編：今日の精神疾患治療指針. 医学書院, p176, 2012
e. 同書, p177

第1回試験 問題028

パニック障害の治療について誤っているのはどれか、1つ選べ。

a. パニック発作そのものに生命の危険はないことを保証する。
b. 治療導入期にはベンゾジアゼピン系抗不安薬を併用する。
c. 発作出現時の頓用として選択的セロトニン再取り込み阻害薬（SSRI）を携帯させる。
d. 選択的セロトニン再取り込み阻害薬（SSRI）は少量から開始し、段階的に増量する。
e. 広場恐怖に対しては曝露療法が有効である。

解答　c

解説

○ a. パニック障害の治療では、どんなに強烈な発作であったとしても、パニック発作自体には生命の危険はないことを保証することで、患者の不安を和らげることが肝心である。

○ b. 治療導入期には患者の不安への対症療法として、ベンゾジアゼピン系抗不安薬を併用することも有用である。

× c. 選択的セロトニン再取り込み阻害薬（SSRI）には即効性は期待できないため、発作出現時の頓用として使用することは不適切である。

○ d. 選択的セロトニン再取り込み阻害薬（SSRI）は初期の副作用があるため少量から開始し、段階的に増量することが基本である。また投与を終結する場合には離脱症状が出現することがあるため、段階的に減薬しなければならない。

○ e. 広場恐怖に対しては、恐怖のために回避している状況に対して、少しずつ近づきながら慣らしていく曝露療法が有効である。

参考文献　熊野宏昭他編：パニック障害ハンドブック：治療ガイドラインと診療の実際. 医学書院, p13-28, 2008

第1回試験 問題030

解離性障害の診断面接で有用でない質問はどれか、2つ選べ。

a. あなたの秘密が漏れて、周りの人が悪い噂をしていることがありますか。
b. ささいなことが気になって、不安になることがありますか。
c. 誰かあなたを違う名前で呼ぶ人はいますか。
d. 自分の持ち物のなかに、知らないものが入っていることがありますか。
e. どうやってそこへ行ったのかわからない場所にいたことはありますか。

解答　a・b

解説

ICD-10では、解離は「自分自身の同一性、過去の記憶、直接的感覚、身体運動などの間の正常な統合が、部分的に、あるいは完全に失われている状態」と定義されている。一方、DSMでは、「意識、記憶、同一性あるいは環境の知覚という日頃は統合されている機能の混乱」と定義されている。さて、設問は、臨床医が健忘ではないかと疑う場合に、症状を明らかにしうる質問に関する問題である。

× a. 統合失調症の自我漏洩症状の質問である。
× b. 不安症状の質問である。
○ c. 「あなたが知らないのに向こうはあなたのことを知っているという人が近づいてきたことはありませんか」という質問と同じく、慢性の間違った同一性に関する体験を問う質問である。
○ d. 説明のできない所有物の出現を問う質問である、たとえば、憶えのない服を持っていたり、レシート、小物などがポケットに入っているなどの体験である。
○ e. 「どこかに行こうとしたのに知らない別の場所にいたことはないですか」という質問と同じく、遁走様の体験を質問している。

他に、解離性障害を見抜く質問を羅列すると、「あなたは一時的に記憶を失っていませんか」（一過性記憶喪失あるいは時間喪失体験）、「あなたは、あなたに記憶のないことについて語ったり行動したりしていたと言われたことはないですか」（他者により想起できぬ行動が報告されること）、「自分でできるとは思わなかったことをしたと言われたことはありませんか」（能力、習慣、好み、知識に関する尋常でない変化の事実）、「あなたが明らかに記憶していない事実に基づいて他人が怒ったり親しくなったことはないですか」（人間関係における変化への困惑）、「自分の生活についての記憶の途切れに気づきませんか」などの生活史の断片的な想起に関する質問が有効である。

参考文献
融　道男他監訳：ICD-10 精神および行動の障害 臨床記述と診断ガイドライン. 医学書院, p161-163, 1993
井上令一他監訳：カプラン臨床精神医学テキスト 第2版. メディカル・サイエンス・インターナショナル, p733-734, 2004

第1回試験 問題032

ベンゾジアゼピン系抗不安薬にみられないのはどれか、1つ選べ。

a. 筋弛緩作用
b. 記憶障害
c. 身体依存形成
d. 脱抑制
e. せん妄

解答なし

解説

○ a. ベンゾジアゼピン系抗不安薬の主な副作用である鎮静作用および筋弛緩作用によって精神運動機能の低下がもたらされる。そのなかで頻度の高いものは眠気、注意・集中力低下、ふらつき、倦怠感、脱力感、失調などである。筋弛緩作用による重篤な副作用として呼吸抑制が挙げられるが、高齢者や閉塞性肺疾患患者ならびに他剤併用時や飲酒時に注意を要する。

○ b. 前向性健忘は稀な副作用であるが、力価が高く作用時間の短いものほど出現しやすい。

○ c. 中等量を短期間（1～2週間）服用する場合は、重大な耐性、依存、離脱は起こらない。長期間服用すると高率に離脱症候群が発現する。せん妄、けいれん、抑うつ、妄想などの重大な離脱症候群は大量を長期に服用していた場合にのみ起こる。

○ d. 脱抑制（多幸症）も稀な副作用であるが、呼吸抑制と同様にアルコールや他の鎮静作用物質との併用時に出現しやすい。過量服用にも注意すべきである。

○ e. 離脱症候群の発現はベンゾジアゼピン系抗不安薬の服用期間、服用量、減量の速度、作用時間に左右される。特に作用時間の短い薬剤を突然中止すると抑うつ、妄想、せん妄、けいれんなどの重大な離脱症状が出現することがある。

参考文献
a. b. 樋口輝彦他編：臨床精神薬理ハンドブック．医学書院，p186-191，2003
c. d. e. 井上令一他監訳：カプラン臨床精神医学テキスト 第2版．メディカル・サイエンス・インターナショナル，p1104-1105，2004

（注）解答がないため不適切問題であった。

第1回試験 問題034

パニック障害の治療について誤っているのはどれか、1つ選べ。

a. 呼吸訓練を行う。
b. 段階的曝露を行う。
c. 眼球運動による脱感作および再処理法（EMDR）を行う。
d. リラクゼーション技法による弛緩法を応用する。
e. 誤った信念と知識に対して心理教育を行う。

解答　c

解説

パニック障害における認知行動療法の重要なポイントはパニック障害についての誤った信念と知識に対して指導を行うことである。誤った信念については、患者が些細な身体感覚を「パニック発作だ、破滅だ、死が切迫している」と誤って解釈する傾向に焦点をあて、指導する。知識としては、パニック障害が起こったとしても時間が経てば消失し、生命にはかかわらない、ということを心理教育する。

次に、患者にパニック発作をやり過ごす助けとなるような技法を学ばせる。筋弛緩法や自律訓練法などのリラクゼーション技法である。呼吸訓練も行う。パニック障害に伴う過呼吸は、めまい、気が遠くなるなどのいくつかの症状に関連している。したがって、パニック発作を制御するには、患者に過呼吸への強い衝動性を制御する訓練が役に立つ。

そして、不安の刺激に徐々に曝露（エクスポジャー）させると、時間の経過とともに、脱感作が生じるのである。

○ a. 呼吸訓練によって、患者はパニック発作中の過呼吸を抑制する技法を身につけることができる。

○ b. 系統的脱感作は恐怖の対象となっている刺激を徐々に強めて曝露させていく行動療法の技法である。時間が経つと、患者はその体験に脱感作されていく。パニック障害においては、呼吸促迫とパニック発作への恐れの関係などのような、内的な恐れの感覚に患者を曝露させることも行われるようになった。

× c. 眼球運動による脱感作および再処理（EMDR）はPTSD（外傷後ストレス障害）に対する治療技法である。

○ d. 筋弛緩法などのリラクゼーション技法を応用することにより、最終的に自分の不安と弛緩の程度について患者が制御できるという感覚を教え込むことを目標としている。

○ e. パニック障害における認知行動療法の重要な焦点の1つが心理教育である。

参考文献 井上令一他監訳：カプラン臨床精神医学テキスト 第2版．メディカル・サイエンス・インターナショナル，p660，2004

第1回試験 問題036 強迫性障害について誤っているのはどれか、2つ選べ。

a. 強迫観念と強迫行為の両方を認める。
b. 強迫症状の不合理性に関する洞察を認める必要がある。
c. 発症契機となるライフイベントを認めることが多い。
d. 成人例では性差を認めない。
e. うつ病エピソードの併存が最も多い。

解答　a・b

解説

✗ a. 強迫観念、または強迫行為の存在が、強迫性障害を診断する上で必要であるが、必ずしも両者は併存しない。

✗ b. DSM-IV-TRでは、経過中のある時点で、症状の過剰性、あるいは不合理性を認識していることが要求され、評価の時点で必ず洞察を認める必要はない。現在のエピソードのほとんどの期間、不合理性の認識を欠く場合には、「洞察に乏しいもの」と特定する。

○ c. 50～70％の患者は、妊娠や性的問題、あるいは近親者の死亡など、ストレスとなる出来事の後に発症する。

○ d. 成人例では性差を認めない。小児期、児童期発症の場合には、男児が多い。

○ e. 併存疾患では、大うつ病が最も多く、約3分の1の患者に認められる。

参考文献

a. 高橋三郎他訳：DSM-IV-TR 精神疾患の診断・統計マニュアル．医学書院, p445, 2003
　融 道男他訳：ICD-10 精神および行動の障害 臨床記述と診断ガイドライン．医学書院, p153, 1993
b. 高橋三郎他訳：DSM-IV-TR 精神疾患の診断・統計マニュアル．医学書院, p445-446, 2003
c. 井上令一他監訳：カプラン臨床精神医学テキスト 第2版．メディカル・サイエンス・インターナショナル, p675, 2004
d. 高橋三郎他訳：DSM-IV-TR 精神疾患の診断・統計マニュアル．医学書院, p443, 2003
e. 井上令一他監訳：カプラン臨床精神医学テキスト 第2版．メディカル・サイエンス・インターナショナル, p675, 2004
　樋口輝彦他編：今日の精神疾患治療指針．医学書院, p175, 2012

第1回試験 問題038 適応障害（ICD-10）の診断について誤っているのはどれか、2つ選べ。

a. はっきりとしたストレス因子の存在が必要である。
b. ストレス因子への曝露から3か月以降に発症する。
c. 若年例では行動面の症状を認める。
d. 既存の大うつ病の悪化は含まない。
e. ストレス因子がなくなった後、症状は6か月以上は持続しない。

解答　b・e

解説

○ a. 適応障害は、重大な生活変化、あるいはストレスの多い生活上の出来事の結果として、それへの順応が生じる時期に発症する。このようなストレス因子が診断上必要である。

✗ b. 発症は通常ストレスの多い出来事あるいは生活の変化発生から1か月以内であり、症状の持続は遷延性抑うつ反応（F43.21）の場合を除いては通常6か月を超えないとされている。

○ c. 青年期のケースでは、行為障害（攻撃的、あるいは非社会的行動）を認めることがあり、この場合には、「行為の障害を伴うもの」（F43.24）に該当する。

○ d. 適応障害は、ストレス因子による反応であり、大うつ病など既存の障害の増悪は含まれない。

✗ e. 遷延性抑うつ反応（F43.21）の場合、ストレス因子に長期に曝された反応として、2年を超えない軽症抑うつ状態が出現する。

参考文献

a. 融 道男他監訳：ICD-10 精神および行動の障害 臨床記述と診断ガイドライン．医学書院, p159, 1993
b. 同書, p160
c. 同書, p159, 161
d. 井上令一他監訳：カプラン臨床精神医学テキスト 第2版．メディカル・サイエンス・インターナショナル, p857, 2004
e. 融 道男他監訳：ICD-10 精神および行動の障害 臨床記述と診断ガイドライン．医学書院, p161, 1993

第1回試験 問題042

摂食障害の娘をもつ母親への助言について誤っているのはどれか、1つ選べ。

a. 食事のことで一喜一憂しないようにしましょう。
b. 本人の考えや気持ちに目を向けるゆとりも持ちましょう。
c. 頼ったり甘えたりしてきたら、自立をすすめましょう。
d. 親に対して批判的なことを言ったり怒ったりしても、落ち着いて傾聴しましょう。
e. 食事については、本人にまかせて口出ししないようにしましょう。

解答 c

解説

摂食障害は、思春期青年期において、より自主的、自立的に行動し、かつ自らの社会的、性的機能を増すように要求されることに対する反応のように見える。患者は個性と自立性の感覚を欠くことが特徴である。しばしば投影同一化が患者と家族との相互作用に関連している。

○ a. 親は強い不安に襲われるために患者の考えや気持ちに目を向けるゆとりを失ってしまう。体重や食事のことで一喜一憂しない余裕をもつように親をサポートしなければならない。
○ b. 親の気持ちのなかに、子どもとの強い一体感があるために、子どもの考えや気持ちに目を向けるゆとりを失ってしまいがちである。
× c. 思春期の子どもは、あるときは自分から親に接近し、あるときは親を拒絶する。行ったり来たりする自由を確保しながら思春期の通過過程を前進させていく。それには、親が「つかず離れず」、「支配せず、突き放さず」という距離を保つことが重要である。過干渉に陥ったり、心配し過ぎてすぐに手を貸したり、親の意見を押し付けたりするのではなく、かといって放任して無関心になることも望ましくない。摂食障害の子どもは頼ったり、甘えてきたりすることもあるが、ときには面倒をみてやり、時には黙って見守る親の柔軟な対応が求められる。
○ d. 思春期には、親から離れようとする力と、自分から親に接近しようとする、相反する力が働いている。したがって、子どもが親に対して批判的なことを言ったり怒ったりしても、親は本音と建前を見極めるべく、落ち着いて傾聴することが大切である。
○ e. 早急な体重の回復を期待して、親は過干渉になりがちである。「食べてもらいたい」という親の愛情が逆効果になりかねない。食事を巡って親子がサド・マゾ関係に陥っている場合も多い。食事については、親は医師との共同作業に携わることが望ましい。

参考文献　井上洋一：摂食障害の理解と対応―現代の思春期女性―. メディカルレビュー社, p109-118, 798-800, 2008

第1回試験 問題044

神経性無食欲症にみられるのはどれか、2つ選べ。

a. 異性への思慕
b. 完璧主義傾向
c. うぶ毛の密生
d. 食物への無関心
e. 身体像への無頓着

解答 b・c

解説

神経性無食欲症は最低限の標準体重を維持することを拒み、体重の増加を極端に恐れ、自らの身体と体型を明らかに誤って解釈する疾患であるといえる。

この障害の患者は、レシピ（調理法）の収集や他人に手の込んだ料理を振る舞うことへの情熱を示すことがある。これは患者が絶えず食物のことを考えている証拠である。

患者の多くは、自らの身体が何らかの形で親の所有物になっていると感じているようであり、拒食は、「自分は唯一の特別な存在だ」という証拠を得るための努力と思える節がある。

神経性無食欲症の患者は性的適応が乏しいことがしばしば指摘されている。この障害の思春期、青年期患者の多くは、心理社会的・性的発達が遅れ、成人ではしばしば発症に付随して性交渉への興味の著しい減退がみられる。

強迫的な態度や、うつ状態や、不安は、この障害に頻繁にみられる精神医学的症状である。患者は厳格で、完璧主義の傾向があり、身体的愁訴、とくに心窩部の不快感を訴えることが多い。

一般的に、体重減少が著明になるにしたがって低体温（35℃にまで下がる）、浮腫、徐脈、低血圧、うぶ毛（新生児様の体毛の出現）のような身体的な徴候があらわれる。

× a. 母親からの分離個体化、同性の友達との人間関係の葛藤などで患者は頭がいっぱいであることが多く、異性への思慕や関心は目立たない。
○ b. 可能なかぎりカロリーを抑えようとし、食事や他のことに対してしばしば強迫的傾向を有する。体重と身体像にこだわり、完璧を追求しようとする。
○ c. 低体重、低体温になるので、生命保護のために患者の身体にはうぶ毛が生えてくる。
× d. 頭の中では食べ物のことでいっぱいである。
× e. 身体像の歪みとこだわりがある。

参考文献　井上令一他監訳：カプラン臨床精神医学テキスト 第2版. メディカル・サイエンス・インターナショナル, p798-802, 2004

神経症性障害・ストレス関連障害及び身体表現性障害（摂食障害を含む）

第1回試験 問題 046　パニック障害について誤っているのはどれか、1つ選べ。

a. 治療開始5年後の寛解率は80%である。
b. 自殺の危険がある。
c. 社会的役割が制限される。
d. アルコールやその他の薬物乱用がみられる。
e. カフェインにより症状が悪化する。

解答　a

解説

パニック障害は、思いがけないときに突然生じるパニック発作を特徴とする障害である。1年有病率は1%前後、生涯有病率は1.5〜2.5%と報告されている。広場恐怖は女性に多く、高度な広場恐怖患者の4分の3は女性である。

精神疾患のない者と比較して、パニック障害は生涯自殺率が高いとされている。臨床医は自殺の危険に注意を払うべきである。パニック障害と広場恐怖は、夫婦間の不和や、家事ができなくなることや、仕事を失うことによる経済的困窮、アルコールやその他の薬物乱用などの心理社会的問題を引き起こす。パニック発作は、カフェインやニコチンを摂取しすぎると症状が増悪する。

パニック障害は慢性で再発・増悪の多い疾患であり、適切な治療を受けないと、症状限定発作、パニック発作、心気症、限定された恐怖症性回避、広汎な恐怖症性回避、続発性うつ病へと進展する。

✗ a. 1〜2年後の回復率は25〜75%と報告書により幅が大きい。適切な治療により大多数の患者において、生活機能は回復するが、5年以上の経過観察では完全回復は10〜12%であり、約半数の患者では軽い症状が長く続いたり、時折出現したりする。
○ b. パニック障害患者の40〜80%において、うつ病が臨床像を複雑化することが知られている。患者は自殺念慮についてあまり話さない傾向があるが、自殺率は上昇する。
○ c. 学業成績や仕事の能率、家族との交流は一般に障害される。夫婦の不和や、仕事ができなくなることによる経済的困窮なども生じる。
○ d. アルコールおよび他の物質依存は20〜40%に生じる。
○ e. カフェインやニコチンを摂取するとパニック発作の症状は悪化する。

参考文献
山内俊雄他編：専門医をめざす人の精神医学 第3版. 医学書院, p470-472, 2011
井上令一他監訳：カプラン臨床精神医学テキスト 第2版. メディカル・サイエンス・インターナショナル, p650-661, 2004

第1回試験 問題 048　神経性無食欲症の食行動について誤っているのはどれか、1つ選べ。

a. 他人に手の込んだ食事を振舞う。
b. 食物を家の中のあちこちに隠す。
c. 食卓では自分の食べ物を隠したり捨てたりする。
d. かまないで食べる。
e. 会食への参加を避ける。

解答　d

解説

摂食障害患者は、特異な食行動を示すことが多い。食物を家のなかの至るところに隠し、しばしば大量のお菓子、キャンディをポケットやハンドバックに入れて持ち歩く。食事の際、食べ物を自分のナプキンに包んでこっそり捨てようとしたり、肉を非常に細かな断片に切り、皿の上で肉片を並び替えたりして多くの時間を費やす。レシピ（調理法）の収集や他人に手の込んだ料理を振る舞うことに情熱をもったりする。

一部の患者は自発的な摂食制限を持続的に制御することができず、そのためにむちゃ食いを起こす。このようなむちゃ食いは通常隠れて、多くは夜に行われ、しばしば自己誘発性の嘔吐を伴う。むちゃ食いの時には食物はあまり噛まず、秘密裡にすばやく摂取する傾向にある。通常、家族とともに食べることや公共の場で食べることを拒否することが多い。

○ a. 患者は食べることを拒むが、家族や同胞にはケーキや手の込んだ食事を振る舞い、太らせることがみられる。
○ b. 食べ物を家のなかのあちこちに隠すことがある。
○ c. 食卓では、自分の食べ物を切り刻んだり並び替えたり、こっそりナプキンに隠して捨てたりする。
✗ d. 食べ物を口に入れて噛むことはあっても食べ物を飲み込まない。
○ e. 人と一緒の食事を避ける傾向にある。

参考文献
井上令一他監訳：カプラン臨床精神医学テキスト 第2版. メディカル・サイエンス・インターナショナル, p807-810, 2004

第1回試験 問題106

29歳の女性。半年前より職場で人間関係のストレスを感じるようになった。1か月前、運転中に動悸、息苦しさ、冷や汗を感じ運転が困難になった。同様の症状が夜にも出現し不眠がちとなった。外出は友人と一緒にするようにして、症状の出現はやや軽減したが、症状再現への不安から1人で外出できないため精神科を受診した。就労は継続している。

1) この症例で、初診時の対応として適切でないのはどれか、1つ選べ。
a. 抑うつ症状の有無を判断する。
b. 選択的セロトニン再取り込み阻害薬（SSRI）を投与する。
c. 抗不安薬を投与する。
d. 曝露療法を提案する。
e. 休職を勧める。

解答　e

2) この症例にみられない症状はどれか、2つ選べ。
a. 予期不安
b. 広場恐怖
c. 社交恐怖
d. 閉所恐怖
e. パニック発作

解答　c・d

解説 1)

この症例は広場恐怖を伴うパニック障害である。

○ a. パニック障害と広場恐怖には抑うつ症状がしばしばみられ、うつ病と合併することもあるため、うつ病との鑑別が必要である。

○ b. SSRIと三環系抗うつ薬クロミプラミンが効果と忍容性の点で、ベンゾジアゼピン系抗不安薬よりも優れている。日本において保険適用が取れているSSRIはパロキセチンとセルトラリンである。

○ c. ベンゾジアゼピン系抗不安薬の利点は即効性に優れていることである。予期不安がある場合には、まずベンゾジアゼピン系抗不安薬で治療を開始し、徐々にSSRIに切り換えていくことが好ましい。

○ d. 曝露療法はパニック障害の基本的行動療法である。恐怖の対象となっている刺激を徐々に強めて曝露させ、脱感作させていく方法である。外界の刺激のみならず、内的な恐れの感覚に曝露させることも行われている。薬物療法との併用が有用である。

× e. この症例は症状を抱えつつも就労継続中であり、通院加療が可能であるため、敢えて休職する必要はない。

参考文献
a. 井上令一他監訳：カプラン臨床精神医学テキスト 第2版. メディカル・サイエンス・インターナショナル, p654-658, 2004
b. 同書, p658-660
c. 樋口輝彦他監：臨床精神薬理ハンドブック 第2版. 医学書院, p267-270, 2009
d. 井上令一他監訳：カプラン臨床精神医学テキスト 第2版. メディカル・サイエンス・インターナショナル, p660-661, 2004

解説 2)

○ a. 「症状再現への不安」は予期不安を意味している。パニック発作以外の時に不安症状は比較的目立たないが、予期不安は通常認められる。

○ b. 「1人で外出できない」状態は広場恐怖に該当する。広場恐怖では助けが求められない状況や、すぐに安全な場所に避難できない状況に恐怖を抱き避ける。具体的には雑踏の中、トンネルやエレベーターなどの閉所、地下鉄や飛行機などの乗り物を恐れ、1人での外出を避ける。

× c. 社交恐怖は周囲から注視されることへの恐怖であり、社交場面を回避する。この症例では認められない。

× d. この症例においては、1人での外出を恐れることはみられるが、トンネルやエレベーターなどの閉所への恐怖は記載されていない。

○ e. 「動悸、息苦しさ、冷や汗を感じ」る状態はパニック発作に該当する。パニック発作の主要症状は極度の恐怖感であり、呼吸困難感、頻脈、動悸、発汗などの身体症状がしばしばみられる。

参考文献
a. e. 融 道男他監訳：ICD-10 精神および行動の障害 臨床記述と診断ガイドライン 新訂版. 医学書院, p151, 2005
井上令一他監訳：カプラン臨床精神医学テキスト 第2版. メディカル・サイエンス・インターナショナル, p653-655, 2004
b. 融 道男他監訳：ICD-10 精神および行動の障害 臨床記述と診断ガイドライン 新訂版. 医学書院, p147-148, 2005
井上令一他監訳：カプラン臨床精神医学テキスト 第2版. メディカル・サイエンス・インターナショナル, p657, 2004
c. 融 道男他監訳：ICD-10 精神および行動の障害 臨床記述と診断ガイドライン 新訂版. 医学書院, p148-149, 2005

神経症性障害・ストレス関連障害及び身体表現性障害（摂食障害を含む）

第2回試験 問題006 全般性不安障害について誤っているのはどれか、2つ選べ。

a. 運動性緊張はない。
b. 過覚醒がみられる。
c. 女性より男性に多い。
d. 状況に限定されない不安である。
e. 少なくとも数週間、通常は数か月以上続く不安である。

解答　a・c

解説

本質的な病像は、全般的かつ持続的な、いかなる特殊な周囲の状況にも限定されない、すなわち、自由に浮動する不安である。患者の身内がすぐにでも病気になるのではないか、あるいは事故に遭うのではないかという恐怖が、様々な他の心配事や不吉な予感とともに、しばしば口にされる。この障害は、女性により一般的で、しばしば慢性の環境的ストレスと関連している。経過は様々であるが、動揺し、慢性化する傾向を示す。

ICD-10では、将来の不幸に関する気がかり、いらいら感、集中困難などの心配；そわそわした落ち着きのなさ、筋緊張性頭痛、振戦、身震い、くつろげないことなどの運動性緊張；頭のふらつき、発汗、頻脈あるいは呼吸促迫、心窩部不快、めまい、口渇などの自律神経過活動といった要素を含む不安の一次症状が、連続してほとんど毎日、通常は数か月、少なくとも数週間、続くことを診断基準としている。

✗ a. 全般性不安障害には振戦や不穏、頭痛などの運動性緊張がみられる。
○ b. 驚きやすさ、易刺激性などの過覚醒がみられる。
✗ c. 通常、成人期初期に発症し、経過はしばしば慢性的で、男女比は、より女性に一般的とされている。
○ d. 何が不安と言うことはできないが、漠然とした、漂うような不安（浮動性不安）は全般性不安障害の特徴とされる。
○ e. ICD-10では、過剰な不安と心配（予期憂慮）が少なくとも数週間、通常数か月、連続してほとんど毎日続く、としている。

参考文献　融 道男他監訳：ICD-10 精神および行動の障害 臨床記述と診断ガイドライン. 医学書院, p151, 1993

第2回試験 問題016 ミュンヒハウゼン症候群について誤っているのはどれか、2つ選べ。

a. 予後は不良である。
b. 診断の確定は容易である。
c. 管理的対応に力点が置かれる。
d. 入院すると依存的で愛想よくなる。
e. 演技性ないしは反社会的パーソナリティ傾向をもつ。

解答　b・d

解説

ミュンヒハウゼン症候群とは、入院を続けたり、病院を渡り歩くために、自分の個人史を潤色し、症状を慢性的にねつ造する症候群である。ミュンヒハウゼン症候群の患者は、重篤な身体疾患を装う驚くべき能力を持っている。医師は劇的な患者のパフォーマンスに巻き込まれる。患者は多数の手術の既往歴をもつ。女性ではしばしば演技性パーソナリティの傾向を帯び、男性では反社会的なパーソナリティ傾向をもつ。入院すると、要求がましく、扱いにくい患者となる。嘘の病歴を語ったり、根拠の確認を避けるので、診断の確定は難しい。典型的には成人期初期に始まり、ほとんどの場合、予後は不良である。患者は不意に病院を去ったり、その後の診療予約を不履行にしたり有意義な治療を避けがちである。治療は、治すことよりもマネージメントに焦点を当てる。マネージメントがうまくいくためにも、医師は早期にこの障害を認識する必要がある。この障害が疑われた場合には、治療者は常に逆転移に注意しなければならない。不必要な処置や、患者を敵対視したり、仮面をはがそうとして患者を追い込むような行為は、患者の怒りを買うだけであり、スタッフは控えなければならない。

○ a. 典型的には成人期初期に始まり、予後は不良である。
✗ b. 嘘の病歴を語ったり、根拠の確認を避けたりするので、診断の確定は難しい。
○ c. 患者は不意に病院を去ったり、その後の診療予約を不履行にしたり、有意義な治療を避けがちなため、管理的対応は重要である。
✗ d. 入院すると、要求がましく、扱いにくい患者となる。
○ e. 女性ではしばしば演技性パーソナリティ傾向を帯び、男性では反社会的パーソナリティ傾向をもつ。

参考文献　井上令一他監訳：カプラン臨床精神医学テキスト 第2版. メディカル・サイエンス・インターナショナル, p724-726, 2004

第2回試験 問題026 身体化障害について誤っているのはどれか、2つ選べ。

a. 中年女性に多くみられる。
b. 薬物への依存や乱用が多い。
c. パーソナリティ障害と関連する。
d. 固定した数種類の身体症状を訴える。
e. 身体的原因がないという医師の保証を受け入れない。

解答　a・d

解説

身体化障害は身体表現性障害に分類される。身体表現性障害の特徴は身体的基盤がないか、基盤があっても身体症状がそれでは説明できない性質・程度や患者のとらわれである。また、身体的基盤のないことを医師が保証しても受け入れず、繰り返し身体症状を訴え、医学的検索を執拗に要求することが特徴である。

身体化障害の早期の名称はヒステリーであり、さらにフランスの医師P.ブリケによって1859年症状と冒される臓器系が多彩で慢性的に経過する疾患として報告されたことにより、ブリケ症候群と呼ばれていた。

× a. 男性よりも女性にはるかに多く、通常成人早期に始まる。
○ b. アルコールや他の物質乱用や、生活上の多くの問題が生じやすいとされている。
○ c. 依存的、自己中心的で操作性に富み、回避性、妄想性、強迫性の人格特性が指摘され、演技性、非社会性パーソナリティ障害との関連が認められている。
× d. 多発性で易変性の身体症状が少なくとも2年以上持続するものとICD-10では規定されている。DSM-IV-TRでは少なくとも4つの疼痛症状、2つの胃腸症状、1つの性的症状、1つの偽神経学的症状が診断に必要とされている。
○ e. 解説参照。

参考文献
融　道男他監訳：ICD-10 精神および行動の障害 臨床記述と診断ガイドライン 新訂版．医学書院, p171-173, 2005
井上令一他監訳：カプラン臨床精神医学テキスト 第2版．メディカル・サイエンス・インターナショナル, p698-702, 2004

第2回試験 問題027 ガンザー症候群に特徴的でないのはどれか、1つ選べ。

a. 意識の変容がある。
b. 的外れな応答をする。
c. 二次的疾病利得がある。
d. 環境因や心因は認められない。
e. 自分の行動に対する責任の回避である。

解答　d

解説

ガンザー症候群は、典型的には刑務所などの収容者にみられる論議の多い状態であり、その徴候はでまかせな返答をすることにある。例えば、白い車の色について尋ねると「赤」と答えたり、「2+2は5」と答える。このように的外れな話や大まかな応答をする。この症候群は、通常、健忘や遁走、知覚障害などの解離性現象と関連する。しばしば心因の存在を示唆する環境において認められる。ガンザー症候群は男性に多い。鑑別診断は非常に難しい。というのは、患者が今の症状をわざと偽っていると認めることができなければ、もしくは、客観的な心理検査からの確証によって症状が虚偽であると示されなければ、医師は患者がこの症候群であるかどうかを決定できないからである。観察されている、見られているという状況で、しばしば症状が増悪する。

ガンザー症候群は詐病の変形であり、患者は自分の行動に対する懲罰や責任を回避しようとしている。DSM-IV-TRでは、特定不能の解離性障害に分類されている。

○ a. この症候群は、通常、遁走、健忘、知覚障害、転換症状などの解離性現象と関連している。
○ b. この症候群の人は、単純な質問に対して驚くばかりの不適切な返答をする。
○ c. 解離性現象なので、一次的、二次的疾病利得が生じる。
× d. しばしば心因の存在を示唆する環境が認められる。心因や環境因が除去されれば、この症候群からの回復は突然である。
○ e. この症候群は詐病の変形であり、患者は自分の行動に対する懲罰や責任を回避しようとしている。患者は症候を示したことに対して健忘を呈する。

参考文献
井上令一他監訳：カプラン臨床精神医学テキスト 第2版．メディカル・サイエンス・インターナショナル, p730, 745, 2004

第2回試験 問題035　解離性健忘の特徴として誤っているのはどれか、2つ選べ。

a. 意味記憶の障害
b. 短期記憶の障害
c. 個人情報に選択的
d. 催眠療法の有効性
e. ストレス因の存在

解答　a・b

解説

× a. 自分の生活史に関する記憶（エピソード記憶）を失うが、言語、社会的手続き、日常生活上の手続き等の記憶（意味記憶）は保たれている。
× b. 健忘とは一定の事実や一定の期間内のことを追想できないことであり、追想障害とは過去の記憶が保持されていながら追想できないことをいう。解離性健忘で障害されるのは長期記憶である。コルサコフ症候群では短期記憶障害という健忘がみられる。
○ c. aの解説参照。
○ d. 催眠療法は、患者が失った記憶を追想できるよう、弛緩した状態にさせる治療法である。他には短時間型バルビツールやベンゾジアゼピンの静脈注射を用いて、誘因となったストレス因子や失った記憶を取り戻すきっかけとする治療も行われる。
○ e. 通常外傷的ストレス（虐待）を誘因として発症する。ICD-10では外傷的ストレスの存在が確定診断に必須とされている。

参考文献
a, c. 大熊輝雄：現代臨床精神医学 改訂第11版．金原出版, p282-283, 2008
a. 同書, p81
b. 同書, p83
d. 井上令一他監訳：カプラン臨床精神医学テキスト 第2版．メディカル・サイエンス・インターナショナル, p732-735, 2004
e. 融 道男他監訳：ICD-10 精神および行動の障害 臨床記述と診断ガイドライン 新訂版．医学書院, p164-165, 2005

第2回試験 問題036　森田療法に関係がないのはどれか、1つ選べ。

a. 抵抗
b. 絶対臥褥
c. 生の欲望
d. ヒポコンドリー基調（ヒポコンドリー性基調を訂正）
e. あるがまま

解答　a

解説

森田療法は森田正馬によって創始された神経症に対する独自の精神療法である。森田のいう神経質は神経症的人格の一部であるが、日本人に比較的多く見られるという。例えば、人の前に出て、緊張してかたくなるなど、誰にでも当然ありうる体験をはじめて経験したとき患者はこれを異常な苦しいこととして恐れるので、そのことに常に注意するようになり、これに関係する日常の些細なことにも苦痛を感じ、苦痛と注意との交互作用によっていっそう増悪するのである。患者がその症状に執着し、主観のなかに取り込まれた状態を「とらわれ」という。森田療法の原理は、精神交互作用による悪循環を断ち、とらわれから脱却させるために、患者に症状を「あるがまま」に受容させ、やるべきことを目的本位、行動本位に実行させ、人間に備わる自然治癒力を発動させることである。
森田療法の適応となる患者は、生の欲望が強く、完璧であろうとして些細な心身の症状にとらわれやすいヒポコンドリー基調をもつ人と考えられる。原法は入院療法である。

× a. 抵抗とは精神分析の用語である。
○ b. 森田療法の原法では、最初の1週間は用便と食事以外は臥褥を強制し、会話、読書、新聞閲覧、ラジオ、テレビなどを一切禁じる。これを絶対臥褥という。
○ c. 森田療法では、よりよく生きようとする人間本来の欲望のことを「生の欲望」と呼ぶ。
○ d. 森田は、内向的でヒポコンドリー（心気）性の傾向をもつ人をヒポコンドリー基調と呼んだ。この傾向を持つ者は、常に自己の不快や病覚に屈服する、と森田はいう。
○ e. 森田療法は患者に症状との厳しい直視を要求する。症状から目をそらし、気を紛らわして、症状との対決を回避するのではなく、症状を否定するのではなく、自我の一部として肯定せよ、と森田は教えた。これを森田は「あるがまま」の心境と説明している。

参考文献
大熊輝雄：現代臨床精神医学 改訂第10版．金原出版, p45, 2005
山内俊雄他編：専門医をめざす人の精神医学 第3版．医学書院, p697, 2011

第2回試験 問題043

身体表現性障害（DSM-IV）のなかで強迫性との関連が強いのはどれか、2つ選べ。

a. 心気症
b. 身体化障害
c. 疼痛性障害
d. 転換性障害
e. 身体醜形障害

解答　a・e

解説

近年、「とらわれ」や「反復的・儀式的行為」を共通する症候学的特徴とし、遺伝的脆弱性や神経生物学的背景を共有する障害群として「強迫スペクトラム障害」が提唱されている。そのスペクトラムは大別すると、①心気症、身体醜形障害、摂食障害など「外観、身体的イメージや感覚へのとらわれ」、②チック障害、自閉症などの「反復的・常同行為」、③病的賭博、窃盗癖など快感・開放感を目的で繰り返される「衝動的行為（衝動制御障害）」の3群となっている。「強迫スペクトラム障害」ではセロトニン神経系および前頭葉機能の障害が想定されている。

○ a. 心気症は重篤な身体疾患に罹患しているという観念への「とらわれ」と特徴づけられる。強迫性パーソナリティ障害、うつ病、不安障害との関連性がいわれている。
× b. 身体化障害の早期の名称はヒステリーであり、その後ブリケ症候群と呼ばれていた。多彩で動揺性の身体愁訴が特徴であり、依存的、自己中心的で操作性に富み、演技性、非社会性パーソナリティ障害との関連が認められている。
× c. 疼痛性障害も身体表現性障害に属するが、依存性あるいは演技性パーソナリティ障害との関連性が認められており、「強迫スペクトラム障害」には属さない。
× d. DSM-IV-TRではICD-10と異なり転換性障害を身体表現性障害のカテゴリーに含んでいるが、反社会性あるいは演技性パーソナリティ障害との関連性が認められており、「強迫スペクトラム障害」には属さない。
○ e. 身体醜形障害は外見についての想像上の欠陥への「とらわれ」と特徴づけられる。強迫性あるいは回避性パーソナリティ障害との関連性がいわれている。心気症と同様に「強迫性スペクトラム障害」に属している。

参考文献

松永寿人：Obsessive-compulsive spectrum disorders（強迫スペクトラム障害）の概念と今後の展望. 精神科治療学, 22：499-507, 2007
中尾智博：強迫スペクトラム障害と衝動性. 分子精神医学, 9：327-334, 2009
高橋三郎他訳：DSM-IV-TR 精神疾患の分類と診断の手引き. 医学書院, p187-192, 2003
井上令一他監訳：カプラン臨床精神医学テキスト 第2版. メディカル・サイエンス・インターナショナル, p698-701, 2004

第2回試験 問題044

パニック発作について、<u>誤っている</u>のはどれか、2つ選べ。

a. 状況や場所にかかわらず出現する。
b. 最も頻度の高い症状は過呼吸である。
c. 発作の出現から予期不安へと進展する。
d. 現実感喪失や離人症状が出現することもある。
e. 強い恐怖や不安は通常1〜2時間で頂点に達する。

解答　b・e

解説

○ a. パニック発作では、予期しない発作が状況や場所にかかわらず繰り返される。
× b. パニック発作に伴って出現する頻度の高い症状は動悸や胸痛などの循環器系症状、めまいや震え、しびれなどの神経学的症状、窒息感、息苦しさなどの呼吸器系症状である。
○ c. パニック発作の出現により、また発作が起きるのではないかという予期不安へと進展する。
○ d. 現実感喪失や離人症状が、「パニック発作」の症状の1つとして出現することもある。
× e. パニック発作に共通する特徴は、突然の強い不安や恐怖が身体症状と同時に起こり、10分以内に頂点に達し、数十分程度が過ぎると治まることである。

参考文献

熊野宏昭他編：パニック障害ハンドブック：治療ガイドラインと診療の実際. 医学書院, p29-35, 2008

第2回試験 問題053

選択的セロトニン再取り込み阻害薬（SSRI）の有効性が認められないのはどれか、1つ選べ。

a. 心気障害
b. 解離性障害
c. パニック障害
d. 心的外傷後ストレス障害
e. 持続性身体表現性疼痛障害

解答　b

解説

○ a. 心気症は重篤な身体疾患に罹患しているという観念への「とらわれ」と特徴づけられる。強迫性パーソナリティ障害、うつ病、不安障害との関連性がいわれている。近年、「とらわれ」や「反復的・儀式的行為」を共通する症候学的特徴とし、遺伝的脆弱性や神経生物学的背景を共有する障害群として「強迫スペクトラム障害」が提唱されている。心気症や身体醜形障害はこの強迫スペクトラム障害の中で「外観、身体的イメージや感覚へのとらわれ」を示す一群に位置づけられ、SSRIの有効性が実証されている。

× b. 解離性障害の治療の基本は精神療法である。抗うつ薬や抗不安薬はあくまでも精神療法の補助手段として有効なことがあるという資料もある。

○ c. パニック障害の薬物療法においては、SSRIと三環系抗うつ薬クロミプラミンが効果と忍容性の点で、ベンゾジアゼピン系抗不安薬よりも優れている。日本において保険適用が取れているSSRIはパロキセチンとセルトラリンである。

○ d. 心的外傷後ストレス障害の薬物療法においては、SSRIが効果と忍容性の点から第一選択薬となっている。三環系抗うつ薬の中では、イミプラミンとアミトリプチリンの有効性も実証されている。抗うつ薬以外では、カルバマゼピンやバルプロ酸のような抗てんかん薬の有用性も報告されている。

○ e. 疼痛性障害の治療に鎮痛薬は有効ではない。三環系抗うつ薬、SSRI、SNRI（セロトニン・ノルアドレナリン再取り込み阻害薬）、抗てんかん薬（ガバペンチンなど）が有効であるが、セロトニン系のみに作用するSSRIよりもセロトニン系とノルアドレナリン系両方に作用するSNRIの方が優っているとされる。

参考文献

a. 中前 貴：OCDの多様性と薬物療法：強迫スペクトラム障害との関連をふまえて．精神経誌, 113：1016-1025, 2011
b. 井上令一他監訳：カプラン臨床精神医学テキスト 第2版. メディカル・サイエンス・インターナショナル, p740, 2004
c. 同書, p658-660
d. 同書, p684-685
e. 同書, p713
松山賢一他：高齢者の身体表現性障害：とくに疼痛性障害とその周辺. 老年精神医学雑誌, 22：935-940, 2011

第2回試験 問題054

心的外傷後ストレス障害（PTSD）について誤っているのはどれか、1つ選べ。

a. 性暴力被害は発症率の高い外傷的出来事である。
b. 一般人口中の有病率はパニック障害よりも低い。
c. ソーシャルサポートの程度は発症に影響しない。
d. 小児期の心的外傷体験は発症の危険因子となる。
e. 一般人口中の有病率は男性よりも女性の方が高い。

解答　c

解説

○ a. 各種の外傷的出来事の中でも、レイプなどの深刻な性暴力被害は、災害や事故に比べてPTSDの発症率が高いことが各国の報告で一致している。アメリカの疫学研究の結果では、レイプ被害者のPTSD生涯有病率は50％近くに上っており、PTSD全体の有病率は男性でも女性でも同等である。

○ b. 本邦で報告された一般人口中の12ヵ月間有病率はパニック障害0.5％（他にパニックのない広場恐怖0.3％）であり、PTSD有病率は0.4％とやや低かった。一方アメリカでの一般人口中の12ヵ月間有病率は、パニック障害2.7％（他にパニックのない広場恐怖0.8％）、PTSD 3.5％であり、両者の有病率は匹敵している。

× c. 疫学研究のメタアナリシスの結果では、ソーシャルサポートの有無は発症に関連しており、ソーシャルサポートが有意に発症を抑止する効果があることが明らかにされている。

○ d. 小児期の心的外傷体験などのトラウマ歴は発症の危険因子となることが知られている。

○ e. アメリカの研究では一般人口中の生涯有病率は男性5％、女性10％であり、女性の割合は男性のほぼ倍である。

参考文献

塩入俊樹他編：不安障害診療のすべて. 医学書院, p92-120, 2013
a. 山内俊雄他編：専門医をめざす人の精神医学 第3版. 医学書院, p481-484, 2011
a. b. e. Kessler RC：Prevalence, severity, and comorbidity of 12-month DSM-IV disorders in the National Comorbidity Survey Replication. Arch Gen Psychiatry, 62: 617-627, 2005
b. Kawakami N, et al.：Twelve-month prevalence, severity, and treatment of common mental disorders in communities in Japan: preliminary finding from the World Mental Health Japan Survey 2002-2003. Psychiat Clin Neurosci, 59: 441-452, 2005

第2回試験 問題064

心的外傷後ストレス障害を引き起こすストレス因子とならないのはどれか、2つ選べ。

a. 強姦
b. 突然のリストラ
c. 配偶者との死別
d. 激しい交通事故
e. 殺人場面の目撃

解答 b・c

解説

心的外傷後ストレス障害（PTSD）は必ず、誰にとっても非常に脅威的で破局的性質を持つ体験に曝露された時にのみ発症する。例えば、死や外傷の危機の体験あるいは目撃、自然災害に巻き込まれる体験、生命にかかわる病気の宣告を受ける体験であり、顕著な恐怖や戦慄を含む反応を生じる。人為的災害や事故の方が、天災よりもPTSDを惹起しやすい。強姦はPTSDを惹起しやすい。個人の資質（性格傾向）や神経症性障害の既往は、PTSDの発症を規定するものではなく、症状経過に影響を与える程度である。

- ○ a. 強姦はPTSDを惹起しやすい。
- × b. リストラは通常破滅的脅威までを惹起しない。
- × c. 突然の事故による配偶者の死を真近で目撃するなどの体験でなければ、通常は破滅的脅威までを惹起しない。
- ○ d. 激しい交通事故を体験することは、死の恐怖を味わうことになりPTSDを惹起しやすい。
- ○ e. 殺人場面の目撃は、死の恐怖を感じる可能性が強くPTSDを惹起しやすい。

参考文献
融 道男他監訳：ICD-10 精神および行動の障害 臨床記述と診断ガイドライン 新訂版. 医学書院, p164-165, 2005
井上令一他監訳：カプラン臨床精神医学テキスト 第2版. メディカル・サイエンス・インターナショナル, p677-683, 2004
融 道男他監訳：カプラン臨床精神医学Q&Aレビュー. メディカル・サイエンス・インターナショナル, p207, 211, 2009

第2回試験 問題074

適応障害でみられない症状はどれか、2つ選べ。

a. 不安
b. 怒り
c. 健忘
d. 退行
e. 離人症状

解答 c・e

解説

適応障害は生活上のストレスに反応して発症する神経症性障害であり、主観的な苦悩と情緒の障害を呈する幅広い概念である。ストレスの強弱よりも、個人的資質や脆弱性が発症の危険性と症状形成に大きな役割を演じる。ストレスへの情緒的反応として一般的な不安、抑うつ以外にも怒りや緊張を含む。また、小児の退行や青年期の攻撃的あるいは反社会的行動も症状に含まれる。

- ○ a. 不安がみられる場合は「混合性不安抑うつ反応」もしくは「主として他の情緒の障害を伴うもの」と診断する。
- ○ b. 怒りがみられる場合は「主として他の情緒の障害を伴うもの」と診断する。
- × c. 心因性の健忘は解離性障害でみられる（解離性健忘）。
- ○ d. 小児においては指しゃぶりや夜尿症などの退行行動を示す反応がみられ、その場合は「主として他の情緒の障害を伴うもの」と診断する。
- × e. ストレス反応性に離人症状がみられる場合は離人・現実感喪失症候群や解離性障害と診断される。離人症状はうつ病、恐怖症、強迫性障害との関連で生じることが多い。

参考文献
a. b. d. 融 道男他監訳：ICD-10 精神および行動の障害 臨床記述と診断ガイドライン 新訂版. 医学書院, p160-162, 2005
c. 同書, p164-165
e. 同書, p180-181

神経症性障害・ストレス関連障害及び身体表現性障害(摂食障害を含む)

第2回試験 問題084 誤っているのはどれか、2つ選べ。

a. 社交恐怖には対人恐怖が含まれる。
b. 全般性不安障害には身体症状を認めない。
c. パニック発作は二酸化炭素で誘発される。
d. 強迫性障害と全般性不安障害との関連は弱い。
e. 心的外傷後ストレス障害は心的外傷体験の1年後でも発症する。

解答　b・d

解説

○ a. 社交恐怖は比較的少人数の集団の中で、他人から注視されることに恐怖感を抱き、過度に緊張し体がふるえたり冷や汗が出るなどの症状が出るため、集団への参加を回避する。日本では従来から対人恐怖と呼ばれてきた。視線恐怖、赤面恐怖が含まれる。

× b. 全般性不安障害では全般的かつ持続的で、特定の状況や対象に限定されない「自由に浮動する」不安が特徴である。不安と同時に運動性緊張(筋緊張性頭痛、振戦など)ならびに自律神経過活動(頭のふらつき、発汗、頻脈、心窩部不快、口渇など)の症状が伴う。

○ c. パニック障害にみられるパニック発作は特定の状況的誘発因子とは関係なく突然出現するが、過労や心理的ストレスなどの非特異的条件が加わったときに誘発されることもある。また、乳酸ナトリウムの静脈注射や二酸化炭素の吸入によっても誘発される。

× d. 強迫性障害の多くはうつ病、全般性不安障害、恐怖性不安障害、パニック障害と併存している。

○ e. 心的外傷後ストレス障害(PTSD)は心的外傷体験後数週から6か月以内の潜伏期間を経て発症するものとICD-10では規定されている。幼児期の虐待など慢性的に繰り返す心的外傷体験の後、数十年を経て発症する場合は、F62.0破局的体験後の持続的パーソナリティ変化と診断される。しかし、DSM-IV-TRでは症状の発現がストレス因子から6か月以上たってからの場合「発症遅延」として特定されているので、必ずしも誤りとはいえない。

参考文献
a. 融 道男他監訳：ICD-10 精神および行動の障害 臨床記述と診断ガイドライン 新訂版. 医学書院, p148-149, 2005
　大熊輝雄：現代臨床精神医学 改訂第11版. 金原出版, p275, 2008
b. 融 道男他監訳：ICD-10 精神および行動の障害 臨床記述と診断ガイドライン 新訂版. 医学書院, p152, 2005
　大熊輝雄：現代臨床精神医学 改訂第11版. 金原出版, p278, 2008
c. 同書, p276-278
d. 井上令一他監訳：カプラン臨床精神医学テキスト 第2版. メディカル・サイエンス・インターナショナル, p669, 686-688, 2004
e. 融 道男他監訳：ICD-10 精神および行動の障害 臨床記述と診断ガイドライン 新訂版. 医学書院, p158-160, 218-219, 2005
　井上令一他監訳：カプラン臨床精神医学テキスト 第2版. メディカルサイエンス・インターナショナル, p679-680, 2004

第2回試験 問題094 強迫性障害において、パニック障害と異なる特徴はどれか、1つ選べ。

a. 児童期発症例の存在
b. 認知行動療法の有効性
c. 気分障害との密接な関連
d. 基底核の機能異常の関与
e. 選択的セロトニン再取り込み阻害薬(SSRI)の有効性

解答　d

解説

○ a. いずれの障害でも、児童期の発症を認める。
○ b. いずれでも、認知行動療法は有効であるが、パニック障害では、曝露療法や認知行動療法が、強迫性障害では曝露反応妨害法が一般的である。
○ c. いずれでも気分障害、特に大うつ病の併存が高率であり、関係が深い。
× d. 強迫性障害患者の脳画像検査では、前頭前野や大脳基底核(特に尾状核)の活動性亢進が特徴とされる。一方、パニック障害では、側頭葉、特に海馬に異常が見られ、両者には相違が認められる。
○ e. いずれでもSSRIは有効であり、保険適用を有している。

参考文献
a. 井上令一他監訳：カプラン臨床精神医学テキスト 第2版. メディカル・サイエンス・インターナショナル, p658, 669, 2004
　樋口輝彦他編：今日の精神疾患治療指針. 医学書院, p334, 2012
b. 井上令一他監訳：カプラン臨床精神医学テキスト 第2版. メディカル・サイエンス・インターナショナル, p660, 676, 2004
c. 同書, p657, 669
d. 同書, p652, 670
e. 同書, p658, 675

第2回試験 問題095 抗不安薬について正しいのはどれか、2つ選べ。

a. セロトニン1A受容体部分作動薬は筋弛緩作用を有する。
b. 急性狭隅角緑内障にベンゾジアゼピン系抗不安薬は禁忌である。
c. セロトニン1A受容体部分作動薬は服用翌日から効果が発現する。
d. エチゾラムの半減期は他のベンゾジアゼピン系抗不安薬に比べて短い。
e. ベンゾジアゼピン系抗不安薬はγ-アミノ酪酸（GABA）B受容体に結合する。

解答　b・d

解説

× a. 日本で処方可能なセロトニン1A受容体部分作動薬はタンドスピロン1剤である。ベンゾジアゼピン系抗不安薬と異なりGABA系に作用しないので筋弛緩作用、催眠作用という副作用が目立たず離脱症状を起こさないため、高齢者には望ましい。副作用としては眠気、ふらつき、めまい、頭痛などが報告されている。

○ b. ベンゾジアゼピン系抗不安薬は急性狭隅角緑内障ならびに重症筋無力症には禁忌となっている。また、三環系や四環系抗うつ薬も急性狭隅角緑内障には禁忌となっている。呼吸抑制の観点から慢性閉塞性肺疾患や睡眠時無呼吸に対しては慎重な投与が必要である。

× c. セロトニン1A受容体部分作動薬は治療効果が発現するまでに2～3週間かかる。

○ d. ベンゾジアゼピン系抗不安薬は作用時間（血中半減期）によって短時間作用型（血中半減期4～6時間：エチゾラム、クロチアゼパム）、中間型（血中半減期10～20時間：ロラゼパム、アルプラゾラム、ブロマゼパム）、長時間型（血中半減期20～50時間：ジアゼパム、クロナゼパム、クロルジアゼポキシド）と超長時間型（血中半減期90時間以上：ロフラゼプ酸エチル）に分けられる。

× e. ベンゾジアゼピン系抗不安薬はγ-アミノ酪酸（GABA）A受容体・塩素イオンチャネルと複合体を形成しているベンゾジアゼピン受容体に結合し、GABAによる塩素イオンチャネルからの細胞内への塩素イオンの流入を促進し、神経細胞の興奮を抑制して抗不安、鎮静効果を発揮する。

参考文献
a.c. 井上令一他監訳：カプラン臨床精神医学テキスト 第2版. メディカル・サイエンス・インターナショナル, p1109-1111, 2004
a.d. 大熊輝雄：現代臨床精神医学 改訂第11版. 金原出版, p483-486, 2008
b. 浦部晶夫他編：今日の治療薬 解説と便覧2012. 南江堂, p823-825, 841-845, 2012
b.e. 井上令一他監訳：カプラン臨床精神医学テキスト 第2版. メディカル・サイエンス・インターナショナル, p1099-1107, 2004

第3回試験 問題007 子どもの心的外傷後ストレス障害（PTSD）について誤っているのはどれか、1つ選べ。

a. 一人で眠ることを恐れる。
b. 遺尿症を起こすことがある。
c. 大人と比べてフラッシュバックは少ない。
d. 以前楽しんでいた活動に対する興味を失う。
e. 遊びの中で外傷や外傷に関連したテーマが反復される。

解答　c

解説

PTSD（posttraumatic stress disorder；心的外傷後ストレス障害）は子どもにも起こるが、ほとんどの研究は大人を対象としたものである。子どもにおいても、外傷的な出来事の反復夢や怪物の悪夢、腹痛、頭痛のような身体症状が生じることが報告されている。一般に子どもにおけるPTSDは過小評価されている。両親の精神病理、家庭生活の状況、教育などの家庭的因子が、子どもの症状を決定するのに重要な働きを果たす。外傷的な出来事に対する両親の反応は、とくに外傷の性質やそれがもつ危険を十分には理解できない幼い子どもに影響を与えるといわれている。

○ a. 子どもにはしばしば退行的な行動がみられ、一人で眠ることを怖がったり、遺尿症などを起こす。

○ b. aの解説参照。

× c. 子どもは大人と同様に、苦悩、侵襲的な観念や記憶、フラッシュバック、悪夢などの形で外傷的出来事を再体験する。子どもの悪夢は外傷の手段と結びついていたり、他の恐怖と全般化したりする。

○ d. 子どもはしばしば、以前には楽しんでいた活動をやめたり、それに対する興味を失ったりする。

○ e. 子どもにおいてもフラッシュバックは、大人と同様に生じる。外傷的遊戯（traumatic play）は幼い子どもに見られる再体験の特殊な形で、遊びの中で外傷や外傷と関連した主題が反復的に行動化され続ける。より年長の子どもたちは再演技（reenactment）と呼ばれている過程で外傷のありさまを生活のなかに取り込んでいく、といわれている。

参考文献 井上令一他監訳：カプラン臨床精神医学テキスト 第2版. メディカル・サイエンス・インターナショナル, p681, 2004

第3回試験 問題008 適応障害について誤っているのはどれか、2つ選べ。

a. 個人的脆弱性の関与は少ない。
b. 青年期には攻撃的行動がみられる。
c. 発症後6か月以内に症状は消退する。
d. 遷延性抑うつ反応では、症状が3年以上持続する。
e. ストレス性の出来事が生じてから1か月以内に発症する。

解答　a・d

解 説

✗ a. 適応障害は生活上のストレスに反応して発症する神経症性障害であり、主観的な苦悩と情緒の障害を呈する幅広い概念である。ストレスの強弱よりも、個人的資質や脆弱性が発症の危険性と症状形成に大きな役割を演じる。診断のためには症状、病歴ストレス性の出来事に加え人格についても注意深い評価が必要とされる。

○ b. 抑うつ・不安・怒りの感情を抱いて劇的な行動や突発的な暴力を起こしてしまいそうに感じても、通常は行動化は起こさない。しかし、特に青年期では攻撃的、反社会的行動に至ることがある（F43.24 主として行為の障害を伴うもの）。

○ c. 症状の持続は遷延性抑うつ反応（F43.21）を除いて、通常6か月を越えない。

✗ d. 遷延性抑うつ反応（F43.21）はストレスの多い状況に長期間さらされたことへの反応として起こるが、持続は2年を越えない軽症抑うつ状態である。

○ e. 発症はストレス性の出来事から通常1か月以内である。

参考文献：融　道男他監訳：ICD-10 精神および行動の障害 臨床記述と診断ガイドライン 新訂版．医学書院，p160-162，2005

第3回試験 問題016 強迫性障害の薬物療法において一般に第一選択でないのはどれか、2つ選べ。

a. リチウム
b. バルプロ酸
c. パロキセチン
d. フルボキサミン
e. クロミプラミン

解答　a・b

解 説

強迫性障害に薬物療法が有効であることは多くの臨床試験において証明されている。強迫性障害の薬物療法は、うつ病性障害やその他の精神疾患でよく用いられるものである。標準的な方法としては、SSRI（選択的セロトニン再取り込み阻害薬）やクロミプラミンが使用される。最初の効果発現は、服薬開始4～6週間後であるが、最大の治療効果に達するのは8～16週間かかるとされる。わが国ではSSRIとしてはフルボキサミンとパロキセチンが強迫性障害の保険適用を受けている。治療的有効性を得るためには、しばしば高用量が必要とされる。セロトニン系薬物は強迫性障害患者に対する治療の有効性を50～70％に上昇させたといわれている。抗うつ薬に反応した強迫性障害のかなり多くは、薬物治療を中止すると再発するといわれている。もし、セロトニン系薬物が有効でなければ、他の薬物を使用する戦略に変えていく。これらの薬物によって改善がもたらされない場合、ドパミン阻害性の抗精神病薬、とりわけリスペリドン、オランザピン、クエチアピンなどの非定型抗精神病薬が有効なことが多い。また衝動性に対してはバルプロ酸ナトリウム、カルバマゼピン、クロナゼパムなども考慮される。

✗ a. クロミプラミンまたはSSRIによる治療が奏功しない場合は、多くの治療者が増強療法としてリチウムやバルプロ酸、カルバマゼピンなどを加えるが、第一選択の薬剤ではない。

✗ b. aの解説参照。

○ c. d. わが国でも強迫性障害の治療薬として承認されている薬剤である。

○ e. 3環系、4環系抗うつ薬のなかでは、クロミプラミンはノルアドレナリン再取り込み阻害作用に比べセロトニン再取り込み阻害作用強度が最も高い。わが国では、クロミプラミンは強迫性障害の保険適用を受けていないが、強迫性障害の治療にしばしば用いられる。

参考文献：井上令一他監訳：カプラン臨床精神医学テキスト 第2版．メディカル・サイエンス・インターナショナル，p675-676，2004
山内俊雄他編：専門医をめざす人の精神医学 第3版．医学書院，p479，2011

第3回試験 問題017　パニック発作について正しいのはどれか、2つ選べ。

a. 失神することがある。
b. 過呼吸は特異的な症状である。
c. 特定の状況・場所でのみ出現する。
d. パニック障害に特有の症状である。
e. カフェイン過剰摂取は症状の増悪因子である。

解答　a・e

解説

○ a. パニック障害のパニック発作は出現後10分程で急速に症状が増悪する。パニック発作中は動悸、胸痛から死への恐怖を抱き、およそ20％の患者が失神する。

× b. パニック発作中に呼吸促迫から過呼吸が出現し、二次的に四肢末端のしびれ感、冷汗、苦悶感が生じることがある。しかし、過呼吸はパニック発作に特有な症状ではなく、心身症のカテゴリーに分類される過喚気症候群でみられる。

× c. パニック発作は、①状況的誘発因子に無関係に突然起こるもの、②特定の恐怖状況においてのみ起こるもの、③特定の状況因子がパニック発作の準備状況をつくるもの、の3つに区分される。①はパニック障害に特徴的で診断に必須である。②は社交恐怖、高所恐怖、広場恐怖、強迫性障害で恐れている状況に曝露された時にパニック発作が出現する。この2種類のパニック発作の区別は鑑別診断上重要である。

× d. cの解説参照。

○ e. パニック障害においてカフェイン、アルコール、ニコチンの使用はパニック発作の増悪因子である。

参考文献
a.e. 井上令一他監訳：カプラン臨床精神医学テキスト 第2版. メディカル・サイエンス・インターナショナル, p655, 2004
b. 同書, p896
c.d. 同書, p655–658
大熊輝雄：現代臨床精神医学 改訂第11版. 金原出版, p276–277, 2008

第3回試験 問題025　身体化障害の患者への治療的接近で誤っているのはどれか、1つ選べ。

a. 診察は定期的に行う。
b. 身体的診察は比較的短くする。
c. 身体的訴えに対しては、感情表現として傾聴する。
d. 症状の中に心理的要因が含まれている可能性を患者に気づいてもらう。
e. 服薬コンプライアンスは概ね良好であり、薬物モニターは行わない。

解答　e

解説

身体化障害は、身体所見や検査所見からは十分に説明できない多くの身体症状を特徴とする。原因はよく知られていないが、心理社会的には、症状を社会的な伝達の型として解釈し、責務を回避したり（例えば、行きたくない仕事を回避する）、情動を表出したり（例えば、配偶者に対する怒り）、感情あるいは信念を象徴化したりする（例えば、内臓の痛み）と考える精神分析的な立場がある。生物学的な所見も散見しているが、予後・経過は慢性的で、増大した、あるいは新しいストレスの期間と身体症状の悪化との間には関連のあることが多い。治療は通常、精神療法的アプローチと薬物療法の併用が多く、精神療法では、患者が自らの症状に対処し、基底にある情動を表現し、感情を表現するために、他に採りうる戦略を発展できるように援助される。

○ a. 主治医は定期的に、一般的には毎月、患者を診察するべきである。

○ b. それぞれの身体的愁訴に応じて、各身体部位の診察を行うべきであるが、診察は比較的短くする。余分な臨床検査や診断手続きは避けるようにするべきである。

○ c. いったん身体化障害と診断されれば、医師は身体的愁訴を医療的な愁訴ではなく情動的表出として耳を傾けるべきである。

○ d. 症状の中に心理的要因が含まれている可能性に患者が気づくように、導くべきである。

× e. 身体化障害の患者の薬物の使い方は常軌を逸していたり信用できなかったりするので、薬物治療はモニターしなければならない。

参考文献
井上令一他監訳：カプラン臨床精神医学テキスト 第2版. メディカル・サイエンス・インターナショナル, p698–702, 2004

第3回試験 問題026 身体表現性障害（ICD-10）について正しいのはどれか、2つ選べ。

a. 心気障害は50歳以上の発症が多い。
b. 心気障害には病的な外見へのとらわれが含まれる。
c. 筋緊張性頭痛は持続性身体表現性疼痛障害に含まれる。
d. 身体化障害には掻痒感や灼熱感など皮膚感覚の異常がみられる。
e. 過敏性腸症候群と神経因性頻尿は、身体表現性自律神経機能不全には含まれない。

解答　b・d

解説

× a. 心気障害の50歳以降の初発は稀である。
○ b. 病的な外見へのとらわれ、特に外見に関する想像上の、あるいは些細なことへの過剰なとらわれは、DSM-IV-TRでは、身体醜形障害に該当する。一方、ICD-10では、心気障害に含まれている。
× c. 生理的過程や身体的障害によって説明されないことが必要であるが、筋緊張性頭痛や片頭痛は、精神-生理学的メカニズムが知られたもので、心因性の場合にでもこれには該当しない。
○ d. 身体化障害には、掻痒感や灼熱感などの皮膚感覚の異常に加えて、消化器系（嘔吐、吐き気、痛み）、あるいは性や月経に関する訴えが多い。
× e. 身体表現性自律神経機能不全には、心臓・心血管系、上部、下部消化管、呼吸器系、泌尿生殖器系など、特定の器官に関する主観的症状、そして重篤な障害が存在する可能性のとらわれが特徴的である。過敏性腸症候群、あるいは神経因性頻尿などはここに含まれる。

参考文献
a. 融 道男他監訳：ICD-10 精神および行動の障害 臨床記述と診断ガイドライン．医学書院, p173, 1993
b. 同書, p174
　高橋三郎他訳：DSM-IV-TR 精神疾患の診断・統計マニュアル．医学書院, p488-491, 2002
c. e. 融 道男他監訳：ICD-10 精神および行動の障害 臨床記述と診断ガイドライン．医学書院, p176, 1993
d. 同書, p171

第3回試験 問題034 抗不安薬について正しいのはどれか、2つ選べ。

a. 閉塞性肺疾患への投与は禁忌である。
b. 離脱症状は服薬中断後1日以内に出現する。
c. 半減期が短い薬剤では、反跳性不安が出現しやすい。
d. 離脱症状の出現時期は、半減期が長い薬剤程遅くなる。
e. クロチアゼパムの抗不安作用は、ロラゼパムよりも強い。

解答　c・d

解説

× a. ベンゾジアゼピン系抗不安薬は急性狭隅角緑内障ならびに重症筋無力症には禁忌となっている。呼吸抑制の観点から慢性閉塞性肺疾患や睡眠時無呼吸に対しては慎重な投与が必要である。
× b. ベンゾジアゼピン抗不安薬を長期（4か月以上）に服薬した後に、急激に服薬を中断すると高率に離脱症状が出現する。短時間作用型ベンゾジアゼピン抗不安薬の場合は2～3日以内に、長時間作用型ベンゾジアゼピン抗不安薬では7日以内に離脱症状が出現する。
○ c. 反跳性不安とは、抗不安薬によって抑制されていた不安が、服薬中止により一過性に服薬前よりも強くなる現象であり、離脱症状よりも早期に出現する。反跳性不安は短時間作用型ベンゾジアゼピン系抗不安薬で起こりやすい。
○ d. bの解説参照。
× e. ベンゾジアゼピン系抗不安薬の抗不安作用強度は血中半減期の長短と一致していない。血中半減期が短いクロチアゼパムの抗不安作用強度は最も弱いが、同じ短時間作用型のエチゾラムの抗不安作用強度は中等度以上である。長時間作用型でもクロルジアゼポキシドの抗不安作用強度は弱いが、クロキサゾラムやクロナゼパムのそれは非常に強い。

参考文献
a. 樋口輝彦他編：臨床精神薬理ハンドブック．医学書院, p189, 2003
b. d. 井上令一他監訳：カプラン臨床精神医学テキスト 第2版．メディカル・サイエンス・インターナショナル, p1099-1107, 2004
　樋口輝彦他編：臨床精神薬理ハンドブック．医学書院, p186-193, 2003
c. 上島国利他編：EBM精神疾患の治療（2006-2007）．中外医学社, p259-261, 2006
e. 浦部晶夫他編：今日の治療薬 解説と便覧 2012．南江堂, p833, 2012

第3回試験 問題035　誤っているのはどれか、2つ選べ。

a. 強迫性緩慢は男性に多い。
b. 恐怖症性不安障害は男性に多い。
c. 血液・外傷恐怖では、頻脈と失神が特徴である。
d. 「家にこもりきり」であれば社交恐怖と考えられる。
e. 全般性不安障害では、発汗や頻脈など自律神経症状がみられる。

解答　b・d

解説

○ a. 強迫性緩慢とは、「まさにぴったり」の追求や不完全感の緩和などを目的とし、同じ動作を数時間にわたり何度もやり直したり、決断不能から動けなくなったりして、次の行動に移れなくなる状態である。これは男性に多い。
× b. 男性よりも女性に多い。
○ c. 特定の恐怖症の中の、血液・外傷恐怖（DSM-IV-TRの血液・注射・外傷型）では、そのような状況での頻脈、そして徐脈と血圧低下、さらに失神（血液運動性失神反応）が特徴的である。
× d. 引きこもりの原因が社交恐怖（社交不安障害）とは限らないし、社交恐怖患者では回避が特徴ではあるが、家に閉じこもり、社会的孤立に至るのは極端なケースである。
○ e. 全般性不安障害では、自律神経性の過活動（頭のふらつき、発汗、頻脈、呼吸の促迫、めまい、口渇など）が認められる。

参考文献

a. 融　道男他監訳：ICD-10 精神および行動の障害 臨床記述と診断ガイドライン. 医学書院, p155, 1993
b. 同書, p146
c. 同書, p149
　高橋三郎他訳：DSM-IV-TR 精神疾患の診断・統計マニュアル. 医学書院, p428, 429, 2003.
d. 融　道男他監訳：ICD-10 精神および行動の障害 臨床記述と診断ガイドライン. 医学書院, p148, 1993.
e. 同書, p151

第3回試験 問題044　身体表現性障害について誤っているのはどれか、1つ選べ。

a. 演技的行動がしばしばみられる。
b. 身体化障害の早期の名称はブリケ症候群である。
c. 心気障害では、多彩で変化する身体症状が特徴である。
d. 共通する特徴は、身体疾患では説明できない身体症状である。
e. 鑑別不能型身体表現性障害は、身体化障害の診断閾値以下のものである。

解答　c

解説

○ a. 身体表現性障害では身体症状の発現が生活上の困難や葛藤と密接な関係をもつと考えられる場合でさえ、患者は身体症状と心理的原因の関連について話し合おうとしない。患者は周囲の注意を引こうと演技的な行動を取ることが多い。特にその傾向は身体化障害に著しい。
○ b. 身体化障害の早期の名称はヒステリーであり、さらにフランスの医師P. ブリケによって1859年、症状と冒される臓器系が多彩で慢性的に経過する疾患として報告されたことにより、ブリケ症候群と呼ばれていた。
× c. 心気障害は重篤な身体疾患に罹患しているという観念への「とらわれ」と特徴づけられる。執拗な身体愁訴はみられるが、通常は1つか2つの器官や器官系に集中する。
○ d. 身体表現性障害に共通する特徴は、訴える身体症状の身体的基盤がないか、身体的基盤があっても身体症状がそれでは説明できないもので、医師による身体的基盤がないという保証を受け入れず、医学的検索を執拗に要求する姿勢である。
○ e. 鑑別不能型身体表現性障害は身体愁訴が多発性で変化し持続的であるが、身体化障害の完全で典型的な臨床像を満たさないものと定義され、例えば短期間（2年未満）のそれほど目立たない症状パターンなどが該当する。DSM-IVではより具体的に「1つまたはそれ以上の身体愁訴」と規定している。

参考文献

a. 大熊輝雄：現代臨床精神医学 改訂第11版. 金原出版, p285, 2008
　井上令一他監訳：カプラン臨床精神医学テキスト 第2版. メディカル・サイエンス・インターナショナル, p688-702, 2004
b. 同書, p698
c. 融　道男他監訳：ICD-10 精神および行動の障害 臨床記述と診断ガイドライン 新訂版. 医学書院, p173-175, 2005
d. 同書, p170-171
e. 同書, p173
　井上令一他監訳：カプラン臨床精神医学テキスト 第2版. メディカル・サイエンス・インターナショナル, p713-716, 2004

第3回試験 問題054

神経性無食欲症のうち制限型に比べて、むちゃ食い・排出型に関連が強いのはどれか、2つ選べ。

a. 自殺企図
b. 薬物乱用
c. 社会的孤立
d. 身体像へのこだわり
e. 摂取カロリーへのこだわり

解答　a・b

解説

DSM-IV-TRでは神経性無食欲症は制限型とむちゃ食い・排出型の2つの亜型に分類されている。患者の約50％は自発的な摂食制限を持続的に制御できず、むちゃ食い、自己誘発性嘔吐、下剤乱用を行うむちゃ食い・排出型へと移行する。むちゃ食い・排出型は神経性大食症と多くの共通する特徴を持つ。すなわち、物質乱用や衝動制御障害、パーソナリティ障害を伴う傾向がみられることである。逆に2つの亜型に共通するものは摂取カロリーや食事内容、体重や身体像への強迫的なこだわり、過剰な運動、社会的な孤立である。

○ a. 解説参照。
○ b. 解説参照。
× c. 解説参照。
× d. 解説参照。
× e. 解説参照。

参考文献　井上令一他監訳：カプラン臨床精神医学テキスト 第2版. メディカル・サイエンス・インターナショナル, p713-716, 2004

第3回試験 問題065

解離性健忘について誤っているのはどれか、2つ選べ。

a. 一過性全健忘と同義である。
b. 症状は突然終わるのが普通である。
c. 一般的情報の記憶は障害されない。
d. 混乱し、まとまりのない行動がみられる。
e. ベンゾジアゼピン系薬剤を用いた面接が有効である。

解答　a・d

解説

× a. 一過性健忘は海馬付近に生じる一過性虚血によって起こる、数時間から数日続く挿間性の健忘であり、比較的まとまった行動をとるが、ごく軽度の意識障害が存在する。急性の逆行性健忘であるが、解離性健忘と異なり自己同一性は保たれ、近時記憶障害がみられる。
○ b. 心理的葛藤や心的外傷をきっかけとして突然発症し、突然症状が消失するのが一般的である。
○ c. 解離性健忘は自己同一性に関わる健忘であり、自分の生活史に関する記憶（エピソード記憶）を失うが、言語、社会的手続き、日常生活上の手続き等の一般的情報の記憶（意味記憶）は保たれている。この臨床像は認知症とは正反対である。
× d. 健忘以外では患者は全く完璧のように見え、首尾一貫した行動をとり、混乱やまとまりのない行動は見られない。
○ e. 治療としては、催眠療法を用いて弛緩した状態にさせ、患者が失った記憶を追想させたり、短時間型バルビツールやベンゾジアゼピンの静脈注射を用いて、誘因となったストレス因子や失った記憶を取り戻すきっかけとする方法がある。

参考文献
a. 大熊輝雄：現代臨床精神医学 改訂第11版. 金原出版, p83, 181, 2008
b. c. d. 同書, p282-283
融　道男他監訳：ICD-10精神および行動の障害 臨床記述と診断ガイドライン 新訂版. 医学書院, p164-165, 2005
b. c. d. e. 井上令一他監訳：カプラン臨床精神医学テキスト 第2版. メディカル・サイエンス・インターナショナル, p732-735, 2004

第3回試験 問題073

選択的セロトニン再取り込み阻害薬（SSRI）の有効性が明らかでないのはどれか、2つ選べ。

a. 社交恐怖
b. 急性ストレス反応
c. 月経前不機嫌性障害
d. 身体醜形障害（DSM-IV）
e. 離人・現実感喪失症候群

解答　b・e

解説

○ a. 社交恐怖は他人の注視を浴びる社会状況への恐怖、ならびにそのような状況で過度に緊張し体がふるえたり冷や汗が出るなどの症状を呈する恐怖である。特定の社会状況への恐怖を示す非全般性と、ほとんどの社会状況への恐怖を示す全般性に類別される。全般性に対する治療としてはSSRIが第一選択薬であり、他にベンゾジアゼピン系薬剤が推奨されている。

× b. 急性ストレス反応は例外的に強い心身のストレスに曝露されることにより通常数分以内発現し、数時間から数日以内でおさまる一過性の障害である。有効な薬物療法は示されていないが、鎮静薬や催眠薬の有用性が示唆されている。基本的対応は支持と励ましである。

○ c. 月経前不機嫌性障害は黄体期後半、すなわち月経開始前の1週間にほぼ限定して出現する易刺激性、情動不安定、不安、抑うつ、興味の低下、集中困難、疲労感の増大という気分・認知の症状で特徴づけられ、他に食行動の変化、頭痛、浮腫、乳房の圧痛などの身体症状もみられる。出現頻度は2〜5％である。SSRIの有効性は実証されているが、月経全周期または黄体期のみの服薬のいずれの効果もほぼ同等とされている。

○ d. 「とらわれ」や「反復的・儀式的行為」を共通する症候学的特徴とし、遺伝的脆弱性や神経生物学的背景を共有する「強迫スペクトラム障害」の中で、身体醜形障害は「外観、身体的イメージや感覚へのとらわれ」を示す一群に位置づけられ、SSRIの有効性が実証されている。

× e. 離人・現実感喪失症候群では、自分自身の精神活動（自我意識）、身体および自分を取り巻く周囲の事物について現実感が感じられず、疎隔され自動化されているように感じる。単一の形で出現することは少なく、うつ病、恐怖症性障害、強迫性障害などに伴って出現することが多い。現時点では精神療法、薬物療法の有効性について明確な結果は得られていない。

参考文献
a. 樋口輝彦他監：臨床精神薬理ハンドブック 第2版．医学書院, p270-272, 2009
b. e. 融　道男他監訳：ICD-10 精神および行動の障害 臨床記述と診断ガイドライン 新訂版．医学書院, p157-181, 2005
井上令一他監訳：カプラン臨床精神医学テキスト 第2版．メディカル・サイエンス・インターナショナル, p684-744, 1180, 2004
c. 同書, p630-631, 1180
d. 中前　貴：OCDの多様性と薬物療法：強迫スペクトラム障害との関連をふまえて．精神経誌, 113：1016-1025, 2011

第3回試験 問題082

身体表現性障害の中で演技性パーソナリティ障害と関連が深いのはどれか、2つ選べ。

a. 心気障害
b. 身体化障害
c. 身体醜形障害（DSM-IV）
d. 鑑別不能型身体表現性障害
e. 持続性身体表現性疼痛障害

解答　b・e

解説

× a. 心気障害は身体疾患へのとらわれが特徴であり、強迫性パーソナリティ障害との関連性がある。

○ b. 身体化障害は多彩で動揺性の身体愁訴が特徴であり、依存的、自己中心的で操作性に富み、演技性、非社会性パーソナリティ障害との関連が認められている。

× c. 身体醜形障害は醜さあるいは身体的欠陥への主観的な思い込みが特徴であり、強迫性パーソナリティ障害との関連が認められる。

× d. 鑑別不能型身体表現性障害は身体化障害の診断閾値以下のサブカテゴリーであり、パーソナリティ障害との関連性は指摘されていない。

○ e. 持続性身体表現性疼痛障害は依存性あるいは演技性パーソナリティ障害との関連が認められる。

参考文献
井上令一他監訳：カプラン臨床精神医学テキスト 第2版．メディカル・サイエンス・インターナショナル, p699, 2004

第3回試験 問題093 恐怖症性障害に対する治療法として適切でないのはどれか、1つ選べ。

a. 対抗恐怖的態度（対抗恐怖症的態度を訂正）を身につける。
b. 弱い恐怖刺激から段階的に曝露させる。
c. 状況は安全であることの理解を強化する。
d. 耐えられるだけ長く恐怖刺激に曝露させる。
e. リラックスした状態を自ら導けるように指導する。

解答　a

解説

恐怖症に対する効果的な治療として行動療法が勧められるが、治療がうまくいくためには、患者が治療に積極的にかかわることや、問題と対象がはっきりと確認されること、恐怖感情に対応して別の手段がとれることなどが重要な鍵とされている。様々な行動的治療技法が用いられているが、系統的脱感作が最も知られている。この方法は、不安のヒエラルキー表を作成し、最弱の不安惹起刺激に脱感作されて、次にさらなる刺激へと進み、最終的には最大の不安惹起刺激に対しても恐怖を感じないように脱感作するものである。

× a. 対抗恐怖的態度は、恐れている対象や状況の危険性、あるいは自分がそれを恐れていることを否定するような態度や行動様式をもつことである。そのために、あえて危険な状況を求め、それに向かって熱狂的に突進することが見られる。パラシュート降下やロッククライミングのような潜在的に危険なスポーツに凝る者の中に、対抗恐怖的行動がときおり見受けられる。対抗恐怖的態度は、恐怖症に対する治療法ではない。

○ b. 恐怖症の治療に使われる行動療法は曝露療法であるが、1つの方法として、恐怖刺激に対して弱い刺激から徐々に自己調整しながら曝露を繰り返す系統的脱感作が使われる。
○ c. どうすれば精神的にも身体的にも落ち着きを得られるかを学習することが治療の目標である。
○ d. 恐怖症の治療に使われる曝露療法のもう1つの方法が恐怖刺激に集中的に曝すやり方である。耐えられるだけ長く恐怖刺激に曝されて、ついにはもはやそれを感じない点にまで達する。
○ e. いずれの曝露療法に際しても、リラックスするために、筋弛緩法や、呼吸法、場合によっては向精神薬を使用する対処法を修得しておくことが求められる。

参考文献
a. 井上令一他監訳：カプラン臨床精神医学テキスト 第2版. メディカル・サイエンス・インターナショナル, p663, 2004
b. c. d. e.　同書, p668

第3回試験 問題094 恐怖症について誤っているのはどれか、2つ選べ。

a. 視線恐怖は、社交恐怖に含まれる。
b. 視線恐怖は、相手の視線に対する恐怖である。
c. 広場恐怖には、一人で留守番をする恐怖が含まれる。
d. 社交恐怖は、回避性パーソナリティ障害との鑑別が重要である。
e. 特異的恐怖症では、刃物で他人を傷つけるのではないかという恐怖を抱く。

解答　b・e

解説

○ a. 社交恐怖は比較的少人数の集団の中で、他人から注視されることに恐怖感を抱き、過度に緊張し体がふるえたり冷や汗が出るなどの症状が出るため、集団への参加を回避する。日本では従来から対人恐怖と呼ばれてきた。視線恐怖、赤面恐怖が含まれる。
× b. 視線恐怖には、周囲の目が自分を見ていることが気になるものと、意識せずに相手を見てしまう自分の視線が、相手に不快感を与えるのではないかと悩むもの（自己視線恐怖）の2型がある。
○ c. 広場恐怖は開かれた空間に対する恐怖だけではなく、パニック発作が起こった場合に助けが得られる安全な場所に容易に逃げ出すことが困難な状況に対する恐怖を含む。したがって、自宅を離れる、雑踏の中に入る、列車や飛行機で一人で旅行する、一人で留守番することへの恐怖を含む。
○ d. 社交恐怖、特に対人恐怖では、人前で緊張しすぎる自分が変に思われ軽蔑されるのではないかとの恐怖を抱き、社会状況から回避するもので、自己評価が低く批判されることを恐れる人、回避性パーソナリティ障害の人に起こりやすい。社交恐怖と回避性パーソナリティ障害の鑑別は困難な場合がある。
× e. 特異的恐怖症は動物、自然環境、状況など極めて特異的な状況・物に限定してみられる恐怖症である。高所恐怖、動物恐怖、閉所恐怖、先端恐怖、疾病恐怖などが含まれるが、対象から自分が被害を受ける恐怖を抱くもので、先端恐怖では刃物で自分を傷つけてしまうのではないかと恐れるが、逆に強迫性障害では刃物で他人を傷つけてしまうのではないかとの強迫観念を抱く。

参考文献
a. b. d.　大熊輝雄：現代臨床精神医学 改訂第11版. 金原出版, p275, 2008
c.　融 道男他監訳：ICD-10 精神および行動の障害 臨床記述と診断ガイドライン 新訂版. 医学書院, p147-148, 2005
d.　井上令一他監訳：カプラン臨床精神医学テキスト 第2版. メディカル・サイエンス・インターナショナル, p667, 2004
e.　同書, p667
　　融 道男他監訳：ICD-10 精神および行動の障害 臨床記述と診断ガイドライン 新訂版. 医学書院, p149-150, 2005

第3回試験 問題106

54歳の女性。同胞2人中第1子として出生。高卒後、不動産会社に就職し25歳時に結婚。夫は会社の重役で出張が多く多忙であった。27歳頃から、喘息症状、過換気発作を認めるようになった。48歳時、夫の長期海外赴任が決まった頃から、これらの症状の増悪を認め精査を行ったが、喘息など身体疾患は否定された。54歳時には頸部痛や排尿困難が生じ検査入院した。入院時より、歩行困難や過換気発作がみられ、「足に力が入らない」「歩くという感覚がわからなくなった」と車椅子を用いるようになった。自らの症状については、淡々と他人事のように話すが、呼吸のことを聞くと急に咳込み、歩行を促すと両手に大きく加重をかけ足を震わせてゆっくりと車椅子に倒れこんだ。

1) この症例にまず行うべき対応として誤っているのはどれか、1つ選べ。
a. 脳画像検査
b. 神経学的検査
c. 疾病利得の確認
d. 心理的要因の把握
e. 心理的葛藤の言語化の促し

解答 e

2) この症例に対する治療として不適切なのはどれか、2つ選べ。
a. 催眠療法
b. 家族療法
c. 森田療法
d. 自律訓練法
e. 精神分析的精神療法

解答 c・d

解説1)

この症例は身体疾患の存在が否定され、心理的要因により増悪する喘息症状、状況反応性に出現する喘息症状、歩行困難、「自らの症状について淡々と他人事のように話す」という「満ち足りた無関心」の構えなどから転換性障害と考えられる。

○ a. 転換性障害は、運動性の症状（協調運動障害、平衡障害、麻痺や脱力、尿閉など）や、感覚性の症状、けいれん症状の身体症状に、その出現や悪化に先立つストレス因子の存在、淡々と語るという症状への無関心さ（満ち足りた無関心）や、心配の欠如、痛みに限定されない多彩な症状、あるいは欠陥などが特徴である。この診断上、それらを説明する身体的問題がないことを精査により明らかにする必要がある。

○ b. 歩行困難を説明する神経学的異常所見の有無を確認する。

○ c. 患者は転換性症状から二次利得を引き出すことがあり、詐病とは違い、意図的ではないにしても、その確認は診断の一助となる。

○ d. 症状の経過（どのような時に悪化し、そして改善するか）、症状の誘因に生活上の大きな変化はなかったか、以前に心的外傷体験の経験はないかなどの心理的要因の把握は重要である。

× e. 精神療法は重要であるが、解釈や直面化による心的負荷に耐えられず悪化することも多いため、症状にうまく対処できることを目標とするなど、支持的精神療法を中心に進める。

参考文献
a. 高橋三郎他訳：DSM-IV-TR 精神疾患の診断・統計マニュアル. 医学書院, p474, 2003
a. b. d. 樋口輝彦他編：今日の精神疾患治療指針. 医学書院, p188, 2012
c. 井上令一他監訳：カプラン臨床精神医学テキスト 第2版. メディカル・サイエンス・インターナショナル, p704, 2004
e. 樋口輝彦他編：今日の精神疾患治療指針. 医学書院, p189, 2012

解説2)

転換性障害の治療では、洞察指向の支持的精神療法や行動療法が中心となるが、催眠や行動的リラクゼーションも有効な場合がある。この中で催眠療法は、もし外傷の出来事が最近経験されたものである場合、病歴の付加的情報を得る上での助けとなる。また精神力動的手法としては、精神分析や洞察指向的精神療法があり、これによって内的葛藤や転換性障害症状の象徴を探索する。また家族との葛藤がストレス因として、この発症や維持にかかわるものと考えられる場合、家族療法による家族関係への治療介入を要することがある。

○ a. 解説参照。
○ b. 解説参照。
× c. 解説参照。
× d. 解説参照。
○ e. 解説参照。

第1回試験 問題040

注意欠如・多動性障害（ADHD）について正しいのはどれか、2つ選べ。

a. 有病率は学齢児の3～5％と推定されている。
b. 成人後まで症状が残ることはない。
c. 約5％にADHD以外の精神障害の併存がみられる。
d. 不注意、多動性、衝動性のうち多動性が最も年長まで残る。
e. 児童思春期に最も一般的な併存障害は素行障害（ICD-10）である。

解答　a・e

解説

- ○ a. DSM-IV-TRは注意欠如・多動性障害（ADHD）の有病率を3～7％と記載している。
- × b. 多くの文献が、ADHDは成人まで症候が残るものが少なからず存在すると記載している。
- × c. 併存障害はADHDの子どもの半数以上に見出されるとされている。反抗挑戦性障害だけで少なめに見積もっても30％に生じるとの記載もある。
- × d. 多動性は最も早い段階で改善する可能性のある症状で、不注意および衝動性はより継続的な症候とされている。
- ○ e. DSM-IV-TRの反抗挑戦性障害が最も多い併存障害であり、これはICD-10では素行障害に含まれているのでこの文章は正しい。

参考文献
a. 高橋三郎他訳：DSM-IV-TR 精神疾患の診断・統計マニュアル. 医学書院, p100, 2003
b. 齊藤万比古他編：第3版注意欠如・多動性障害-ADHD-の診断・治療ガイドライン. じほう, p15, 2008
b. d. 高橋三郎他訳：DSM-IV-TR 精神疾患の診断・統計マニュアル. 医学書院, p101, 2003
c. e. 同書, p99

第1回試験 問題050

広汎性発達障害について正しいのはどれか、2つ選べ。

a. 精神遅滞との併存は認められていない。
b. レット症候群は男児に特有な障害である。
c. 注意欠如・多動性障害（ADHD）との併存は認められていない。
d. アスペルガー障害では言語発達の遅滞はない。
e. 小児自閉症には「ごっこ遊び」の出現年齢の遅延はない。

解答　c・d

解説

- × a. ICD-10は、症例の4分の3には著しい精神遅滞が認められるとしている。
- × b. これまで女児のみの報告にとどまっている。
- ○ c. DSM-IV-TRの診断基準では、ADHD様の状態像が広汎性発達障害の経過中にだけ生じるものはADHDと診断しないと規定している。
- ○ d. アスペルガー障害（DSM-IV-TR）は臨床的に著しい言語の遅れがないことが診断の条件となっている。
- × e. DSM-IV-TRでは診断基準の中に発達水準に相応の自発的なごっこ遊びや社会性を持ったものまね遊びが欠如していることを指標症状の1つに挙げており、例外的な症例を除けばごっこ遊びの出現は遅延している。

参考文献
a. 融 道男他監訳：ICD-10 精神および行動の障害 臨床記述および診断ガイドライン. 医学書院, p259, 1993
b. 同書, p260
c. 高橋三郎他訳：DSM-IV-TR 精神疾患の分類と診断の手引き. 医学書院, p58, 2003
d. 同書, p61
e. 同書, p56

第1回試験 問題052

注意欠如・多動性障害（ADHD）の治療について正しいのはどれか、2つ選べ。

a. 代表的な治療は遊戯療法（プレイセラピー）である。
b. ペアレント・トレーニングは行動療法に基づいた親への支援法である。
c. 本人の自尊心の回復が治療における主たる目標の1つである。
d. 薬物療法はやむをえない場合にだけ行われる例外的な治療である。
e. 学校でのルール違反は厳格に処罰することで行動修正をはかるべきである。

解答　b・c

解説

✗ a. ADHDの治療は薬物療法とSSTやペアレント・トレーニングを通じた行動療法、教育的支援などが一般的である。遊戯療法の選択は不安障害などの併存障害が前景に出ているケースなどに限られている。

○ b. ペアレント・トレーニングは設問の通り、子どもの行動修正に取り組めるよう親を行動療法的にトレーニングする技法である。

○ c. ADHDの子どもは多動性や衝動性という障害特性のために幼い頃から自尊心（self-esteem）が低くなることが多いとされる。心理社会的治療のターゲットの1つはこの点にある。

✗ d. 薬物療法はアメリカでは第一選択に近い治療法として扱われ、欧州でも早期の教育的対応を含めた心理社会的治療が功を奏さなければ、速やかに薬物療法に移るよう推奨されている。

✗ e. 過剰な度重なる叱責や体罰といった対応はADHDの子どもの反抗心を亢進させる。

参考文献
a. 齊藤万比古他編：第3版注意欠如・多動性障害-ADHD-の診断・治療ガイドライン．じほう，p16-27，2008
b. 同書，p18, 172-179
c. 同書，p19, 194
d. 井上令一他監訳:カプラン臨床精神医学テキスト 第2版．メディカル・サイエンス・インターナショナル，p1316-1319，2004
　齊藤万比古他編：第3版注意欠如・多動性障害-ADHD-の診断・治療ガイドライン．じほう，p16, 21, 210-218，2008
e. 同書，p18

第1回試験 問題054

不登校について誤っているのはどれか、2つ選べ。

a. 背景に児童虐待（ネグレクトなど）があることも珍しくない。
b. 登校や学校をめぐる葛藤が強いものが多い。
c. 担任教師や同級生が自宅を訪れれば喜んで会うことが多い。
d. 背景に不安障害があることが多い。
e. 小中学生の不登校の大半は青年期の「ひきこもり」になる。

解答　c・e

解説

○ a. 児童虐待が背景要因として存在する不登校は少なくはない。ネグレクトの場合には登校するための準備や世話を親にしてもらえず、放置されていることで欠席が増えていく。

○ b. 不登校の子どもは登校を忌避しながら、学校のことが気がかりでたまらないという葛藤の強い欠席状態である場合が多い。

✗ c. 学校をめぐる葛藤が強いことから、訪ねてきた担任には会わないという場合が多い。同級生と会うことを拒むことも珍しくない。

○ d. 不登校は「学校恐怖症」と呼ばれた歴史があるように、分離不安をはじめとする様々な不安（社会不安、予期不安、パニック発作など）が背景に存在する場合が多い。

✗ e. 小中学生の年代で不登校であったもののうち70〜80％は成人になって以降の社会適応は良好である。

参考文献
a. 中根　晃他編：詳解子どもと思春期の精神医学．金剛出版，p150，2008
　齊藤万比古編：不登校対応ガイドブック．中山書店，p191-194，2007
b. 同書，p12-15，2007
c. 同書，p172-175
d. 同書，p51-57
　中根　晃他編：詳解子どもと思春期の精神医学．金剛出版，p145-146，2008
e. 齊藤万比古編：不登校対応ガイドブック．中山書店，p366-373，2007

第1回試験 問題056

児童思春期の強迫性障害について誤っているのはどれか、1つ選べ。

a. 自我違和感を伴わないことが多い。
b. 統合失調症に移行することはない。
c. 選択的セロトニン再取り込み阻害薬（SSRI）による薬物療法が行われる。
d. 認知行動療法が行われる。
e. チック障害は併存障害として重要である。

解答　b

解説

○ a. 成人の強迫性障害ではその観念や行為が過度である、また不合理であると認識されているが、児童ではいつも当てはまるとは限らない。児童では洞察に乏しく、自我違和感を伴わない場合も多い。

× b. 統合失調症の前駆期に強迫症状がみられることは多くあり、児童思春期の強迫性障害が統合失調症に移行することがある。

○ c. 成人と同様に児童思春期の強迫性障害においても、フルボキサミン、パロキセチン、セルトラリンなどのSSRIの有効性が報告されている。ただし日本ではセルトラリンは適応外処方である。また17歳以下の患者への処方も適応外処方である。

○ d. 成人と同様に認知行動療法が有効であり、特に曝露反応妨害法が有効であるとされている。しかし治療動機づけが高い子どもに対しては導入しやすいが、その導入が困難な子どもに対しては、支持的精神療法や家族療法などの介入が必要となる。

○ e. 子どもにおける併存障害で最も多いものは、注意欠如・多動性障害（34〜51％）であり、次いで大うつ病（33〜39％）、チック障害（26％）、特異的発達障害（24％）、Tourette障害（18〜25％）反抗挑戦性障害（17〜51％）、過剰不安障害（16％）となっている。

参考文献
a. 齊藤万比古他総監訳：児童青年精神医学大事典. 西村書店, p424, 2012
b. 飯田順三他：子どもの精神病性障害. 中山書店, p105-106, 2009
c. d. 齊藤万比古他総編集：子どもの心の診療シリーズ4 子どもの不安障害と抑うつ. 中山書店, p43, 2010
e. 同書, p42

第1回試験 問題058

チック障害について正しいのはどれか、2つ選べ。

a. チック障害は心因性の障害である。
b. トゥレット症候群では強迫症状を伴うことが多い。
c. 注意欠如・多動性障害（ADHD）がチック障害を併存することはまれである。
d. トゥレット症候群とは汚言症を主症状とするチック障害のことである。
e. チック障害は短時間なら症状を随意的に抑制することができる。

解答　b・e

解説

× a. チック障害は遺伝要因、神経化学的・神経解剖学的要因免疫学的要因など生物学的要因を病因とすると考えられている。

○ b. トゥレット症候群は強迫観念や強迫行為と関連が深いとされている。

× c. ADHDの併存障害としてチック障害は一般的なものの1つである。

× d. 汚言症はトゥレット症候群の10％以下に見られる程度の症候で主症状とは言い難い。

○ e. チックは抵抗し難いと感じるものではあるが、時間は様々だが、一次抑えることはできるものとされている。

参考文献
a. 井上令一他監訳：カプラン臨床精神医学テキスト 第2版. メディカル・サイエンス・インターナショナル, p1335-1336, 2004
b. 同書, p1336
　中根晃他編：詳解子どもと思春期の精神医学. 金剛出版, p586, 2008
c. 同書, p565-566
　齊藤万比古他編：第3版注意欠如・多動性障害-ADHD-の診断・治療ガイドライン. じほう, p126-127, 2008
d. 高橋三郎他訳：DSM-IV-TR 精神疾患の診断・統計マニュアル. 医学書院, p121, 2003
e. 融道男他訳：ICD-10 精神および行動の障害 臨床記述および診断ガイドライン. 医学書院, p286, 1993

第1回試験 問題068 小児期の反応性愛着障害について正しいのはどれか、2つ選べ。

a. 被虐待体験を持つ子どもに多くみられる。
b. 広汎性発達障害の概念に含まれる障害である。
c. 矛盾した愛着パターン（接近せずに見つめる、抱かれながらそっぽを向いているなど）を示すことが特徴とされる。
d. 最も重要な鑑別診断の対象は統合失調症である。
e. 分離不安障害と併存することが多い。

解答　a・c

解説

○ a. 小児期の反応性愛着障害はICD-10でもDSM-IV-TRでも「心理的虐待やネグレクト」あるいは「病的な養育（ネグレクトなど）」の結果生じることが診断の条件となっている。

× b. 広汎性発達障害とは別の独立した疾患概念である。広汎性発達障害は鑑別対象疾患である。

○ c. 反応性愛着障害の主症候の1つが非常に両価的な矛盾した社会的反応である。

× d. 鑑別診断の主な対象はDSM-IV-TRによれば、精神遅滞、広汎性発達障害、社会恐怖、注意欠如・多動性障害である。

× e. そのような記載はDSM-IV-TRの解説には見出されない。反応性愛着障害は母親へのしがみつき、分離への抵抗という分離不安障害における愛着の様態とは明らかに異なる矛盾した両価的なそれを特徴としている。

参考文献

a.b.c. 融 道男他監訳：ICD-10 精神および行動の障害 臨床記述および診断ガイドライン．医学書院，p283-284, 1993

高橋三郎他訳：DSM-IV-TR 精神疾患の分類と診断の手引き．医学書院，p71, 2003

d. 同書，p136

e. 同書，p130, 135

第1回試験 問題107

小学校1年生の男子。入学当初から教室ではたえずそわそわと体を動かしていたり、授業中でも席を離れて遠くの席の児童に話しかけにいったりと、落ち着きのなさが目立ったため教師から厳しく指導されることが多かった。2学期に入ると、教師の発言にヤジを飛ばしたり、教師が叱責すると「うるせーくそじじい」と言い返して興奮したり、ベランダに飛び出し手すりから身を乗り出して「死んでやる」と叫んだりするようになったため、児童精神科の診療を勧められて受診した。

1) この症例を診断するため必ず聴取すべきことはどれか、2つ選べ。
 a. 学童保育での状態
 b. 幻聴の有無
 c. 睡眠状態
 d. 両親の性格
 e. 幼児期の生育歴

解答　a・e

2) この症例の診断（DSM-IV）の正しい組み合わせはどれか、1つ選べ。
 a. アスペルガー障害と素行障害
 b. トゥレット障害と反抗挑戦性障害
 c. 注意欠如・多動性障害（ADHD）と素行障害
 d. 注意欠如・多動性障害（ADHD）と反抗挑戦性障害
 e. 小児期崩壊性障害と反抗挑戦性障害

解答　d

解説1)

この症例は衝動性、多動性、反抗、そしておそらく抑うつ気分が見られる子どもである。これらの症候、特に反抗から注意欠如・多動性障害（ADHD）か、反抗挑戦性障害（だけ）かの鑑別診断が必要であり、複数の場所で衝動性と多動性が見られるかどうかに注目する。（DSM-IV-TRの診断基準の「C」）

○ a. 解説参照。
× b. この症例の記載から精神病性の疾患を即座に疑うことはできない。鑑別診断として聴取するにしても、その重要性はこの選択肢の2番目以内に入るほどではない。
× c. 睡眠状態について確認すべきではあるが、あくまで併存障害の評価の水準である。
× d. 両親の性格が子どもの精神障害の診断に直結することはなく、あくまで参考として聴取する水準である。
○ e. 子どもの精神疾患の診断では一般にそうであるが、とりわけこの症例のようにADHDが強く疑われる症例では乳幼児期の成育歴を詳細に聴取することは必須である。

参考文献　高橋三郎他訳：DSM-IV-TR 精神疾患の分類と診断の手引き．医学書院, p59-61, 2003

解説2)

× a. アスペルガー障害を否定はできないが、反抗については素行障害とはいえない。
× b. この症例の記載からは教師への罵倒は反抗であり、汚言症における一定の不随意性を疑う余地が少ない。
× c. ADHDの疑いは強いが、少なくともこの記載から素行障害をただちに疑う材料はない。
○ d. ADHDと反抗挑戦性障害の併存が最も疑われる組み合わせである。
× e. 小児期崩壊性障害のような発達退行はこの記載にはあらわれていない。

参考文献
 a. 高橋三郎他訳：DSM-IV-TR 精神疾患の分類と診断の手引き．医学書院, p58-59, 62-63, 2003
 b. 同書, p64, 66
 c. 同書, p62-63
 d. 同書, p59-61, 64
 e. 同書, p57-58, 64

第2回試験 問題007 広汎性発達障害について誤っているのはどれか、2つ選べ。

a. レット症候群の男女比は3：1と男児に多く出現する。
b. アスペルガー症候群では「心の理論（TOM）」の獲得に遅れは生じない。
c. 小児自閉症は言葉を用いたコミュニケーション能力に著しい障害がある。
d. 広汎性発達障害と多動性障害（DSM-IV-TRのADHD）の併存は認められていない。
e. 小児期崩壊性障害（DSM-IV-TR）は3歳以降に自閉症様の症状が出現することで知られている。

解答　a・b

解説

✗ a. レット症候群（ICD-10）は女子のみに報告されている疾患である。

✗ b. アスペルガー症候群の子どもは「心の理論」は獲得するものの、その出現年齢は遅延するとされている。

○ c. 言語的コミュニケーション能力の著しい障害は小児自閉症の中心的症候の1つである。

○ d. 広汎性発達障害と多動性障害（あるいはADHD）の特徴を両方持っている場合の診断は広汎性発達障害が優先されるとICD-10は定めている。

○ e. 小児期崩壊性障害は少なくとも2歳までの正常発達の後に発症するとされており、概ね2歳過ぎ以降の発症を特徴とする広汎性発達障害である。最も多い発症年齢は3～4歳といわれている。

参考文献

a. 融　道男他監訳：ICD-10 精神および行動の障害 臨床記述および診断ガイドライン. 医学書院, p260, 1993
b. 中根　晃他編：詳解子どもと思春期の精神医学. 金剛出版, p543-544, 2008
c. 融　道男他監訳：ICD-10 精神および行動の障害 臨床記述および診断ガイドライン. 医学書院, p258-259, 1993
d. 同書, p270
　高橋三郎他訳：DSM-IV-TR 精神疾患の分類と診断の手引き. 医学書院, p61, 2003
e. 同書, p57
　高橋三郎他訳：DSM-IV-TR 精神疾患の診断・統計マニュアル. 医学書院, p89-90, 2003

第2回試験 問題017 DSM-IV-TRの注意欠如・多動性障害（ADHD）について誤っているのはどれか、2つ選べ。

a. 大半は3歳までに診断が可能である。
b. 反抗挑戦性障害や素行障害の併存が多い。
c. 治療では家庭、医療機関、学校の協力体制、情報交換が不可欠である。
d. 必ずしも不注意、多動、衝動性の3つの中核症状がすべて存在するとは限らない。
e. わが国で承認されている治療薬は短時間作用型メチルフェニデート、長時間作用型メチルフェニデート、アトモキセチンである。

解答　a・e

解説

✗ a. 通常ADHDは小学校での生活に適応しにくいことから発見されるものが多く、幼児期に診断されることは少ない。

○ b. 反社会性の亢進を意味する反抗挑戦性障害や素行障害は、海外でもわが国においてもADHDに最も多く見出される併存障害である。

○ c. ADHDは学校でも家庭でも問題が生じていることが多く、ほとんどのケースで家庭、学校、医療機関の協力による支援が必要である。

○ d. DSM-IV-TRでは不注意のみが症候の診断基準を満たす不注意優勢型ADHDと、多動性・衝動性のみの多動性-衝動性優勢型ADHDが下位分類として認められている。なお、ICD-10の多動性障害は不注意と多動が両方存在するものだけを指している。

✗ e. わが国で、子どものADHDに適応が認められている薬剤は長時間作用型メチルフェニデート（OROS-メチルフェニデート）とアトモキセチンのみである。

参考文献

a. 高橋三郎他訳：DSM-IV-TR 精神疾患の診断・統計マニュアル. 医学書院, p101, 2003
b. 同書, p99
c. 齊藤万比古他編：第3版注意欠如・多動性障害-ADHD-の診断・治療ガイドライン. じほう, p15-16, 19-20, 2008
d. 高橋三郎他訳：DSM-IV-TR 精神疾患の分類と診断の手引き. 医学書院, p61, 2003
e. 山崎晃資他編：現代児童青年精神医学 改訂第2版. 永井書店, p201-202, 2012
　齊藤万比古他編：第3版注意欠如・多動性障害-ADHD-の診断・治療ガイドライン. じほう, p15-16, 26-27, 153-156, 2008

第2回試験 問題028　児童虐待について誤っているのはどれか、1つ選べ。

a. 主たる虐待者は継母、継父である。
b. 被虐待児は解離症状を示すことがある。
c. 被虐待児は反応性愛着障害を示すことがある。
d. ドメスティック・バイオレンス（DV）の目撃は児童虐待に含まれる。
e. 被虐待児の中には注意欠如・多動性障害との鑑別が難しい子どもがいる。

解答　a

解説

× a. 虐待の主たる虐待者の過半数は実母で最も多く、次いで実父である。
○ b. 子どもの解離性障害、特に解離性同一性障害の病因として虐待が重要視されている。
○ c. 反応性愛着障害の出現はネグレクトや身体的虐待などの児童虐待と深い関連が見られる。
○ d. 「児童が同居する家庭における配偶者に対する暴力［配偶者（婚姻の届出をしていないが、事実上婚姻関係と同様の事情にある者を含む。）の身体に対する不法な攻撃であって生命又は身体に危害を及ぼすもの及びこれに準ずる心身に有害な影響を及ぼす言動をいう。］」は児童虐待であると児童虐待の防止等に関する法律は定めている。
○ e. ADHDの診断では虐待関連障害による類似状態との鑑別が重要であり、かつそれは必ずしも容易ではない。

参考文献

a. 中根　晃他編：詳解子どもと思春期の精神医学．金剛出版, p81, 2008
山崎晃資他編：現代児童青年精神医学 改訂第2版．永井書店, p400, 2012
b. 中根　晃他編：詳解子どもと思春期の精神医学．金剛出版, p436, 2008
井上令一他監訳：カプラン臨床精神医学テキスト 第2版．メディカル・サイエンス・インターナショナル, p737, 2004
c. 同書, p1357
高橋三郎他訳：DSM-IV-TR 精神疾患の診断・統計マニュアル．医学書院, p135, 2003
d. 児童虐待の防止等に関する法律（平成12年5月24日法律第82号, 平成24年8月22日最終改正）の第2条の4
e. 齊藤万比古他編：第3版注意欠如・多動性障害-ADHD-の診断・治療ガイドライン．じほう, p10-11, 138-142, 2008

第2回試験 問題065　学習障害について正しいのはどれか、2つ選べ。

a. 女児に多い。
b. 通常、知的障害を伴う。
c. 書字障害では読字障害を伴うことが多い。
d. 訓練によってほとんどが改善し、予後はよい。
e. 欧米に比較するとわが国では読字障害は少ない。

解答　c・e

解説

× a. 学習障害に含まれる読字障害、算数障害、書字（表出）障害のうち算数障害を除く2疾患は男子に多く、算数障害は女児に多い。
× b. 通常、学習障害とは測定された知能指数から予想されるより読字、書字、算数のいずれかの機能が低い場合をいうとされ、わが国では境界知能以上の場合を指すことが多い。
○ c. 算数障害と書字障害は読字障害とよく併存するとされる。
× d. ほとんどのケースが訓練で大きく改善するということは難しく、改善率が「ほとんど」といえるほど高くはない。
○ e. 日本語の文字の特徴からアルファベットを用いる国の言語より読字障害は少ないとされている。しかし、読み書き障害（ディスレキシア）はわが国でも少なからず見出されるという。

参考文献

a. 井上令一他監訳：カプラン臨床精神医学テキスト 第2版．メディカル・サイエンス・インターナショナル, p1265-1278, 2004
齊藤万比古他総監訳：児童青年精神医学大事典．西村書店, p275-276, 2012
b. 中根　晃他編：詳解子どもと思春期の精神医学．金剛出版, p550, 2008
c. 高橋三郎訳：DSM-IV-TR 精神疾患の診断・統計マニュアル．医学書院, p66, 69, 2003
d. 中根　晃他編：詳解子どもと思春期の精神医学．金剛出版, p554-555, 2008
齊藤万比古他総監訳：児童青年精神医学大事典．西村書店, p280, 2012
e. 中根　晃他編：詳解子どもと思春期の精神医学．金剛出版, p551-552, 2008
山崎晃資他：現代児童青年精神医学 改訂第2版．永井書店, p106, 2012

第2回試験 問題075 摂食障害について正しいのはどれか、2つ選べ。

a. 強迫症状がみられることは稀である。
b. 神経性無食欲症はうつ病を高率に併存する。
c. 鑑別診断として上腸間膜動脈症候群がある。
d. 再栄養症候群では低カリウム血症が深刻な問題となる。
e. 家族病理として、親との緊密すぎる関係が問題である。

解答　b・c

解説

× a. 神経性無食欲症では強迫性の顕著なケースが多く、強迫性や強迫症状は摂食に関連したもの以外でも見出される。

○ b. DSM-IV-TRでも強迫性と並んで抑うつ状態の併存が多いことが指摘されている。

○ c. 上腸間膜動脈症候群（あらゆる理由による急激な痩せにより上腸間膜動脈が十二指腸を圧迫するようになり通過障害を生じさせる）が鑑別診断の対象になる。

× d. 神経性無食欲症の治療の一環としての栄養補給において，常に意識しなければならない合併症が再栄養症候群（refeeding症候群）であり、その深刻な症候の1つが低リン血症である。

× e. 親へのしがみつきや親との心理的密着が病因であるという証拠はない。むしろそのような姿勢は治療の結果として一時前景に立ってくることが多い現象である。

参考文献
a. b. 高橋三郎他訳：DSM-IV-TR 精神疾患の診断・統計マニュアル．医学書院, p561, 2003
井上令一他監訳：カプラン臨床精神医学テキスト 第2版．メディカル・サイエンス・インターナショナル, p800, 2004
c. 高橋三郎他訳：DSM-IV-TR 精神疾患の診断・統計マニュアル．医学書院, p564, 2003
d. 齊藤万比古総編集：子どもの心の診療シリーズ3 子どもの身体表現性障害と摂食障害．中山書店, p104, 2010
e. 齊藤万比古他総監訳：児童青年精神医学大事典．西村書店, p496-498, 2012
齊藤万比古総編集：子どもの心の診療シリーズ3 子どもの身体表現性障害と摂食障害．中山書店, p89, 2010

第2回試験 問題085 選択性緘黙について誤っているのはどれか、2つ選べ．

a. 幼児期に始まることが多い。
b. 統合失調症の前駆段階である可能性が高い。
c. 少なくとも半数は10歳くらいまでに改善する。
d. うなずく、かぶりを振るなどの動作による反応もしない。
e. 一部は不安障害やうつ病と診断されるようになって遷延する。

解答　b・d

解説

○ a. 発症は5歳以前のものが大半であるとされる。

× b. 選択性緘黙の予後は悪いとは言えず、半数以上が改善するという報告が多い。統合失調症発症リスクについては、少ないとはいえ存在することもまた事実であるが、本選択肢が「可能性が高い」としている点を誤りとした。

○ c. 上記のように予後は悪くなく、半数あるいはそれ以上が改善するとの報告が多い。

× d. 学校等の家庭外の場で言語的表現をしないことが選択性緘黙の特徴であるが、うなずく、首を振る、ひっぱる、単音節を短く発するなどによるコミュニケーションは可能なケースが少なからず存在する。

○ e. 選択性緘黙からやがて不安障害やうつ病性障害に展開するケースもあることが報告されている。

参考文献
a. 中根　晃他編：詳解子どもと思春期の精神医学．金剛出版, p520-521, 2008
a. e. 高橋三郎他訳：DSM-IV-TR 精神疾患の診断・統計マニュアル．医学書院, p134, 2003
b. 齊藤万比古総編集：子どもの心の診療シリーズ4 子どもの不安障害と抑うつ．中山書店, p54-55, 2010
b. c. e. 井上令一他訳：カプラン臨床精神医学テキスト 第2版．メディカル・サイエンス・インターナショナル, p1356, 2004
d. 高橋三郎他訳：DSM-IV-TR 精神疾患の診断・統計マニュアル．医学書院, p133, 2003
齊藤万比古他総監訳：児童青年精神医学大事典．西村書店, p440-441, 2012

第2回試験 問題 096

小児期統合失調症について正しいのはどれか、1つ選べ。

a. 幻視はほとんどみられない。
b. 男女比は約5対1と男性に多い。
c. 第一選択薬はクロザピンである。
d. 発症後に知的水準の低下は生じない。
e. DSM-Ⅲの登場までは自閉症との異同について議論が続いた。

解答　e

解説

✗ a. 子どもの統合失調症では幻聴も多いが、大人の場合と異なり幻視が多くに見出されるのも特徴である。

✗ b. 男子のほうが多く発症するものの、男女比が概ね5：1とされる自閉性障害のような大きな性差はない。

✗ c. 海外では小児統合失調症でも第一選択薬に入れられているクロザピンは、わが国では登録された医師および薬剤師による処方・調剤であること、投与開始後の18週間は入院させること、顆粒球減少症への対処可能な医療機関であることなどが義務づけられており、小児への投与は現時点では推奨されない。

✗ d. 若年者の解体型統合失調症を中心に、発症後に病前と比べた知能指数の低下が生じることがあり、認知機能の低下と関連しているとされる。

○ e. 小児統合失調症の概念が成人のそれと同一の規定で定義されたのは1980年以降のことで、それ以前は自閉症、統合失調症、小児期崩壊性障害などを含んで小児統合失調症と考えられていた。

参考文献

a. 井上令一他監訳：カプラン臨床精神医学テキスト 第2版. メディカル・サイエンス・インターナショナル, p1374, 2004
　齊藤万比古総編集：子どもの心の診療シリーズ4 子どもの不安障害と抑うつ. 中山書店, p76, 2010
b. 井上令一他監訳：カプラン臨床精神医学テキスト 第2版. メディカル・サイエンス・インターナショナル, p1373, 2004
　齊藤万比古総編集：子どもの心の診療シリーズ4 子どもの不安障害と抑うつ. 中山書店, p6, 2010
c. 井上令一他監訳：カプラン臨床精神医学テキスト 第2版. メディカル・サイエンス・インターナショナル, p1376, 2004
d. 齊藤万比古他総監訳：児童青年精神医学大事典. 西村書店, p300, 2012

第2回試験 問題107

5歳の男児。それまでの発達過程にも幼稚園生活にも何ら問題は報告されていなかった。3週間ほど前から急に話をしなくなり、落ち着きなく動き回り、幼稚園教諭の指示や制止にも従わなくなった。家庭でも会話はなくなり、食事も介助なしには摂取できなくなったため、小児科医を通じて児童精神科へ紹介されて受診した。診察室では医師と目を合わさず、質問にも反応せず、甲高い声で「○○（乗用車の車種名）乗る？」と尻上がりのフレーズを繰り返していた。また、指を眼前でひらひらさせながら室内を歩き回り、その途中で宙を見つめてジャンプを繰り返すといった行動が目立った。家庭でも同様の行動が多く、しつこく車の車種を口にし、親が応答しないと奇声を発するという。

1) この症例について可能性の低いのはどれか、2つ選べ。
a. 統合失調症
b. 自閉性障害（DSM-IV-TR）
c. 小児崩壊性障害（DSM-IV-TR）
d. レット障害（DSM-IV-TR）
e. 結節硬化症など中枢神経系の器質性障害

解答　b・d

2) この症例に対する治療・支援の姿勢として正しいのはどれか、2つ選べ。
a. 最初になすべきことは、抗精神病薬による薬物療法である。
b. 一般の幼稚園から療育機関に進路変更する可能性を考慮する。
c. 不登園状態にならないよう、幼稚園と協力して直ちに登園を再開させる。
d. 幼稚園の不適切な指導が原因と考えられるので、幼稚園に改善を求める。
e. 子どもの状態を正しく理解し受け入れることを目指した親面接を繰り返す。

解答　b・e

解説1)

この症例の特徴は5歳という幼児期後半に入り突然発症していること、発症後出現してきた症候は自閉性障害でよく見るものばかりである。その点で広汎性発達障害に含まれる障害である可能性が大きいが、問題の文章からは統合失調症の可能性も否定できない。

○ a. 統合失調症は9歳以前の発症は稀であり、5歳以下ではほぼないとされる。この症例はそうではないと断定できない境界の年齢であり、経過を見る必要がある。
× b. 自閉性障害は診断基準で「3歳以前に始まる」とされている。
○ c. 小児期崩壊性障害は自閉性障害様の状態像で3歳以降に発症するとされており、この症例の障害である可能性は高い。
× d. レット障害は現在まで女子だけに発症が報告されており、特徴的な手の運動の障害を伴うとされている。
○ e. 結節性硬化症の20％強が自閉性障害の診断基準に当てはまったとの報告がある。

参考文献
a. 井上令一他監訳：カプラン臨床精神医学テキスト 第2版. メディカル・サイエンス・インターナショナル, p1373, 2004
齊藤万比古他総訳監：児童青年精神医学大事典. 西村書店, p293, 2012
b. 高橋三郎他訳：DSM-IV-TR 精神疾患の分類と診断の手引き. 医学書院, p56, 2003
c. 同書, p57
d. 高橋三郎他訳：DSM-IV-TR 精神疾患の診断・統計マニュアル. 医学書院, p88, 2003
e. 同書, p90
齊藤万比古他総訳監：児童青年精神医学大事典. 西村書店, p222, 266, 2012

解説2)

× a. この症例は小児期崩壊性障害が最も可能性が高いため、治療・支援としてまず自閉性障害のそれに準じた療育支援を考慮すべきである。
○ b. この症例のようなケースではそれまでの幼稚園にとどまることが難しい場合が多いので、適切な療育機関で就学までの支援を受けることも考慮する。
× c. この状況での登園強制は子どもの情緒的混乱を引き起こす可能性が高いので、構造化された支援の組み立てに向かうべきである。
× d. この症例で最も可能性の高い小児期崩壊性障害の病因は不明であるので、そこにこだわらず、親が子どもに適した療育に取り組めるよう支えるべきである。
○ e. 親がわが子の広汎性発達障害を受け入れ、支援者として機能できるよう心理教育的な支援を続けることには大きな意義がある。

参考文献
a, b, c. 山崎晃資他編：現代児童青年精神医学 改訂第2版. 永井書店, p131, 167-168, 2012
井上令一他監訳：カプラン臨床精神医学テキスト 第2版. メディカル・サイエンス・インターナショナル, p1304, 1307, 2004
b. 齊藤万比古総編集：子どもの心の診療シリーズ2 発達障害とその周辺の問題. 中山書店, p257-259, 2008
d. 山崎晃資他編：現代児童青年精神医学 改訂第2版. 永井書店, p165, 167-168, 2012
齊藤万比古他総訳監：児童青年精神医学大事典. 西村書店, p267, 2012
e. 齊藤万比古総編集：子どもの心の診療シリーズ2 発達障害とその周辺の問題. 中山書店, p261-271, 2008

第3回試験 問題009 チック障害について誤っているのはどれか、2つ選べ。

a. 治療は主に中枢刺激薬が用いられる。
b. トゥレット障害は強迫症状を伴うことが多い。
c. 注意欠如・多動性障害（ADHD）との併存が多い。
d. 音声チックが激しい場合にトゥレット障害と呼ばれる。
e. チック症状は一時的であれば随意的に止めることができる。

解答　a・d

解説

✕ a. 中枢刺激薬はチック障害を増悪させる可能性があり、わが国では禁忌となっているが、ADHDとチックの合併例で中枢刺激薬がチックを増悪させることはあまりないとする報告もある。いずれにしろ中枢刺激薬はチック障害治療薬ではない。

○ b. チック障害、特にトゥレット障害は強迫性障害の併存が多いことが知られている。

○ c. チック障害の併存障害としてADHDは比較的多いとされ、逆にADHDの併存障害としてチック障害はよく出会うものの1つである。

✕ d. トゥレット障害の特徴は動作性チックと音声チックが同時期に存在していることであり、音声チックの重症度で決定するものではない。

○ e. チック障害の症候は付随的な運動あるいは発声を特徴としているが、その症候は人によっては限局された時間なら意志で抑制することができることがあるとされる。

参考文献

a. 井上令一他監訳：カプラン臨床精神医学テキスト 第2版．メディカル・サイエンス・インターナショナル, p1340, 2004

b. c. 高橋三郎他訳：DSM-IV-TR 精神疾患の診断・統計マニュアル．医学書院, p121, 2003
　井上令一他監訳：カプラン臨床精神医学テキスト 第2版．メディカル・サイエンス・インターナショナル, p1336, 2004

d. 高橋三郎他訳：DSM-IV-TR 精神疾患の診断・統計マニュアル．医学書院, p120-123, 2003

e. 同書, p118-119
　井上令一他監訳：カプラン臨床精神医学テキスト 第2版．メディカル・サイエンス・インターナショナル, p1335, 2004

第3回試験 問題018 子どもの自殺について誤っているのはどれか、2つ選べ。

a. 大量服薬が最も多い。
b. うつ病性障害との関連はない。
c. 既遂例は女子より男子に多い。
d. 年齢が上がるにつれて増加する。
e. 10代後半における死因の第1位である。

解答　a・b

解説

✕ a. わが国における既遂例の自殺手段はどの年齢においても縊首が最も多い。平成22年度警察庁『自殺統計』によれば、20歳未満の年代では縊首が半数強を占め、飛び降りがそれに続いている。

✕ b. 子どもの自殺の背景要因としてうつ病性障害は統合失調症や双極性障害と並んで重要である。

○ c. 既遂例が男子に多いことは自殺の年代を越えた特徴である。

○ d. 5〜29歳までの5年ごとの年齢階層で見ると、確実に年齢が上になるにつれて自殺者数は増加していく。

○ e. 自殺と不慮の事故は10代後半の二大死因であり、1位2位を交代し合いながら推移している。平成21年は同数でどちらも首位、平成23年はわずかに不慮の事故が多く自殺は第2位であった。

参考文献

a. c. d. 内閣府：平成23年版自殺対策白書. 2012

b. 井上令一他監訳：カプラン臨床精神医学テキスト 第2版．メディカル・サイエンス・インターナショナル, p1370-1371, 2004
　氏家　武他監訳：必携児童精神医学．岩崎学術出版社, p92, 2010

c. 井上令一他監訳：カプラン臨床精神医学テキスト 第2版．メディカル・サイエンス・インターナショナル, p1371, 2004

e. 厚生労働省：平成21年度人口動態調査. 2010

第3回試験 問題027

素行障害（conduct disorder；DSM-IV-TR）と診断できるのはどれか、2つ選べ。

a. 家出、放浪、万引き、虚言を繰り返す女子小学生
b. 執拗に特定の小学生女児の後を付け回す男子中学生
c. 教師の注意に激昂して悪態をつくことを繰り返す男子小学生
d. 仲間と万引き、恐喝、けんか、性非行を繰り返す女子中学生
e. 繰り返しからかってきた同級生をいきなりナイフで刺した非行歴のない男子中学生

解答　a・d

解説

○ a. DSM-IV-TRは素行障害を人や動物に対する攻撃性、所有物の破壊、嘘や窃盗、重大な規則違反の4分野の計15項目の反社会的行動のうち3個以上を1年間に示し、うち1個は半年以内にあったという条件を示すと可能性が出てくる障害である。本選択肢の女子小学生はこれを満たしており、診断できる可能性が高い。

× b. 反社会的な行動を示す子どもであるが、症候は1個しかなく、他の精神障害によるものかもしれないが、素行障害ではない。

× c. これは反抗挑戦性障害の可能性が高く、素行障害とはいえない。なお、ICD-10では反抗挑戦性障害は素行障害に含まれている。

○ d. やはりこの中学生も3個以上の症候が当てはまる。なお、女子の性行動そのものは非行の症候には入っていないが、外泊などの規則違反が繰り返されていれば、それが当てはまる。

× e. これは単発的な犯罪行為であり、素行障害の診断基準に当てはまらない。

参考文献
高橋三郎他訳：DSM-IV-TR 精神疾患の分類と診断の手引き．医学書院，p62-63, 2003
高橋三郎他訳：DSM-IV-TR 精神疾患の診断・統計マニュアル．医学書院，p104-109, 2003

第3回試験 問題055

不登校について誤っているのはどれか、2つ選べ。

a. 登校刺激は厳禁である。
b. 出現率は中学校より小学校で高い。
c. 初期段階には身体症状出現が多い。
d. 年少時の背景には分離不安障害があることが多い。
e. 適応指導教室などの学校外の居場所は重要である。

解答　a・b

解説

× a. 典型的な不登校児に登校刺激をせずに家で過ごすべき時期があることはどの専門家も認めるところである。しかし不登校の時期によっては、特に社会との再会段階では学校に関する情報を与えたり、学校以外の適応指導教室、フリースクールなどへの参加について話すことが有効である場合もある。

× b. 不登校は10歳すぎからその発現が増加していき、中学生で頂点を迎える。中1になると小6の3倍近くになり、中2でさらに大きく増加する。平成21年度の不登校出現率は小学生0.3%、中学生2.8%であった。

○ c. 子どもは成人に比べて認知能力や言語化能力が未発達であるために精神的ストレスや内的葛藤を身体症状として表現することが多い。そのこともあり不登校児の多くが腹痛や頭痛などの身体症状を訴えることがある。

○ d. 分離不安障害は親や家庭から離れることへの強い恐れが社会的機能を低下させる障害であり、児童思春期特有の不安障害であると考えられている。年少者の不登校の子どもをみていくうえでは注意すべき障害であり、年齢が上がるにつれて出現率は下がっていく。

○ e. 子どもは引きこもり段階から徐々に外界に顕在的な関心を向け始め、社会との再会段階の時期になると、子どもは親に対して何気なく社会的事象について話しかけるようになる。この頃には適応指導教室やフリースクールなどの参加について親と話し合えるようになり、それらの中間的で過渡的な役割を果たす「居場所」が学校や社会へ復帰する前の準備段階として重要となる。

参考文献
a. 齊藤万比古：不登校対応ガイドブック．中山書店，p178-180, 2007
b. 同書，p19
c. 同書，p71
d. 同書，p52
e. 同書，p179

第3回試験 問題 074

15歳以下の子どもの統合失調症について正しいのはどれか、2つ選べ

a. 幻視の出現が多い。
b. 成人期より予後がよい。
c. 成人期より発症率が高い。
d. 成人期より薬物反応性が良好である。
e. 広汎性発達障害との鑑別が重要である。

解答　a・e

解説

○ a. 子どもの統合失調症の臨床的特徴は、①幻視のみられるものがある、②幻聴内容が不鮮明なものや一過性のものが多い、③妄想構築は稀である、④感情易変性を示すものが多い、⑤強迫行為を示すものが多いなど、成人発症とは異なった特徴を持つ。

× b. 従来より子どもの統合失調症は成人期発症に比べて予後が悪いといわれ、適応水準も下がると報告されている。児童期発症例の追跡調査で、54％が改善し、46％がほとんど改善しないか増悪したとの報告がある。

× c. 児童期の統合失調症の発生率は成人の50分の1以下であるという報告や1,000人に1人以下であるとの報告もある。

× d. 従来より子どもの統合失調症は成人期発症に比べて薬物の反応性が乏しいことが多いとされている。近年は成人期の場合と同様に非定型抗精神病薬が使用されることが多い。副作用として体重増加、高プロラクチン血症、錐体外路障害、糖尿病、高脂血症などは特に注意すべき点である。

○ e. 児童期発症統合失調症の病前徴候では会話／言語の障害や運動機能障害や社会機能障害などがみられ、広汎性発達障害の症状と重なる部分が多い。また広汎性発達障害では思春期になると幻覚や妄想が一過性に出現することがあり、統合失調症と誤診することもある。しかし思春期以降に広汎性発達障害に統合失調症が併存することもあり、特に知的障害のない特定不能の広汎性発達障害では約10％に統合失調症の併存がみられるという報告もある。

参考文献
a. 山崎晃資他：現代児童青年精神医学 改訂第2版．永井書店, p284-285, 2012
b. 飯田順三他：子どもの精神病性障害．中山書店, p7, 2009
c. 齊藤万比古他総監訳：児童青年精神医学大事典．西村書店, p295, 2012
d. 同書, p312-314
e. 飯田順三他：子どもの精神病性障害．中山書店, p42-43, 2009

第3回試験 問題 083

自閉性障害（DSM-IV-TR）に伴わないのはどれか、1つ選べ。

a. 常同行動
b. てんかん発作
c. 精神遅滞（知的障害）
d. コミュニケーションの質的障害
e. 3歳以降に生じる発達の逆戻り

解答　e

解説

○ a. DSM-IV-TRの症候に関する診断基準には常同的で反復的な衒奇的な運動が挙げられている（診断基準A-(3)-a）。

○ b. 児童期から青年期にかけての時期を中心に、自閉性障害の20～30％にてんかん発作が出現する。

○ c. 自閉性障害には精神遅滞の併存が多いことが知られている。DSM-IV-TRは『たいていの症例』がそうであるとし、カプランの教科書は70％が精神遅滞としている。

○ d. 「コミュニケーションの質的障害」は自閉性障害の主症候の1つである。

× e. 3歳以降に生じる発達の逆戻りすなわち発達退行と、その後前景に出てくる自閉性障害と類似の状態像を特徴とするのは小児期崩壊性障害である。

参考文献
a. 高橋三郎他訳：DSM-IV-TR 精神疾患の分類と診断の手引き．医学書院, p55-57, 2003
井上令一他訳：カプラン臨床精神医学テキスト 第2版．メディカル・サイエンス・インターナショナル, p1300, 2004
b. c. 高橋三郎他訳：DSM-IV-TR 精神疾患の診断・統計マニュアル．医学書院, p84, 2003
齊藤万比古他総監訳：児童青年精神医学大事典．西村書店, p220-221, 2012
c. 井上令一他監訳：カプラン臨床精神医学テキスト 第2版．メディカル・サイエンス・インターナショナル, p1301, 2004
d. 高橋三郎他訳：DSM-IV-TR 精神疾患の分類と診断の手引き．医学書院, p56, 2003
e. 同書, p57

第3回試験 問題095

注意欠如・多動性障害（ADHD）について誤っているのはどれか、2つ選べ。

a. 児童の3～7％に出現する。
b. 主たる病因は劣悪な養育環境である。
c. 前頭葉、線条体領域の機能異常である。
d. 妊娠中の母親の喫煙は発症リスクを高める。
e. 反抗挑戦性障害は比較的稀な併存障害である。

解答　b・e

解説

○ a. DSM-IV-TRの注意欠如・多動性障害（ADHD）は有病率3～7％とされ、わが国では5～10％とされている。
× b. 病因は原則として遺伝子に規定され、胎内環境との相互作用により形成された生来性の脳機能障害であり、養育環境は修飾因子にとどまる。
○ c. ADHDの画像研究の結果から前頭前野背外側部や前頭眼窩部、前頭葉背外側部、帯状回前部、大脳基底核、尾状核、小脳等の異常が指摘されており、特に前頭葉と線条体の関与は確実とされる。
○ d. 母親の妊娠中の喫煙はアルコールの過剰摂取とともに危険因子とされている。
× e. 反抗挑戦性障害は最も一般的なADHDの併存障害とされている。

参考文献

a. 高橋三郎他訳：DSM-IV-TR 精神疾患の診断・統計マニュアル．医学書院, p100, 2003
　中根　晃他編：詳解子どもと思春期の精神医学．金剛出版, p562, 2008
b. 齊藤万比古他編：第3版注意欠如・多動性障害-ADHD-の診断・治療ガイドライン．じほう, p3, 2008
b. d. 齊藤万比古他総監訳：児童青年精神医学大事典．西村書店, p370-372, 2012
c. 齊藤万比古他編：第3版注意欠如・多動性障害-ADHD-の診断・治療ガイドライン．じほう, p65-67, 2008
c. d. 中根　晃他編：詳解子どもと思春期の精神医学．金剛出版, p563, 2008
e. 高橋三郎他訳：DSM-IV-TR 精神疾患の診断・統計マニュアル．医学書院, p117, 2003

第3回試験 問題107

10歳の女児。生育歴については母親の記憶があいまいで不明な点が多い。5歳の妹が一人いる。小学5年の夏休み明け頃より登校するものの腹痛や頭痛を訴えて保健室にいることが多くなった。家では毎朝、学校に行くのが辛いとめそめそと泣き、両親に叱られながら登校する毎日となった。10月半ばにはほとんど登校できなくなり、家庭では母親につきまい、母親がいないと泣いて探しまわる姿がみられた。また、おまじないを決め、それを言わないと家族に不幸がおきると考え、おまじないを繰り返すという行動もみられた。いつも泣いているような悲しげな顔をしている姿が続くのを心配した両親に伴なわれ、精神科を受診した。

1) この症例について当てはまらないのはどれか、2つ選べ。
 a. 大うつ病
 b. 強迫性障害
 c. 分離不安障害
 d. 反抗挑戦性障害
 e. 依存性パーソナリティ障害

解答　d・e

2) この症例に対する診療方針として正しいのはどれか、2つ選べ。
 a. 母子関係の評価を行う。
 b. 登校させることを優先する。
 c. 曝露反応抑制法を最初に行う。
 d. 抗精神病薬の投与を検討する。
 e. 生じている幼児返り（退行）を受容する。

解答　a・e

解説1)

この症例は不登校に伴って抑うつ気分、分離不安、強迫観念、強迫行為を示している前思春期女子であり、これらの症候を示す精神疾患としてはうつ病性障害、分離不安障害、強迫性障害を診断できる可能性がある。

○ a. 解説参照。
○ b. 解説参照。
○ c. 解説参照。
× d. この記述から反抗症状は見出されないので反抗挑戦性障害の診断は考えられない。
× e. こうした症候はパーソナリティ障害でしか説明できないものではなく、この年代であることを考慮すると、パーソナリティ障害の診断以外に考えられないとはいえない。

参考文献
a. 高橋三郎他訳：DSM-IV-TR 精神疾患の分類と診断の手引き. 医学書院, p137-139, 141-144, 2003
b. 同書, p177-179
c. 同書, p69-70
d. 同書, p64
e. 同書, p240

解説2)

○ a. 分離不安障害やうつ病の発症には家族関係、とりわけ母子関係の関与も考えられるため、それに関する評価が必須である。
× b. 登校にこだわると親子関係が行き詰まる可能性が高く、診断が確定するまで経過を見守るべきである。
× c. 仮に強迫性障害であったとしても、曝露反応抑制法への動機づけが困難なケースは多く、いずれは導入するつもりで現状を支えるという柔軟な姿勢が求められる。
× d. 子どもの精神疾患では診断確定後ただちに薬物療法を開始するのは、一部の疾患を除いた大半の精神疾患では性急に過ぎる。まずは心理社会的な治療から入っていくべきである。
○ e. 分離不安、抑うつ気分、強迫症状等の存在下で退行的な母親への依存が亢進することは子どもでは一般的である。ここは母親を支持して依存を受容してもらうべき局面である。

参考文献
a. 齊藤万比古総編集：子どもの心の診療シリーズ1 子どもの心の診療入門. 中山書店, p64-68, 2009
　山崎晃資他編：現代児童青年精神医学 改訂第2版. 永井書店, p48-50, 2012
b. 齊藤万比古編：不登校対応ガイドブック. 中山書店, p254-265, 2007
c. 山崎晃資他編：現代児童青年精神医学 改訂第2版. 永井書店, p336-337, 2012
d. 齊藤万比古総編集：子どもの心の診療シリーズ4 子どもの不安障害と抑うつ. 中山書店, p155-156, 2010
e. 同書, p88-89

第1回試験 問題060 アルコールについて誤っているのはどれか、2つ選べ。

a. 神経細胞の受容体に機能変化を起こして作用する。
b. 血中濃度が0.15%を超えると泥酔期となる。
c. 少量であれば妊娠中に飲酒しても胎児に影響はない。
d. 飲酒後に顔の赤くなる人は、飲酒に関連した食道がんのリスクが高い。
e. 平均赤血球容積（MCV）は大量飲酒のマーカーである。

解答　b・c

解説

○ a. アルコールの脳内生理作用については、神経細胞膜に侵入することによって膜の流動率が変化し、そのために膜の受容体やイオンチャンネル、膜タンパクの機能変化が引き起こされることによると考えられている。

× b. 単純酩酊では、血中アルコール濃度に比例して酩酊状態が進行する。0.15%までは脱抑制となり、0.15〜0.25%では失調歩行などの小脳機能低下による状態を示し、0.25%を超えると泥酔状態となり明らかな意識障害を示し歩行困難で疎通が取れなくなる。0.4%を超えると昏睡状態になり、死の危険性が高くなる。

× c. 胎児期のアルコール曝露によって小頭症、頭蓋顔面の形成不全、四肢や心臓の一部の欠損、精神発達遅滞、低身長などが認められ、胎児アルコール症候群と呼ばれている。妊娠・授乳中の胎児アルコール症候群を始めとする児の成長発達に対する影響が明らかにされており、妊娠・授乳中の女性はアルコールを摂取すべきでない。

○ d. 食道がんリスクのオッズ比は、活性型ALDH2ホモに比して非活性型ALDH2をもつヘテロの大量飲酒者では約8倍、フラッシャーと非フラッシャーの比較では非フラッシャーが約5倍高いとの報告がある。

○ e. 大量飲酒者では、アルコールによる消化器系に対する影響で食物の消化や吸収が障害され肝臓機能も障害される。さらに不規則な食事摂取や、不適切な食事内容による低栄養状態によってビタミン欠乏、ことにビタミンB欠乏状態に至っている。その結果平均赤血球容積（MCV）の高値を示す。

参考文献
a. b. 井上令一他監訳：カプラン臨床精神医学テキスト 第2版. メディカル・サイエンス・インターナショナル, p440-443, 2004
　齋藤利和：アルコール性障害 新現代精神医学文庫. 新興医学出版社, p13-15, 2006
c. 井上令一他監訳：カプラン臨床精神医学テキスト 第2版. メディカル・サイエンス・インターナショナル, p451, 2004
d. Yokoyama A, et al.：Esophageal cancer and aldehyde dehydrogenase2 genotye in Japanese males. Cancer Epidemiol Biomarkers Prev, 5: 99-102, 1996
e. 井上令一他監訳：カプラン臨床精神医学テキスト 第2版. メディカル・サイエンス・インターナショナル, p442, 2004

第1回試験 問題062 アルコール依存症の離脱症状について正しいのはどれか、2つ選べ。

a. 離脱の初期症状は、発汗、心悸亢進などの自律神経症状である。
b. アルコールの血中濃度が「ゼロ」になった時に現れる。
c. ベンゾジアゼピン系薬は、振戦せん妄の発症予防効果がある。
d. 嘔気・嘔吐に対して、ジアゼパムの筋肉内注射が推奨される。
e. 離脱けいれん発作の治療には、抗けいれん薬を投与する。

解答　a・c

解説

○ a. アルコール離脱症状は早期症状群と後期症状群に分けられる。早期症状群はアルコール離脱後7時間頃から出現し20時間前後にピークを迎える。その症状は不安感、焦燥感や抑うつなどの不快気分、発汗、心悸亢進、体温変化などの自律神経症状、振戦、けいれん発作、一過性の幻覚などである。

× b. DSM-IV-TRにおけるアルコール離脱の診断基準では、大量かつ長期間にわたっていたアルコール使用を中止あるいは減量することにより出現するとされており、必ずしも断酒して血中濃度がゼロになって出現するわけではない。

○ c. 振戦せん妄は、アルコール離脱症状の致死的にもなりうる重篤な状態であり、振戦に加えて、意識障害、自律神経過活動、知覚異常、精神運動性障害が認められる。治療は予防が重要であり、何らかの離脱症状が見られた場合はベンゾジアゼピン系薬等を投与する。

× d. 離脱症状の治療薬としては、ベンゾジアゼピン系薬が第一選択薬になっている。離脱症状である嘔気・嘔吐に対してもベンゾジアゼピン系薬が用いられる。ベンゾジアゼピン系薬は経口投与、非経口投与が可能であるが、非経口投与のうち筋肉内注射は吸収が不規則であることから推奨されていない。

× e. 離脱けいれん発作は、全般性強直間代性けいれんを特徴とし、早期離脱症状として出現する。離脱期にみられるけいれんは離脱以外の器質的要因を除外するまでに抗けいれん薬が投与されることはあるものの、離脱けいれん発作と診断されれば、その管理に抗けいれん薬は必要ない。

参考文献
a. 齋藤利和：アルコール性障害 新現代精神医学文庫. 新興医学出版社, p38, 2006
b. c. d. e. 井上令一他監訳：カプラン臨床精神医学テキスト 第2版. メディカル・サイエンス・インターナショナル, p443-448, 2004
b. 高橋三郎他訳：DSM-IV-TR精神疾患の診断・統計マニュアル. 医学書院, p100, 2003

第1回試験 問題064 物質依存について正しい組み合わせはどれか、1つ選べ。

a. 精神依存 ─ 抗うつ薬
b. アルコールの中枢作用機序 ─ グリシン結合部位
c. 動因喪失症候群 ─ 幻覚剤
d. 身体依存 ─ ニコチン
e. フラッシュバック ─ 大麻

解答 d

解説

× a. 抗うつ薬、ことにSSRI、SNRIは急激な服用の中断によって中断症候群（discontinuation syndrome）といわれる離脱症状を示すことがある。しかし薬物探索行動など精神依存を思わせる症状はみられない。

× b. アルコールの脳内作用については、神経細胞膜に侵入することによって膜の流動率が変化し、そのために膜の受容体やタンパクの機能変化が引き起こされることによると考えられている。グリンシン結合部位のような受容体の特異的な部位の関連は明らかでない。

× c. 動因喪失症候群は、大麻を慢性的に使用している際にみられる意欲低下やそれによる社会機能低下をいう。LSD、メスカリン、フェンシクリジン（PCP）などの幻覚剤ではこのような状態はみられない。

○ d. 身体依存は、物質の摂取で生理的な平衡を失い、離脱症状が現れる状態であり、離脱症状の出現によって身体依存が形成されたと判断できる。ニコチンの離脱症状はDSM-IV-TRに記載されており、最終喫煙の2時間後から出現し、24～48時間でピークとなり数週間以上持続することがある。禁煙治療では、離脱症状を防ぐためにニコチンパッチやガムなどが用いられる。

× e. 物質依存において物質を中止した後、非特異的な刺激や状況によって以前使用していた時と同様の異常体験が出現することがある。これをフラッシュバックと呼び、覚醒剤や幻覚剤の使用において認められる。

参考文献
a. World Health Organization : WHO Expert Committee on Drug Dependence – WHO Technical Report Series, No. 915 – Thirty-third Report, 2003 （http://apps.who.int/medicinedocs/pdf/s4896e/s4896e.pdf）
b. 井上令一他監訳：カプラン臨床精神医学テキスト 第2版. メディカル・サイエンス・インターナショナル, p441-442, 2004
c. 大熊輝雄：現代臨床精神医学 改訂第11版. 金原出版, p252, 2008
d. 井上令一他監訳：カプラン臨床精神医学テキスト 第2版. メディカル・サイエンス・インターナショナル, p487-492, 2004
e. 大熊輝雄：現代臨床精神医学 改訂第11版. 金原出版, p257, 2008

第1回試験 問題066 アルコール依存症の薬物治療について誤っているのはどれか、1つ選べ。

a. ジスルフィラム等の抗酒薬は、家族による服薬確認で治療効果が高まる。
b. ジスルフィラム等の抗酒薬は、患者の飲酒欲求を抑えることで効果を示す。
c. 選択的セロトニン再取り込み阻害薬（SSRI）はうつ病を合併したアルコール依存症の飲酒抑制に効果がある。
d. シアナミドは長期に服用していると肝臓障害を引き起こす。
e. ジスルフィラムはシアナマイドより薬効が現れるまでに時間がかかる。

解答 b

解説

○ a. アルコール依存症は否認の病と言われているように、治療的介入に対しても十分な治療意欲が得られず、薬物を中断する結果になりやすい。その際家族による服薬確認や家族への心理教育を介したアプローチは重要な治療手段となる。

× b. ジスルフィラム等の抗酒薬は、アルデヒド脱水素酵素を阻害し、エタノール代謝を遅延させてアルデヒドを蓄積させる。このためジスルフィラム-アルコール反応と呼ばれる顔面紅潮、発汗、呼吸困難、胸部圧迫感、頭痛、血圧降下、心悸亢進、悪心、嘔吐などの身体症状を引き起こし、アルコール摂取ができなくなることで抗酒効果を示す。飲酒欲求を直接低下させる作用はない。

○ c. うつ病を合併したアルコール依存症では、その抑うつ状態が物質誘発性気分障害と診断される。すなわち離脱の期間中またはその1か月以内に発症したのかが治療の選択には重要となる。物質誘発性気分障害では積極的な抗うつ薬ではなく認知療法などを行うことになる。しかしうつ病の経過中には自己治療としてアルコール依存症に陥る、あるいは抑うつ症状がアルコール依存症とは独立して出現する、長期間抑うつ状態を呈する場合があり、この時にはSSRIをはじめとした抗うつ薬が有効で、抑うつ状態の改善によって飲酒抑制が期待できる。

○ d. シアナミドは肝機能障害を引き起こすことがあり、ことに長期服用によって肝細胞にスリガラス様封入体（ground glass inclusion）が現れることから、定期的な肝機能検査が必要である。

○ e. ジスルフィラムはシアナマイドに比べて吸収、排泄共に遅く、薬効が現れるのも遅い。このため飲酒試験は服薬開始後1週間頃に始め、その後飲酒試験を繰り返して条件付けを行うこともある。なおジスルフィラムは排泄が遅いことから、断薬後1週間で約20％が体内に残存しており、断薬後少なくとも2週間は飲酒しないように指導する必要がある。

参考文献
a. 井上令一他監訳：カプラン臨床精神医学テキスト 第2版. メディカル・サイエンス・インターナショナル, p452-456, 2004
b. e. 大熊輝雄：現代臨床精神医学 改訂第11版. 金原出版, p242-243, 2008
c. 井上令一他監訳：カプラン臨床精神医学テキスト 第2版. メディカル・サイエンス・インターナショナル, p449-456, 633-635, 2004
d. シアナミド添付文書

第1回試験 問題074 アルコール関連精神障害について誤っているのはどれか、2つ選べ。

a. アルコール離脱症状は飲酒中断後1～3日目に出現する。
b. 振戦せん妄の不穏状態は夜間に顕著である。
c. アルコール幻覚症では意識混濁がみられる。
d. ウェルニッケ脳症はアルコール神経障害に特有なものである。
e. 残遺性および遅発性の精神障害では、フラッシュバック、認知障害がみられる。

解答　c・d

解説

○ a. アルコール離脱症状（alcohol withdrawal state）は、身体依存を形成している時期に、種々の要因によってアルコール摂取を急に中断した際、1～3日後に出現する。

○ b. 振戦せん妄はアルコール依存症者に起こる幻覚と運動不安を主とする特有のせん妄状態である。高齢者にみられるせん妄と同様に、運動不安は特に夜間に顕著となる。

✕ c. アルコール幻覚症（alcoholic hallucinosis）は幻覚症とされることから、意識はほぼ清明な状態で幻覚が出現する。アルコール幻覚症でみられる幻覚は幻聴が主であり、急性あるいは亜急性に出現する。飲酒中止時あるいは大量飲酒時に起こる。幻聴の内容は批判的なものが多く、感覚的な要素が強いため恐怖感が強く、幻聴に支配された行動を示すことがあり、対話型の幻聴がみられることもある。多くは飲酒中止により数日から数週で消失する。

✕ d. ウェルニッケ脳症（Wernicke's encephalopathy）は、ビタミン欠乏症の1つであり、ニコチン酸、ビタミンB1（サイアミン）の欠乏によるものとされている。アルコール過量摂取に伴う栄養障害に限らず、身体疾患に伴う栄養障害、ことに経静脈栄養などでビタミン投与が不十分な場合に発症する可能性があり、ウェルニッケ脳症はアルコール神経障害に特有なものとはいえない。

○ e. ICD-10では、アルコール使用による精神および行動の障害として残遺性および遅発性の精神病性障害があり、その中にはフラッシュバック、人格あるいは行動の障害、残遺性感情障害、認知症、他の持続性認知障害、遅発性精神病性障害があげられている。

参考文献
大熊輝雄：現代臨床精神医学 改訂第11版．金原出版，p238-241，2008
融 道男他監訳：ICD-10 精神および行動の障害 臨床記述と診断のガイドライン 新訂版．医学書院，p81-94，2005
高橋三郎他訳：DSM-IV-TR 精神疾患の分類と診断の手引き．医学書院，p89-123，2003

第1回試験 問題076 精神作用物質による精神および行動障害について誤っているのはどれか、2つ選べ。

a. モルヒネの服用により快感が生じ、摂取に対する強い欲求が生じる。
b. モルヒネの離脱症状は自律神経系症状が強い。
c. 大麻の慢性的な使用は動因喪失症候群を引き起こす。
d. 抗不安薬は半減期が長い薬物ほど依存を生じやすい。
e. 覚醒剤依存症では意欲減退が持続性にみられる。

解答　a・d

解説

✕ a. モルヒネはケシの種子の浸出物であるアヘンから抽出された天然アルカロイドである。モルヒネをはじめとするアヘン類はオピオイド受容体を介して作用するが、ドパミン系神経伝達にも影響し、習慣性や依存性はドパミン系を介して形成される。
　モルヒネを使用するアヘン類による依存は、モルヒネ型といわれる。モルヒネは極めて強い精神依存を形成し、短時間に身体依存も形成し、容易に耐性が形成される。依存が形成されると、陶酔感や絶頂感をもたらすが、一般には快感を生じるわけではなく、悪心、めまい、頭がぼんやりした感じが出現する。

○ b. モルヒネ型依存は特有の離脱症状を示す。その特徴は強い自律神経症状であり、自律神経の嵐ともよばれ、交感神経、副交感神経共に興奮し様々な症状を引き起こし強い不快感をもたらす。このためモルヒネを中止することができず、耐性によってさらに使用量が増え、依存が重度になるという結果になる。

○ c. 動因喪失症候群は、大麻の慢性的な使用者にみられる意欲低下、無為、無関心、集中持続の障害、記憶障害を主症状として社会的機能低下をきたした状態として報告されている。その後、大麻使用者ばかりではなく、有機溶剤使用者や鎮咳薬の使用でも同様の状態が報告され、物質特異的な症候群ではないと考えられる。

✕ d. 抗不安薬（ベンゾジアゼピン系薬）による依存は、精神依存が中心で、身体依存を形成することはあるものの、離脱症状は軽度である。単位力価が高く、半減期が短い薬物ほど依存を形成しやすいとされている。

○ e. 覚醒剤依存症は精神依存による薬物探索行動を示すほかに、持続的な症状としては意欲減退、情動障害がみられる。

参考文献
大熊輝雄：現代臨床精神医学 改訂第11版．金原出版，p259-266，240，2008
融 道男他監訳：ICD-10 精神および行動の障害 臨床記述と診断のガイドライン 新訂版．医学書院，p81-94，2005
高橋三郎他訳：DSM-IV-TR 精神疾患の分類と診断の手引き．医学書院，p89-123，2003

第1回試験 問題078

ペラグラ脳症に関連するのはどれか、1つ選べ。

a. チアミン
b. 葉酸
c. ビオチン
d. ビタミンB12
e. ナイアシン

解答　e

解説

✗ a. チアミン（ビタミンB1）に関連する疾患は、脚気やウェルニッケ脳症などである。

✗ b. 葉酸（ビタミンB9）の欠乏は、アルコールの過剰摂取によって引き起こされる可能性がある。葉酸はビタミンB12と協調して造血作用に関連しており、欠乏すると巨赤芽球性貧血や悪性貧血が引き起こされる。一部の抗てんかん薬は葉酸の吸収を低下させることが知られている。

✗ c. ビオチン（ビタミンB7）は腸内細菌叢によって供給され、腸内細菌叢の障害や完全静脈栄養時などに欠乏症がみられる。

✗ d. ビタミンB12はいくつかのコバラミンの総称で葉酸と協調して作用することが多い。欠乏すると疲労感や抑うつなどがみられる。

◯ e. ペラグラ（pellagra）はナイアシン（ニコチン酸、ニコチン酸アミドノ複合体）の欠乏によって起こり、皮膚症状、下痢、精神症状が3主徴として知られている。アルコール乱用による栄養障害の1つとしてみられることがある。症状は、まず光線過敏症として露光部に紅斑がみられ、次いで下痢、食欲不振などの消化器症状、舌炎を示し、さらに精神症状として抑うつ、無気力、不眠が出現し、脳症として意識障害を呈し、時に死に至ることもある。

参考文献

大熊輝雄：現代臨床精神医学 改訂第11版．金原出版，p207，2008
融　道男他監訳：ICD-10 精神および行動の障害 臨床記述と診断のガイドライン 新訂版．医学書院，p81-94，2005
高橋三郎他訳：DSM-IV-TR 精神疾患の分類と診断の手引き．医学書院，p89-123，2003

第1回試験 問題108

48歳の男性、会社員。20歳頃からの飲酒歴がある。最近では中等度の肝機能障害があり、主治医より飲酒を控えるように指導されているが守れず、1日に日本酒5合（約900mL）程度は飲酒していた。約4日前から感冒様の熱発、下痢、咽頭痛が始まり、飲酒を控え抗生物質、消炎剤で治療し症状は軽快していた。昨日あたりから休日にもかかわらず、「会社に行く」と言って出かけようとする、意味なく家の中をうろうろする、「変なものが目の前に見える」などの奇異な言動が始まり、総合病院精神科に救急受診となった。日時・場所に関する見当識障害を認め、問いかけへの了解は悪く、幻視を認めた。神経学的所見として手指振戦がみられたが、頭部単純MRI、血液検査で特記すべき所見はみられなかった。家族によると、2週間ほど前に仕事のことでトラブルがあり飲酒量が増えていたが、約4日前からの体調不良でここ3日間は飲酒しておらず、この間不眠も続いていたという。

1) この症例について考えられる病態はどれか、1つ選べ。
   a. 不安をともなう適応障害
   b. 感染、発熱による精神症状
   c. アルコール離脱による精神症状
   d. 仕事のトラブルによる睡眠障害
   e. 肝機能障害による症状性精神障害

解答　c

2) この症例について、今後短期間にはみられない症状はどれか、1つ選べ。
   a. けいれん
   b. 精神運動興奮
   c. 振戦せん妄
   d. 小動物幻視
   e. 強迫思考

解答　e

3) この症例の治療として適切でないのはどれか、1つ選べ。
   a. ベンゾジアゼピン系薬
   b. 抗うつ薬
   c. 抗精神病薬
   d. ビタミン製剤
   e. 輸液管理

解答　b

解説 1)

この症例は48歳男性で、20歳頃からの飲酒歴があり、日本酒5合（純アルコール換算約140mL）の大量飲酒者である。肝機能障害を指摘され、飲酒を控えるように指導されているが、飲酒量をコントロールすることができていない。すなわちICD-10の基準に従えば、健康に害を及ぼすアルコール使用パターンと考えられ、アルコールの有害な使用と診断できる。さらに3日前から断酒し、離脱の前駆症状と考えられる不眠が出現し、昨日から見当識障害、幻視、精神運動性障害が出現しており、せん妄を呈していると考えられる。

✗ a. 不安を伴う適応障害では、約2週間前に会社でのトラブルというエピソードはあるものの、幻視、精神運動性障害などの精神病症状や意識障害を思わせる見当識障害が出現することはない。

✗ b. 感染、発熱による精神症状は、何らかの感染はあったと考えられるが、症状は軽快し血液検査も正常であり、精神病症状や意識障害の出現との時間的整合性がない。

○ c. 診察時には振戦も認められ、せん妄を引き起こす他の身体疾患はみられないことから、アルコール離脱による振戦せん妄の可能性が高い。

✗ d. 仕事のトラブルによる睡眠障害は、不眠はみられるものの数日前からであり、2週間前の仕事上のトラブルとの時間的整合性がない。また不眠以外にせん妄状態を呈しており、不眠のみで説明できない。

✗ e. 肝機能障害による症状性精神病は、診察時の血液検査で明らかな肝機能障害はみられず、肝性脳症を思わせる徴候の記述はない。

参考文献
井上令一他監訳：カプラン臨床精神医学テキスト 第2版. メディカル・サイエンス・インターナショナル, p445-447, 2004
大熊輝雄：現代臨床精神医学 改訂第11版. 金原出版, p242, 2008
融 道男他監訳：ICD-10 精神および行動の障害 臨床記述と診断のガイドライン 新訂版. 医学書院, p81-94, 2005
高橋三郎他訳：DSM-IV-TR 精神疾患の分類と診断の手引き. 医学書院, p89-123, 2003

解説 2)

この症例は、アルコール離脱による振戦せん妄と考えられる。昨日発症し、早期離脱症状が出現する時期にある。アルコール離脱症状は、身体依存が形成している時期に、種々の要因によってアルコール摂取を急に中断した際出現する。飲酒中断断後1～3日目に出現し、最初に頭痛、悪心、嘔吐、発汗、不眠などの自律神経症状や手指の振戦が現れ、ついで不安、焦燥、不機嫌、易刺激性などが出現し、けいれんもみられる。その後意識障害や幻覚を伴うせん妄状態に陥る。離脱症状は多くが断酒後7日頃まで消失する。

- ○ a. 早期離脱症状としてみられる。
- ○ b. せん妄の精神病症状として出現する。
- ○ c. 発症様式、これまでの経過・症状などから振戦せん妄と考えられる。
- ○ d. 小動物幻視はアルコール離脱症状の特徴であり、その他こびと幻覚、情景的幻視、リープマン現象も特徴とされている。
- × e. 強迫思考は離脱症状としてはみられない。

参考文献

井上令一他監訳：カプラン臨床精神医学テキスト 第2版. メディカル・サイエンス・インターナショナル, p445-447, 2004

大熊輝雄：現代臨床精神医学 改訂第11版. 金原出版, p242, 2008

融 道男他監訳：ICD-10 精神および行動の障害 臨床記述と診断のガイドライン 新訂版. 医学書院, p81-94, 2005

高橋三郎他訳：DSM-IV-TR 精神疾患の分類と診断の手引き. 医学書院, p89-123, 2003

解説 3)

この症例はアルコール離脱として、振戦せん妄の状態にある。離脱状態に対する治療は、輸液によって補液、電解質補給を行い、高単位のビタミン類（B群、C、ニコチン酸）を投与する。特にビタミンB群は、糖代謝に消費されることから、ウェルニッケ脳症の発症を防ぐために必須となる。

- ○ a. ベンゾジアゼピン系薬（ジアゼパム）は、アルコール離脱に伴うけいれん、せん妄、不安、自律神経症状を抑制する効果がある。投与方法として、患者の状態に応じて経口、非経口投与を考慮するが、比較的高用量を使用する。ベンゾジアゼピン系薬は依存を形成する薬物であり、できうる限り早期に減量中止することが望ましい。
- × b. 抗うつ薬はミアンセリンがせん妄に対して投与する可能性はあるが、早期離脱の時期には抗けいれん作用があるジアゼパムの投与が適切であると考えられ、選択肢の中では有用性が低い。
- ○ c. 抗精神病薬はせん妄における精神病症状、ことに精神運動性興奮に対してハロペリドール、リスペリドンなどを用いる。
- ○ d. ウェルニッケ脳症など栄養障害による障害を防止するため必要である。
- ○ e. 補液、電解質補給のために行う。

参考文献

井上令一他監訳：カプラン臨床精神医学テキスト 第2版. メディカル・サイエンス・インターナショナル, p445-447, 2004

大熊輝雄：現代臨床精神医学 改訂第11版. 金原出版, p242, 2008

融 道男他監訳：ICD-10 精神および行動の障害 臨床記述と診断のガイドライン 新訂版. 医学書院, p81-94, 2005

高橋三郎他訳：DSM-IV-TR 精神疾患の分類と診断の手引き. 医学書院, p89-123, 2003

第2回試験 問題008 アルコール関連障害について誤っているのはどれか、2つ選べ。

a. ウェルニッケ脳症にはビタミンB6単独投与が必要である。
b. アルコール幻覚症は意識レベルの低下した状態下で発現する。
c. 依存症者とその家族の関係の特徴として共依存があげられる。
d. 血中アルコール濃度が400mg/dL以上になると昏睡に陥る。
e. 自助グループとして断酒会やAA（Alcoholics Anonymous）がある。

解答　a・b

解説

✗ a. ウェルニッケ脳症は、意識障害、眼症状、失調性歩行を3主徴とし、せん妄状態、健忘症候群、発熱、傾眠、昏睡が不規則な持続で出現する。ビタミン欠乏症の1つであり、ニコチン酸、ビタミンB1（サイアミン）の欠乏によるものである。

✗ b. 幻覚症は、意識はほぼ清明な状態で幻覚が出現する。アルコール幻覚症も同様に、意識清明下に、主に幻聴が飲酒中止時あるいは大量飲酒時に、急性あるいは亜急性に出現する。

○ c. 依存症者の家族は、依存症者の問題に対して後始末をし、世話をする。依存症者は家族に依存し、家族は自分が依存症者には必要なのだと感じ、その反面依存症者に必要とされている自分の役割が失われることに強い不安をもつ。このような互いに依存しあう関係性を共依存という。

○ d. アルコールによる酩酊は5期に分けられる。①亜臨床期：変化がみられない。②発揚期（血中濃度10〜50mg/dL）：抑制がとれ、次第に運動失調が現れる。③酩酊期（狭義）（血中濃度50〜100mg/dL）：運動失調や言語障害がみられる。④泥酔期（血中濃度200mg/dL以上）：歩行不能で外部刺激にわずかに反応する。傾眠状態。⑤昏睡期（血中濃度400mg/dL以上）感覚刺激に反応せず昏睡状態。

○ e. アルコール依存症の治療は、自助グループへの参加が重要であり、参加者の約3分の1は断酒が継続されている。主な自助グループには断酒会とAAがあり、断酒会は日本で発足し、AAはアメリカで創設された組織である。

参考文献
融 道男他監訳：ICD-10 精神および行動の障害 臨床記述と診断のガイドライン 新訂版．医学書院, p81-94, 2005
高橋三郎他訳：DSM-IV-TR 精神疾患の分類と診断の手引き．医学書院, p89-123, 2003
a. 大熊輝雄：現代臨床精神医学 改訂第11版．金原出版, p208, 240, 2008
b. 同書. p240
c.e. 同書. p244
d. 同書. p235

第2回試験 問題018 アルコール依存症の薬物療法について誤っているのはどれか、2つ選べ。

a. シアナマイドの薬効は、およそ1日で消失する。
b. 振戦せん妄には、フェノチアジン系の薬物が第一選択である。
c. 離脱症状のけいれん発作には、抗てんかん薬の長期投与が必要である。
d. 離脱期における自律神経症状には、ベンゾジアゼピン系薬物が有効である。
e. 離脱症状に対するベンゾジアゼピン系薬物の処方は、短期間に減量、中止する。

解答　b・c

解説

○ a. シアナマイドはアルデヒド脱水素酵素阻害作用を示し、アルコール摂取時のアルコール代謝を抑制してアルデヒドを蓄積し、シアナマイド-アルコール反応を起こすことから抗酒作用を示す。血漿中濃度の半減期は40〜80分で1日1〜2回に分けて服用し、薬効はおよそ1日で消失する。

✗ b. 振戦せん妄を特徴とする離脱状態に対しては、ベンゾジアゼピンが第一選択となる。フェノチアジン系薬物はけいれん閾値を下げ離脱症状としてのけいれんを引き起こす可能性があることから第一選択として投与すべきでない。

✗ c. 離脱症状としてけいれんが発現した際、原則として抗てんかん薬の投与は必要ない。

○ d. ベンゾジアゼピン薬は、離脱期におけるけいれん、せん妄、不安、自律神経症状を抑制する効果がある。

○ e. ベンゾジアゼピンは依存を形成する薬物であり、できうる限り短期間に減量、中止することが望ましい。

参考文献
井上令一他監訳：カプラン臨床精神医学テキスト 第2版．メディカル・サイエンス・インターナショナル, p445-447, 2004
大熊輝雄：現代臨床精神医学 改訂第11版．金原出版, p242, 2008
融 道男他監訳：ICD-10 精神および行動の障害 臨床記述と診断のガイドライン 新訂版．医学書院, p81-94, 2005
高橋三郎他訳：DSM-IV-TR 精神疾患の分類と診断の手引き．医学書院, p89-123, 2003

第2回試験 問題055

医師が慢性中毒者と診断した際、都道府県知事への届け出が法的に規定されていないのはどれか、2つ選べ。

a. 大麻
b. 覚醒剤
c. モルヒネ
d. メチルフェニデート
e. マジックマッシュルーム

解答 b・d

解説

医師が慢性中毒者と診断した際の都道府県知事への届け出は「麻薬及び向精神薬取締法」で規定されている。麻薬中毒とは、麻薬及び向精神薬取締法第二条二十四で麻薬、大麻又はあへんの慢性中毒をいうとされ、同条二十五で麻薬中毒者は麻薬中毒の状態にある者をいうと規定されている。さらに同法第五十八条の二で、医師は診察の結果、受診者が麻薬中毒者であると診断したときは、すみやかに、その者の氏名、住所、年齢、性別その他厚生労働省令で定める事項をその者の居住地（居住地がないか、又は居住地が明らかでない者については、現在地とする。）の都道府県知事に届け出なければならないとされている。選択肢のうち、麻薬、大麻、アヘンとされるのは、大麻、モルヒネ、マジックマッシュルームである。マジックマッシュルームは幻覚剤であるシロシビンやシロシンを含むキノコである。1998年頃から乱用されるようになり2002年に麻薬原料植物に指定された。

○ a. 大麻は「麻薬及び向精神薬取扱法」で麻薬中毒の対象物質とされている。
× b. 覚醒剤は「麻薬及び向精神薬取扱法」で麻薬中毒の対象物質とされていない。
○ c. モルヒネは麻薬であり、「麻薬及び向精神薬取扱法」で麻薬中毒の対象物質とされている。
× d. メチルフェニデートは「麻薬及び向精神薬取扱法」で麻薬中毒の対象物質とされていない。
○ e. マジックマッシュルームは「麻薬及び向精神薬取扱法」で麻薬中毒の対象物質とされている。

参考文献
融 道男他訳：ICD-10 精神および行動の障害 臨床記述と診断のガイドライン 新訂版. 医学書院, p81-94, 2005
高橋三郎他訳：DSM-IV-TR 精神疾患の分類と診断の手引き. 医学書院, p89-123, 2003

第2回試験 問題066

身体依存を形成しないのはどれか、2つ選べ。

a. ニコチン
b. コカイン
c. モルヒネ
d. アルコール
e. メタンフェタミン

解答 b・e

解説

依存は精神依存と身体依存に分けられ次のように定義されている。精神依存は快楽を求めたり不快を避けるために、ある薬物が満足感や、その薬物を周期的または持続的に摂取しようとする精神的欲求を生み出してくるような状態。身体依存は薬物摂取が中断されると、強い身体障害が現われてくるような適応状態、すなわち離脱症状は一連の特異的な精神的および身体的な症状や徴候からなる。身体依存の形成は、離脱症状の出現によってとらえられる。逆にいうと、離脱症状を示さない精神作用物質は身体依存を形成しないと判断する。身体依存の形成には、いくつかの神経伝達経路が関与すると考えられており、オピオイド類では中脳腹側被蓋野や側座核にあるオピオイド受容体とこれに関連したドパミン系、ベンゾジアゼピン系、バルビツール酸系、エタノールなどはGABA受容体、ベンゾジアゼピン受容体を介してドパミン系に作用し、いわゆる脳内報酬系も重要な役割を果たしていると考えられる。神経化学的機序としては、薬物が反復投与されるとシナプス間隙の神経伝達物質が減少し、シナプス後受容体の感受性が増大する。感受性が増大するとさらに薬物が必要となる。薬物を中断すると、受容体感受性増大のために過度の反応が引き起こされ離脱症状が出現すると考えられている。離脱を示す物質としてはアルコール、吸入剤、ニコチン、アヘン類、鎮静薬・催眠剤・抗不安薬があり、離脱がないのはコカイン、メタンアンフェタミン、カフェイン、大麻、幻覚剤、フェンシクリジンである。

○ a. 離脱症状を示し、身体依存を形成する。
× b. 明らかな離脱症状を示さず、身体依存を形成しない。
○ c. 離脱症状を示し、身体依存を形成する。
○ d. 離脱症状を示し、身体依存を形成する。
× e. 明らかな離脱症状を示さず、身体依存を形成しない。

参考文献
今道裕之：アルコール依存症. 創造出版, p32, 1996
大熊輝雄：現代臨床精神医学 改訂第11版. 金原出版, p246-247, 2008
融 道男他訳：ICD-10 精神および行動の障害 臨床記述と診断のガイドライン 新訂版. 医学書院, p81-94, 2005
高橋三郎他訳：DSM-IV-TR 精神疾患の分類と診断の手引き. 医学書院, p89-123, 2003

第2回試験 問題076　ベンゾジアゼピン系薬物の中止後症候群について誤っているのはどれか、2つ選べ。

a. 急激な断薬で出現しやすい。
b. 常用量の服用では稀である。
c. 短時間作用型で出現しやすい。
d. 反跳現象では幻視が出現しやすい。
e. ベンゾジアゼピン系薬物服用歴が危険因子である。

解答　b・d

解説

○ a. ベンゾジアゼピン系薬物の中止後症候群は急激な中断で出現しやすく、中止する際には漸減する必要がある。

× b. 常用量で長期間連用すると出現する。

○ c. 短時間作用型で出現しやすいことから、中止する際には、いったん長時間作用型に置き換えて漸減することが推奨されている。

× d. 反跳現象は、ベンゾジアゼピン系薬物によって抑えられていた症状が、薬物の中止後に、服薬以前より一過性に増強する現象である。離脱状態のように新たな症状が加わることはなく、ベンゾジアゼピン系薬物の反跳現象で幻覚は出現しない。

○ e. ベンゾジアゼピン系薬物の中止後症候群の危険因子には不規則な服薬管理があり、ベンゾジアゼピン系薬物服用歴が含まれている。

参考文献
井上令一他監訳：カプラン臨床精神医学テキスト 第2版. メディカル・サイエンス・インターナショナル, p504-511, 2004
福井顗二編：専門医のための精神科臨床リュミエール26. 依存症・衝動制御障害の治療. 中山書店, p121-131, 2011
融 道男他監訳：ICD-10 精神および行動の障害 臨床記述と診断のガイドライン 新訂版. 医学書院, p81-94, 2005
高橋三郎他訳：DSM-IV-TR 精神疾患の分類と診断の手引き. 医学書院, p89-123, 2003

第2回試験 問題086　アルコールの代謝について正しいのはどれか、2つ選べ。

a. シアナマイドはアルコール脱水素酵素を阻害して作用を示す。
b. 不活性型アルデヒド脱水素酵素ではアルコール分解が遅延する。
c. アルコール脱水素酵素の活性型の頻度は日本人が白人に比して高い。
d. アルデヒド脱水素酵素の活性型の頻度は日本人が白人に比して高い。
e. ミクロソームエタノール酸化系酵素は大量飲酒により活性が低下する。

解答　b・c

解説

× a. シアナマイドはアルデヒド脱水素酵素阻害作用によって抗酒作用を示す。

○ b. アルコールはアルコール脱水素酵素により酸化され、アルデヒドを生成する。アルデヒドはアルデヒド脱水素酵素により酸化されて酢酸を生成し、最終的に二酸化炭素と水に分解される。不活性型アルデヒド脱水素酵素では、アルデヒドから酢酸の経路が遅延し、アルコールの分解が遅れる。不活性型アルデヒド脱水素酵素には部分欠損と完全欠損が遺伝的に規定されており、日本人では40％が部分欠損、10％が完全欠損である。

○ c. アルコール脱水素酵素はアルコールを酸化しアルデヒドを生成する。アルコール脱水素酵素には遺伝的に規定された活性型と非活性型があり、活性型の頻度は日本人で約85％、白人は約10％である。

× d. アルデヒド脱水素酵素には多くのisoformがあり、このうちアルデヒド脱水素酵素2がアルコール代謝で主要な役割を担っている。bの解説のごとく日本人は約半数が不活性型であるが、白人には不活性型はほとんどみられない。

× e. MEOS（ミクロソームエタノール酸化系酵素群）は様々な酵素によって構成されている。このうちアルコールの代謝にはCYP4502E1が主に作用し、1A2、3A4も関連している。大量飲酒してもアルコール脱水素酵素の活性に変化はないが、MEOS系ではCYP4502E1活性が10倍程度にまで上昇する。このような変化がアルコール耐性形成に関与していると考えられている。

参考文献
山田裕一：日本人のアルコール代謝酵素の遺伝的多型と飲酒行動および飲酒による健康被害の関係. 金医大誌, 30：448-485, 2005
融 道男他監訳：ICD-10 精神および行動の障害 臨床記述と診断のガイドライン 新訂版. 医学書院, p81-94, 2005
高橋三郎他訳：DSM-IV-TR 精神疾患の分類と診断の手引き. 医学書院, p89-123, 2003

第2回試験 問題097

精神作用物質依存について誤っているのはどれか、1つ選べ。

a. 海外旅行者の増加とともに有機溶剤使用者も増えている。
b. 第3次覚醒剤乱用期の特徴は、一般市民の広範な乱用である。
c. 抗不安薬や睡眠導入剤の多くは「麻薬及び向精神薬取締法」で規制されている。
d. 脱法ドラッグは化学構造の一部を変えて法規制から逃れようとするものである。
e. MDMA（メチレンディオキシメタンフェタミン）は法的に麻薬として規制されている。

解答　a

解説

× a. 有機溶剤乱用の検挙者数は減少し、大麻乱用者の検挙数が有機溶剤乱用を超えている。大麻乱用者の増加は海外旅行者の増加が一因とも考える。

○ b. 第3次覚醒剤乱用の特徴は、インターネットや携帯電話を使った入手経路の拡大であり、このため一般市民の広範な乱用がみられ、ことに青少年の検挙者数の増加が重要な問題になっている。

○ c. 抗不安薬や睡眠薬の多くは、「麻薬及び向精神薬取締法」において第3種向精神薬に分類され、フルニトラゼパムは第2種として規制されている。ただしエチゾラム、フルタゾラム、メキサゾラム、フルトプラゼパム、エスゾピクロン、ゾピクロン、リルマザホンなどは、同法の向精神薬には指定されていない。

○ d. 脱法ドラッグは、「麻薬及び向精神薬取締法」の指定を逃れているものの、同様のあるいは似通った作用をもつ物質である。脱法とは言いながら、その成分は十分に把握されないものも多く、服用して急性中毒による問題行動を示したり、依存を形成したり、時には死に至るなど極めて問題が大きく、迅速な対応が求められている。

○ e. MDMAは合成麻薬の一種であり、麻薬として「麻薬及び向精神薬取締法」で指定されている。

参考文献

和田　清：精神作用物質使用障害の今日的実態. 精神経誌, 112：651-660, 2010

融　道男他監訳：ICD-10 精神および行動の障害 臨床記述と診断のガイドライン 新訂版. 医学書院, p81-94, 2005

高橋三郎他訳：DSM-IV-TR 精神疾患の分類と診断の手引き. 医学書院, p89-123, 2003

第2回試験 問題108

56歳の男性。会社での信頼は厚く、重要なポストを任されている。仲間と趣味のサイクリング中に転倒し、鎖骨骨折のため入院となった。入院後不眠がちであったが、入院3日目頃より著明な発汗、手指振戦や夜間幻視を伴う精神運動性不穏を呈するようになった。入院時の血液生化学検査で軽度の肝機能障害以外異常はなく、頭部CT検査も正常であった。家族の陳述によれば、若い頃から酒豪でならし、ほぼ毎日飲酒し、ここ5年ほどは少し節制しているもののワインを2日で1本空けている。健診で肝機能障害を指摘されていたが、飲酒に関連した社会的問題を起こしたことはない。

1) この症例について、ICD-10に従ってアルコール依存と診断するために必要な情報はどれか、1つ選べ。
a. 仕事上のストレス要因
b. アルコール依存症の家族歴
c. アルコール摂取への強迫感
d. アルコール飲用を始めた年齢
e. アルコールに関連する問題の否認

解答 c

2) この症例の治療について適切でない薬物はどれか、1つ選べ。
a. ゾテピン
b. ジアゼパム
c. ミアンセリン
d. リスペリドン
e. ハロペリドール

解答 a

解説 1)

この症例は56歳の男性で、若いころから大量飲酒を続け、量はやや減少したとはいうものの純アルコール換算50mL/日以上飲酒を続けている。事故による入院によって急激な断酒状態となり、離脱症状の前兆として不眠が出現し、さらに振戦、精神病症状を示しており、振戦せん妄を発症した可能性が高い。離脱症状は、ICD-10のアルコール依存症候群診断基準の1つである。診断基準を列挙すると、①物質を摂取したいという強い欲望あるいは強迫感、②物質使用の開始、終了、あるいは使用量に関してその物質摂取行動を統制することが困難、③物質使用を中止もしくは減量したときの生理学的離脱状態、④はじめはより少量で得られたその精神作用物質の効果を得るために、使用量を増やさなければならないような耐性の証拠、⑤精神作用物質使用のために、それにかわる楽しみや興味を次第に無視するようになり、その物質を摂取せざるをえない時間や、その効果からの回復に要する時間が延長する、⑥明らかに有害な結果が起きているにもかかわらず、依然として物質を使用する。診断には、①～⑥のうち3項目が過去1年間のある時期に出現することを確認する必要がある。ことにアルコールを飲用していること、あるいはアルコールへの欲求が存在していることが、依存症候群の本質とされている。

× a. 依存のリスクファクターだが診断基準項目ではない。
× b. aの解説参照。
○ c. ICD-10の診断項目であり依存の本質的症候。
× d. aの解説参照。
× e. アルコール症の特徴的心性ではあるが診断項目ではない。

参考文献
大熊輝雄：現代臨床精神医学 改訂第11版．金原出版, p235-238, 2008
融 道男他監訳：ICD-10 精神および行動の障害 臨床記述と診断のガイドライン 新訂版．医学書院, p81-94, 2005
高橋三郎他訳：DSM-IV-TR 精神疾患の分類と診断の手引き．医学書院, p89-123, 2003

解説 2)

この症例は、アルコール離脱状態にある可能性が高い。離脱状態に対する薬物療法は、補液、電解質補給を行い、高単位のビタミン類（B群、C、ニコチン酸）を投与する。特にビタミンB群は、糖代謝に消費されることから、ウェルニッケ脳症の発症を防ぐために必須となる。

× a. ゾテピンは鎮静作用が強いものの、けいれん閾値を下げる。この症例は離脱状態の早期にあり、けいれんが出現する可能性があることから、ゾテピンの投与は避けるべきである。
○ b. ベンゾジアゼピンは、アルコール離脱に伴うけいれん、せん妄、不安、自律神経症状を抑制する効果がある。投与方法として、患者の状態に応じて経口、非経口投与を考慮するが、比較的高用量を使用する。非経口投与としては筋肉内注射、静脈内注射があるが、高用量を使用すると呼吸抑制や他の併発症のリスクも高くなることから、十分なモニターを行う必要がある。またベンゾジアゼピンは依存を形成する薬物であり、できうる限り早期に減量中止することが望ましい。
○ c. 興奮が顕著でない場合は、せん妄に対してはミアンセリンを使用することがある。精神病症状に対しては抗精神病薬（リスペリドン、ハロペリドール）を使用する。
○ d. cの解説参照。
○ e. cの解説参照。

参考文献
井上令一他監訳：カプラン臨床精神医学テキスト 第2版．メディカル・サイエンス・インターナショナル, p445-447, 2004
大熊輝雄：現代臨床精神医学 改訂第11版．金原出版, p242, 2008
融 道男他監訳：ICD-10 精神および行動の障害 臨床記述と診断のガイドライン 新訂版．医学書院, p81-94, 2005
高橋三郎他訳：DSM-IV-TR 精神疾患の分類と診断の手引き．医学書院, p89-123, 2003

第3回試験 問題 010

アダルトチルドレンの特徴でないのはどれか、1つ選べ。

a. 無価値感
b. 感情抑制
c. 制縛傾向
d. 対人関係障害
e. 低い自己肯定感

解答 c

解説

アダルトチルドレン（adult children of alcoholics：ACoA）は、アルコール依存者の家族として育った子どもが、特徴的な人間関係の持ち方を示し、成長後依存症や摂食障害などになりやすく、あるいは依存症者の配偶者になりやすいといった問題を抱え、その対応の重要性が指摘されている。その特徴は、①これでいいとの確信が持てない、②物事を最後までやり遂げられない、③本当のことを言ったほうが楽でも嘘をつく、④情け容赦なく自分を批判する、⑤楽しむことができない、⑥まじめすぎる、⑦親密な関係を持つことが困難である、⑧自己コントロールができないと思える変化に過剰反応する、⑨他人からの肯定や受け入れを常に求める、⑩他人は自分と違うと常に考えている、⑪責任を取りすぎるか取らなさすぎる、⑫過剰に忠実である、⑬衝動的である。すなわち、健全な自己愛の形成が阻害され、自己肯定感が持てず適切な感情表現や人間関係が確立維持できない。

○ a. 無価値感が本質的特性であり解説にある行動の特徴を示す。
○ b. 解説にある⑤は感情抑制と考えられる。
× c. 制縛傾向は強迫との関連を示すものであり、ACoAの基本的な心性とはいえない。
○ d. 対人間関係障害は、適切な人間関係が確立維持できないことによる。
○ e. 自己肯定感の低さは本質的特性であり、解説にある行動の特徴を示す。

参考文献
飯塚 浩：アルコールと家族問題．日本臨牀，55（特）：546-440，1997
大熊輝雄：現代臨床精神医学 改訂第11版．金原出版，p244，2008
融 道男他監訳：ICD-10 精神および行動の障害 臨床記述と診断のガイドライン 新訂版．医学書院，p81-94，2005
高橋三郎他訳：DSM-IV-TR 精神疾患の分類と診断の手引き．医学書院，p89-123，2003

第3回試験 問題 036

病的酩酊について誤っているのはどれか、1つ選べ。

a. もうろう状態となる。
b. 幻覚、妄想が認められる。
c. 酩酊中の記憶欠損を残す。
d. アルコール依存症に移行する。
e. 飲酒量にかかわらず発現する。

解答 d

解説

アルコール酩酊は、意識水準、認知、知覚、感情ないしは行動、あるいは他の精神生理学的な機能と反応の障害が一過性に生じることをいう。その態様により単純酩酊（尋常酩酊）と異常酩酊である複雑酩酊（量的異常）、病的酩酊（質的異常）に分類されている。複雑酩酊はいわゆる「酒乱」と呼ばれる状態になり、飲酒による興奮が著しく長く続く。また易刺激的で暴力的な言動がみられる。しかしながら、その行動は周囲の状況からある程度了解可能である。部分的な健忘を残すことがある。通常血中アルコール濃度が180mg/dL以上になると出現しやすい。病的酩酊では、飲酒量に相関することなく強い意識障害が起こり、人格の連続性が絶たれ強い健忘を起こす。健忘は多くの場合、全健忘である。また状況に対する深刻な見当識障害があり、その行為は状況から了解不能である。病的酩酊は意識障害の特徴によってもうろう型とせん妄型に分類されている。

○ a. 飲酒量に相関なく、もうろう状態などの意識障害を示す。
○ b. せん妄型では幻覚、妄想がみられる。
○ c. 意識障害を示すことから、健忘を残す。
× d. 病的酩酊はICD-10において急性中毒に分類され依存症候群とは異なったものである。
○ e. 飲酒量と相関しないことが、複雑酩酊との重要な鑑別点である。

参考文献
齋藤利和：アルコール性障害．精神経誌，108：1393-1343，2006
大熊輝雄：現代臨床精神医学 第11版．金原出版，p235，2008
融 道男他監訳：ICD-10 精神および行動の障害 臨床記述と診断のガイドライン 新訂版．医学書院，p81-94，2005
高橋三郎他訳：DSM-IV-TR 精神疾患の分類と診断の手引き．医学書院，p89-123，2003

第3回試験 問題056　脳内報酬系に関連しないのはどれか、2つ選べ。

a. 側坐核
b. 青斑核
c. 腹側被蓋野
d. 視交叉上核
e. 外側膝状核

解答　d・e

解説

　脳内報酬系は、乱用物質の使用によって活性化される。主としてドパミン経路、すなわち中脳辺縁系（中脳の腹側被蓋野のドパミン起始核から側坐核、分界条、間質核、嗅結節に至る）および中脳皮質系（中脳被蓋野から前頭葉皮質、前帯状回、内嗅領皮質に至る）にほぼ重なっている。その他精神依存の形成にはGABA系が関連し、耐性形成にはノルアドレナリン系が関与しているといわれている。また縫線核からのセロトニン系がドパミン系に投射されており、セロトニンの関与も指摘されている。さらにオピオイド受容体はドパミン系との関連を示している。

- ○ a. 中脳辺縁系ドパミン経路を構成する。
- ○ b. 青斑核はノルアドレナリン系を介して脳内報酬系の機能に関連する。
- ○ c. 中脳辺縁系ドパミン経路を構成する。
- × d. 視交叉上核は脳内報酬系の経路には含まれない。
- × e. 外側膝状核は脳内報酬系の経路には含まれない。

参考文献
齋藤利和：アルコール性障害 新現代精神医学文庫．新興医学出版社, p89-90, 2006
井上令一他監訳：カプラン臨床精神医学テキスト 第2版．メディカル・サイエンス・インターナショナル, p424, 2004
大熊輝雄：現代臨床精神医学 改訂第11版．金原出版, p247, 2008
融　道男他訳：ICD-10 精神および行動の障害 臨床記述と診断のガイドライン 新訂版．医学書院, p81-94, 2005
高橋三郎他訳：DSM-IV-TR 精神疾患の分類と診断の手引き．医学書院, p89-123, 2003

第3回試験 問題066　ジスルフィラムの抗酒作用に関連する酵素はどれか、2つ選べ。

a. モノアミン酸化酵素
b. チロシン水酸化酵素
c. ドパミンβ水酸化酵素
d. コリンアセチル転位酵素
e. アセトアルデヒド脱水素酵素

解答　c・e

解説

　アルコールは肝細胞のミトコンドリアに存在するアルコール脱水素酵素（ADH）によって酸化されアセトアルデヒドに分解される。アセトアルデヒドはさらにアセトアルデヒド脱水素酵素（ALDH）によって酢酸となり、さらに二酸化炭素と水に分解される。ADH、ALDHによる分解の際にはNADが作用するが、NADはニコチン酸から生成されることから、多量飲酒ではニコチン酸の欠乏が問題となる。ジスルフィラム（disulfiram）はALDHを阻害し、その結果アセトアルデヒドが体内に蓄積して、顔面潮紅、血圧降下、胸部圧迫感、心悸亢進、呼吸困難、失神、頭痛、悪心・嘔吐、めまい、幻覚、錯乱、けいれんなどジスルフィラム-アルコール反応といわれる状態を引き起こす。抗酒作用は、このような飲酒時の不快な反応を避けることによって示される。ジスルフィラムは半減期が長く、服用を中止しても20％は1週間後まで体内に残存することから、服用中止しても6〜14日は飲酒しないよう指導する必要がある。ジスルフィラムはADHの阻害作用があり、ADH、ALDHの阻害作用は補酵素のDPN（diphosphopyridine nucleotide）阻害によるとの報告もある。ジスルフィラムはドパミンβ水酸化酵素阻害作用を有しており、抗酒作用に関連するといわれているが、ドパミンβ水酸化酵素阻害作用によってドパミン系が賦活される可能性があり、精神病性障害に注意が必要である。なおジスルフィラムはコカイン依存に対する効果があり、この作用はドパミンβ水酸化酵素阻害作用によるものと示唆されている。

- × a. 解説参照。
- × b. 解説参照。
- ○ c. 解説参照。
- × d. 解説参照。
- ○ e. 解説参照。

参考文献
大熊輝雄：現代臨床精神医学 改訂第11版．金原出版, p242-243, 2008
井上令一他監訳：カプラン臨床精神医学テキスト 第2版．メディカル・サイエンス・インターナショナル, p1125-1126, 2004
融　道男他訳：ICD-10 精神および行動の障害 臨床記述と診断のガイドライン 新訂版．医学書院, p81-94, 2005
高橋三郎他訳：DSM-IV-TR 精神疾患の分類と診断の手引き．医学書院, p89-123, 2003

第3回試験 問題075

統合失調症に比べ覚醒剤精神病に特徴的な病像はどれか、2つ選べ。

a. 不関性
b. 作為体験
c. 猜疑的傾向
d. 実体的意識性
e. 現実的妄想様観念

解答　c・e

解説

覚醒剤精神病は、ICD-10において精神作用物質使用による精神および行動の障害の下位分類である精神病性障害の中の統合失調症様、主として妄想性のもの、主として幻覚性のもの、主として多形性のもの、混合性のもの、あるいは残遺性および遅発性の精神病性障害の遅発性精神病性障害に分類される。その発症機序については、ドパミン作動系の過剰状態、覚醒剤連用によるドパミン系の逆耐性現象が考えられている。覚醒剤精神病については統合失調症との異同が問題となり、ことに慢性期の精神病状態は統合失調症が合併したとの見方もあるが、症状、経過、予後が典型的な統合失調症とは異なり、覚醒剤精神病と統合失調症は異なる疾患であるともされている。異なる疾患である根拠の1つが症状の違いであり、覚醒剤精神病では幻視、猜疑的傾向、妄想的意味づけが多く、妄想内容は現実の不安と関連し、自我障害はあったとしても一過性で、作為体験よりも被影響体験が多く、自我障害にも関連する実体的意識性は多くない。感情鈍麻は稀で、疎通性や対人反応は良好であり不関性は顕著でない。

× a. 統合失調症の特徴である。
× b. 統合失調症の特徴である。
○ c. 覚醒剤精神病では猜疑的傾向が多く、対人関係での問題行動となる。
× d. 統合失調症の特徴である。
○ e. 覚醒剤精神病は妄想的意味づけが多い。

参考文献
柳田知司他編：覚せい剤依存症．中外医学社，1993
融 道男他監訳：ICD-10 精神および行動の障害 臨床記述と診断のガイドライン 新訂版．医学書院，p81-94，2005
高橋三郎他訳：DSM-IV-TR 精神疾患の分類と診断の手引き．医学書院，p89-123，2003

第3回試験 問題084

精神作用物質による残遺性および遅発性障害のうち、精神作用物質との関連がいまだ明らかでないのはどれか、2つ選べ。

a. 残遺性気分障害
b. フラッシュバック
c. コルサコフ症候群
d. アルコール性認知症
e. アルコール性パーソナリティ障害

解答　d・e

解説

○ a. ICD-10では、アルコールに関連して器質性気分障害の診断基準を満たすものを残遺性気分障害という。アルコール依存の経過中に抑うつ状態を呈することは多く、アルコール依存症とうつ病の合併率は16～68％との報告もある。残遺性気分障害は、DSM-IVでいう二次性にあたる。二次性うつ病の成因としては、生活環境との問題に対する反応と考えられるものや、長期の飲酒による脳内神経伝達物代謝の異常によるものなどの可能性が指摘されている。
○ b. ICD-10では、ある程度挿間的な性質をもち、しばしば持続期間がきわめて短く（数秒あるいは数分）、そして、前の薬物による体験の反復であること（時にはまったく同じである）によって精神病性障害から鑑別することができるとされ、急性一過性精神病性障害との鑑別が可能である。
○ c. コルサコフ症候群は、アルコール過飲によるビタミン欠乏症であるウェルニッケ脳症から移行した慢性に経過する特有の健忘症候群である。一定の病理学的特徴を示す。
× d. ウェルニッケ脳症、コルサコフ症候群などではなく、認知症の診断基準を満たす症例をアルコール性認知症といい、診断基準も提唱されている。しかしアルコール性認知症に特有な病理学的異常は認められず、その疾病学的な位置づけには議論が多い。
× e. アルコール性パーソナリティ障害は、ICD-10において、アルコール依存症に関連し器質性パーソナリティ障害の診断基準を満たすこととされている。アルコール依存症は特有の認知、行動の異常がみられ、前頭葉機能障害とされているが、可逆的な部分が多くどこまで脳の実質的な変化によるか不明であり、その位置づけは明らかではない。

参考文献
大熊輝雄：現代臨床精神医学 改訂第11版．金原出版，p241，2008
融 道男他監訳：ICD-10 精神および行動の障害 臨床記述と診断のガイドライン 新訂版．医学書院，p81-94，2005
高橋三郎他訳：DSM-IV-TR 精神疾患の分類と診断の手引き．医学書院，p89-123，2003
吉村玲児他：アルコールとうつ状態：心理的ならびに生物学的観点からの検討．臨床精神医学，36(10)：1271-1277，2007

第3回試験 問題 096

アルコール依存症者の依存に対する心性の特徴はどれか、1つ選べ。

a. 抑圧
b. 否認
c. 投影
d. 退行
e. 反動形成

解答 b

解説

✗ a. 力動論的解釈では、本能的欲求あるいはエスは快感を得ようとするが、現実世界ではこのような欲求は満たされず、不安、苦痛、不快感などを惹起する。自我はこのような欲求や欲動を無意識の領域に抑えつけ押し込み、精神内界の安定を保とうとする。このような心的規制を防衛機制といい、無意識の葛藤状況が神経症の基盤となる。すなわち抑圧は神経症発症に関連するもので、アルコール依存症者の依存に対する心性の特徴とはいえない。

◯ b. アルコール依存症者は、アルコールの問題それ自体が存在しない、あるいはアルコールの問題以外の問題はないと否定する傾向が強く、治療導入・維持の大きい課題となる。このような否定する傾向を否認という。

✗ c. 投影は防衛機制あるいは適応機制の1つで、自分の感情や欲求を他人やものに置き換え、自己の葛藤を防衛する。

✗ d. 退行は発達段階の低い状態に戻り、未発達、未分化な行動を示す状態をいう。主に神経症に関連する心性である。

✗ e. 反動形成は自らの欲求が満たされないとき、その欲求とは反対の欲求を発展させ平衡を保とうとする心性である。

参考文献

大熊輝雄：現代臨床精神医学 改訂第11版. 金原出版, p270-271, 2008

齋藤利和：アルコール性障害 新現代精神医学文庫. 新興医学出版社, p50, 2006

融 道男他監訳：ICD-10 精神および行動の障害 臨床記述と診断のガイドライン 新訂版. 医学書院, p81-94, 2005

高橋三郎他訳：DSM-IV-TR 精神疾患の分類と診断の手引き. 医学書院, p89-123, 2003

第3回 試験 問題 108

60歳の男性。大学卒業後商社に就職し多忙な生活を送っていた。社内での評価は高く、同期の中でも出世頭であった。50歳で部長に昇進してからは接待が多くなり、それまでも毎日晩酌をしていたが、酒量が増えていた。会社の定期健康診断では軽度の肝機能障害を指摘され、飲酒を控えるように指導されていたが、飲酒量が減ることはなかった。約1か月前、人間ドックで胃癌が見つかり、2日前より入院となった。術前検査で肝機能障害は見られたが、その他に異常はなく2日後に手術予定であった。入院後より不眠が続き、昨日から手指振戦が見られ、手術への不安をしきりに口にするようになっていたが、昼食後突然全身痙攣が出現した。

1) この症例について、直ちに行うべき検査はどれか、1つ選べ。
a. 脳波検査
b. 頭部CT検査
c. 頭部MRI検査
d. 脳脊髄液検査
e. シングルフォトンエミッションCT検査

解答 b

2) この症例について、適切な薬物療法はどれか、1つ選べ。
a. ジアゼパム
b. エチゾラム
c. フェニトイン
d. カルバマゼピン
e. フェノバルビタール

解答 a

解説 1)

この症例は60歳男性で、毎日飲酒を続け、50歳頃から飲酒量が増えている。健康診断で肝機能障害を指摘され、飲酒を控えるように指導されているが、飲酒量をコントロールすることができていない。すなわちICD-10の基準に従えば、健康に害を及ぼすアルコール使用パターンと考えられ、アルコールの有害な使用と診断できる。その後胃癌手術目的で入院し、少なくとも2日前から断酒したと推測され、不眠、振戦、不安(恐怖感)といった離脱の典型的な前駆症状が認められ、けいれんが出現しており、けいれんを伴う離脱状態である可能性が高い。アルコール離脱によるけいれんは、早期離脱症状として出現することが多く、時間経過からしてもけいれんが離脱症状であることに矛盾はない。しかしながらけいれんを引き起こす他の要因、すなわち脳内出血、脳血管障害、脳内新生物などを考慮した原因検索が必要である。このような要因の鑑別に最も有用かつ直ちに行うべき検査は、頭部CT検査である。

× a. 直ちに行うべき検査としてCT検査よりは有用性が低い。
○ b. 解説参照。
× c. MRI検査は、まずCT検査を行った後に精査する必要があれば選択する。
× d. 直ちに行うべき検査としてCT検査よりは有用性が低い。
× e. 直ちに行うべき検査としてCT検査よりは有用性が低い。

参考文献
井上令一他監訳:カプラン臨床精神医学テキスト 第2版.メディカル・サイエンス・インターナショナル,p443-448,2004
大熊輝雄:現代臨床精神医学 改訂第11版.金原出版,p235-240,2008
融 道男他監訳:ICD-10 精神および行動の障害 臨床記述と診断のガイドライン 新訂版.医学書院,p81-94,2005
高橋三郎他訳:DSM-IV-TR 精神疾患の分類と診断の手引き.医学書院,p89-123,2003

解説 2)

この症例は、けいれんを伴うアルコール離脱状態にあると考えられる。離脱症状としてのけいれんに抗てんかん薬の投与は必要ないため、フェニトイン、カルバマゼピン、フェノバルビタールの投与は適切とはいえない。離脱状態に対する薬物療法は、まず補液、電解質補給を行い、高単位のビタミン類(B群、C、ニコチン酸)を投与する。さらにベンゾジアゼピン系薬は、アルコール離脱に伴うけいれん、せん妄、不安、自律神経症状を抑制する効果がある。投与方法として、患者の状態に応じて経口、非経口投与を考慮するが、比較的高用量を使用する。非経口投与としては筋肉内注射、静脈内注射があるが、高用量を使用すると呼吸抑制や他の併発症のリスクも高くなることから、十分なモニターを行う必要がある。またベンゾジアゼピン系薬は依存を形成する薬物であり、できうる限り早期の減量中止が望ましい。選択肢のうちベンゾジアゼピン系薬は、ジアゼパムとエチゾラムであるが、ジアゼパムはけいれんに対する適応があり、非経口投与が可能な剤形があること、力価が低く、半減期が長いことから依存に移行しにくいことなどから、エチゾラムよりも適切な薬剤である。

○ a. けいれんに対する適応があり有用である。
× b. けいれんに対する適応はなく、半減期が短く依存を形成しやすいため、ジアゼパムより有用性が低い。
× c.d.e. 離脱症状のけいれんに抗てんかん薬投与は必要ない。

参考文献
井上令一他監訳:カプラン臨床精神医学テキスト 第2版.メディカル・サイエンス・インターナショナル,p445-447,2004
大熊輝雄:現代臨床精神医学 改訂第11版.金原出版,p242,2008
融 道男他監訳:ICD-10 精神および行動の障害 臨床記述と診断のガイドライン 新訂版.医学書院,p81-94,2005
高橋三郎他訳:DSM-IV-TR 精神疾患の分類と診断の手引き.医学書院,p89-123,2003

第1回試験 問題003 前頭側頭型認知症について正しいのはどれか、1つ選べ。

a. 早期から前頭葉の著明な萎縮を認める。
b. 失語症は超皮質性感覚性失語の形をとる。
c. 家系に統合失調症を認めることが多い。
d. 発症はほとんど50歳以下である。
e. 性格変化から精神病性障害と間違われることも少なくない。

解答　e

解説

前頭側頭型認知症（frontotemporal dementia：FTD）の概念は、1994年にLundとManchesterのグループが共同で提唱したが、その基本的な概念は100年ほど前からPick病として知られていた。現在はPick病、前頭葉変性症、運動ニューロン疾患を伴う認知症を含む疾患群名であり、さらにその後、FTDでは除外されていた意味性（語義）認知症、進行性非流暢性失語も含めた前頭側頭葉変性症（frontotemporal lober degeneration：FTLD）という概念も提唱されている。特有の行動障害や精神症状がFTDとして整理されたことから、臨床研究ならびにその病理学的、分子生物学的研究も盛んに行われるようになり、現在は認知症の中でも臨床的に広く診断や治療にあたることの多くなった疾患群である。

設問は、FTD概念として疫学、臨床症状、検査所見等の一般的な知識を問うものである。

× a. FTDの萎縮の始まる部位にはバリエーションがあり、それを反映した臨床的3亜型が提示されている。脱抑制型では前頭葉眼窩面および内側面に萎縮が強く背外側は軽い。無欲型では前頭葉背外側面に強い。一方、常同型では前頭葉萎縮は軽く、線条体および側頭葉の萎縮が強い。したがって早期は前頭葉の萎縮が著明でない場合もある。

× b. FTDでは自発語の減少と発話の抑制が臨床的特徴とされるが、超皮質性感覚性失語では、話が迂遠だったり、換語困難で話が中断することはあっても、基本的に発話は流暢である。

× c. 家系に統合失調症を認めることが多いというエビデンスはない。

× d. 初老期に好発するとされ、51～63歳、とくに57歳前後に発症するとの報告がある。

○ e. FTDに特徴的な精神症状・行動異常などから統合失調症のモデルと考えられていた時代もあったほどで、記憶は障害されないか比較的よく保持されることから、認知症ではなく精神病性障害と間違われることもある。

参考文献　池田　学編：専門医のための精神科臨床リュミエール12. 前頭側頭型認知症の臨床. 中山書店, p2-21, 2010

第1回試験 問題005 側頭葉てんかんについて正しいのはどれか、2つ選べ。

a. 精神症状が最も起こりにくいてんかんの1つである。
b. 発症年齢は小学校就学前がピークである。
c. 発作後精神病のほとんどは側頭葉てんかんで出現する。
d. 3c/sの棘徐波が典型的な脳波像である。
e. 海馬硬化は病態と関連する。

解答　c・e

解説

ICDにおいて、てんかんは精神障害の項には入っておらず、その一部の症状が脳疾患、脳機能不全による「他の精神障害」または「人格および行動の障害」に含まれているだけである。しかし、てんかん患者の3分の1は何らかの精神医学的問題を抱えていると指摘されており、精神医学的素養なくてんかんの診療を行うことは困難である。このうち側頭葉てんかんは、側頭葉内にてんかん原性域をもつてんかんの総称で、国際抗てんかん連盟（ILAE）の発作型分類（1981）に従えば、部分発作群を呈し複雑部分発作を主徴とする。ILAEによるてんかんの国際分類（1989）では、前頭葉てんかん、頭頂葉てんかん、後頭葉てんかんとともに、局所関連てんかんの症候性てんかんというグループを構成する。

× a. 側頭葉は扁桃核、海馬、視床下部など情動や記憶に深い関連をもつ神経構造との結びつきが強い。したがって、側頭葉に発作発射が生ずる場合には様々な精神症状が発作症状として出現する。

× b. 5～10歳で初発発作がみられることが多く、青春期に一時寛解するが、再発ししばしば難治となるのが特徴である。したがって、小学校就学前が発症のピークとはいえない。

○ c. 発作後精神病は、発作の群発や久々の発作出現に引き続き、1～2日（最大7日以内）の清明期の後に見られる多形性病像を中心とした短期間の精神病状態を指し、発作に連続して起こる錯乱やもうろう状態とは区別される。主に側頭葉てんかんに出現する。

× d. 3c/s棘徐波複合は定型的な欠神発作でみられる脳波像である。側頭葉てんかんは複雑部分発作が主徴であるが、一側または両側に独立した前側頭部棘波、一側の内側頭部における断続的または連続的律動性徐波などが脳波上認められる。

○ e. 海馬硬化は最も特徴的な病理および画像所見であり、側頭葉てんかんの64％に認められるという報告もあり、病態と密接に関連していることが示唆されている。

参考文献
松下正明総編集：臨床精神医学講座9. てんかん. 中山書店, p191-202, 405-411, 1998
松岡洋夫：てんかん特異的な精神症状の新たな理解：国際分類（ILAE）案をめぐって. 精神経誌, 112：806-812, 2010

第1回試験 問題007 アルツハイマー型認知症について誤っているのはどれか、1つ選べ。

a. 全認知症の約半数を占め、最も頻度が高い。
b. 認知機能検査では記憶の遅延再生障害が特徴的である。
c. 幻覚・妄想は病気の末期に最もよく出現する。
d. 頭部外傷が発症の危険因子となる。
e. 女性が男性よりも罹患しやすい。

解答　c

解説

アルツハイマー病（AD）は、長い間老年認知症とは区別して扱われていたが、1980年代からは、老年認知症脳の多くにアルツハイマー病の神経病理が認められることから、こうした老年認知症は、アルツハイマー型老年認知症と呼ばれるようになった。この際、狭義のアルツハイマー病は初老期発症の認知症に限られて用いられていた。さらにその後、狭義のアルツハイマー病もアルツハイマー型老年認知症もまとめてアルツハイマー型認知症（ATD）と呼ばれるようになった。

○ a. わが国における認知症全体の有病率は65歳以上の高齢者において3〜7％、80歳以上では20％といわれている。そのなかでATDの有病率は65歳以上の高齢者において1〜3％とされており、全認知症の約半数を占める。

○ b. 記憶障害はATDの主症状である。近時記憶、即時記憶、遠隔記憶の順に障害される。近時記憶の場合は物品や単語を一度覚えてもらった後に別の検査をしてから再生させる遅延再生検査によって、即時記憶の場合には数字列の復唱・逆唱によって簡易的に評価することができる。

× c. BPSD（behavioral and psychological symptoms of dementia）は、認知症に伴う行動と心理の異常徴候である。これには悲哀感やうつなどの気分障害、物とられ妄想や不義妄想、人物誤認妄想といった思考の障害、暴言暴力といった攻撃性、徘徊などの行動障害などが含まれる。ADの妄想は初期〜中期にみられることが多い。最も多いのは物とられ妄想で、その他には被害妄想、嫉妬妄想、心気妄想など不快で否定的な内容の妄想が多く、誇大妄想や血統妄想はまれである。

○ d. e. ADに罹患する危険因子は、加齢、女性であること、頭部外傷、うつ病、甲状腺機能低下症の既往、低い教育歴、認知症の家族歴などが重要と考えられている。ボクサー脳にアルツハイマー原線維変化が蓄積することは有名である。男性はより若い頃から血管性認知症になりやすい。

参考文献
日本老年精神医学会編：改訂・老年精神医学講座；各論．ワールドプランニング，p15-34, 2009
Bassiony MM, et al.：Delusion and hallucination in Alzheimer's disease：review of the brain decade. Psychosomatics, 44：388-401, 2003

第1回試験 問題009 レビー小体型認知症で正しいのはどれか、2つ選べ。

a. 初発症状は認知障害である。
b. 幻視の出現率は80％以上である。
c. MIBG（^{123}I-metaiodobenzylguanidine）心筋シンチグラフィーは診断に役立つ。
d. 精神症状には抗精神病薬が著効する。
e. 注意や覚醒レベルに変動がみられる。

解答　c・e

解説

レビー小体型認知症（DLB）は、1996年の臨床・病理診断基準の提唱以来、臨床診断がより容易になり、欧米ではアルツハイマー型認知症に次いで2番目に多いという報告が増えてきて、現在では血管性認知症、前頭側頭型認知症とともに四大認知症と言われるようになった。2005年のDLBの臨床診断基準改訂版は国際的に汎用され、中核的特徴に動揺性の認知機能、繰り返し出現する幻視、パーキンソニズムがあり、示唆的な特徴にレム睡眠行動障害（RBD）、顕著な抗精神病薬に対する感受性、大脳基底核におけるドパミントランスポーター取り込み低下が挙げられている。

× a. 一般に通常型DLBは、初老期・老年期に発病し、進行性の皮質性認知症を示す。初期にはしばしば具体性を帯びた人や小動物の幻視や錯視などがみられる。時に実体的意識性やカプグラ症状がみられることもある。

× b. 二次的な被害妄想やうつ状態を示すこともあるし、レム睡眠行動異常を示すこともある。幻視は高率に認められる。出現率は報告によって異なるが、80％以上という報告もある。もしこの問題が、正解を3つ選べというのなら、bを含めることになろう。

○ c. MIBG心筋シンチグラフィーにおけるMIBGの取り込み阻害は、DLBやパーキンソン病といったレビー小体病で特異的な所見である。

× d. DLBでは、幻視や妄想が出現しやすいので、種々の抗精神病薬が用いられるが、少量にもかかわらず副作用が出たり、パーキンソン症状が出たりして、かえって症状が悪化することが少なくない。

○ e. 経過中にせん妄がみられることもあるが、しばしば、意識が清明であるにもかかわらず認知機能に変動が認められ、日によって、また1日のうちでも時間によって状態像が違うことが少なくない。

参考文献
日本老年精神医学会編：改訂・老年精神医学講座；各論．ワールドプランニング，p55-67, 2009
小阪憲司他：レビー小体型認知症の臨床．医学書院，2010

第1回試験 問題015 ステロイド精神病でみられない病態はどれか、1つ選べ。

a. 意識混濁
b. 失語症
c. 児戯的な言動
d. 幻覚・妄想
e. うつ状態

解答　b

解説

ステロイド精神病に特異的な症状はなく、あらゆる精神症状を呈する可能性がある。不安、不眠、抑うつ気分、多幸、躁うつ状態などの感情面の障害、幻覚、妄想、昏迷、緊張病性興奮などの統合失調症様症状、せん妄、錯乱、見当識障害などの意識障害を背景とする外因性（中毒性）精神障害で特徴づけられる。よってa, c, d, eはステロイド（惹起性）精神病として起こりうる症状や病態である。一方、失語症とは、後天的な脳の限局病巣に由来する言語の表出と了解の障害であり、精神障害による言語の障害は失語症に属さない。よって用語の定義上、失語症はステロイド精神病でみられる病態には含まれない。

精神症状でもっとも多くみられるのは気分面の障害であり、うつ状態40%、軽躁状態28%、両者の混合が28%であり、次いで器質性要因と中毒性精神病像が混合したような症状精神病の病像を呈し、急性精神病像を呈する例が14%、せん妄を呈する例が10%という報告もみられる。

○ a. 意識混濁は意識障害を代表する症状であり、ステロイドの副作用ではまず最初に検討すべきである。幻覚妄想やうつ状態の背景に意識障害が隠れているのではないかと疑う姿勢も必要である。

× b. ステロイドによる副作用として脳局所症候群を呈することはない。失語、失行、失認のような大脳巣症状は薬物の副作用では惹起されない。

○ c. 感情面の症状として児戯的になることが多い。わがままになったり、幼児語を話したりして退行的になる。一過性であることが多い。

○ d. 前述の通り、幻覚や妄想は典型的な症候の1つである。幻視の場合には意識混濁も検討する。

○ e. ステロイドによるうつ状態もよくみられる症候であり、ステロイドを減量、中止するのか、抗うつ薬を検討するのかは全身状態との兼ね合いで慎重な判断が要求される。

参考文献
松下正明総編集：臨床精神医学講座S7. 総合診療における精神医学. 中山書店, p258, 2000
加藤正明他編：精神医学事典. 弘文堂, p315, 2001
天野直二：全身性エリテマトーデス（SLE）の精神症状に対する治療上のポイント. 精神科治療学, 28：73-77, 2013

第1回試験 問題017 血管性認知症で誤っているのはどれか、2つ選べ。

a. 徐々に進行する場合がある。
b. 飲酒は危険因子である。
c. 発症年齢はアルツハイマー型認知症より高い。
d. 発症頻度は女性の方が低い。
e. 神経学的症候を伴わないことが多い。

解答　c・e

解説

血管性認知症（VD）は、脳梗塞、脳出血、くも膜下出血などのすべての脳血管障害によって起こる認知症の総称である。VDでは、最初の脳卒中発作で認知症を呈することは稀であり、脳血管障害の再発や潜在的に進行する脳病変が要因となっている。また、高血圧、糖尿病、心疾患、脳血管障害の既往、飲酒などが危険因子である。VDの症候では、多発性のラクナ梗塞やびまん性の大脳白質病変によって惹起されるものが主体であり、記憶力や記銘力の障害に加えて、意欲減退、感情喪失などの人格変化や、失語症、片麻痺、仮性球麻痺、パーキンソン症候群、腱反射の亢進と左右差、頻尿、尿失禁などの神経学的症候を呈することが特徴である。

○ a. VDの発病・進展様式は、一般的に急激に発症し、段階状に進行するとされているが、必ずしも段階状の経過を示す症例ばかりではなく、緩徐に進行する症例も少なくない。小血管病変性では多発ラクナ梗塞性認知症、およびビンスワンガー病（進行性皮質下血管性脳症）の2つのタイプがある。穿通枝領域の血管が閉塞したラクナ梗塞が大脳基底核、大脳白質、橋などに多発した状態である。ビンスワンガー型は広範虚血型であり、大脳白質が比較的選択的に障害され、びまん性病変を有し、進行性の認知症を呈する。

○ b. 高血圧や高脂血症、喫煙や飲酒などは脳血管障害の危険因子となる。

× c. 発病年齢と性差では、アルツハイマー型認知症（AD）が65歳以上で女性に多く、VDが40歳以上で男性に多い。ADの方がより高年齢で発症しやすい。

○ d. 発症頻度は男性の方が明らかに多く、その発症年齢も前述の通り低い。

× e. 神経学的症候はADでは少なく、VDでは多い傾向にある。ビンスワンガー型VDの場合でも腱反射の亢進、仮性球麻痺などの症状がみられる。

参考文献
松下正明総編集：臨床精神医学講座12. 老年期精神障害. 中山書店, p186, 1998
大熊輝雄：現代臨床精神医学 改訂第12版. 金原出版, p168, 2013
目黒謙一：血管性認知症. 遂行機能と社会適応能力の障害. ワールドプランニング, 2008

第1回試験 問題080 ナルコレプシーについて正しいのはどれか、2つ選べ。

a. 30歳代の発症が最も多い。
b. 男性に比べ女性で頻度が高い。
c. 日本人の患者ではHLA-DR2陽性である。
d. オキシトシンの産生低下が認められる。
e. 入眠時幻覚は診断に必須の症状ではない。

解答 c・e

解説

ナルコレプシーは睡眠調節障害を主徴とする疾患であり、思春期から青年期に好発し、男女差はとくにない。居眠り病とも呼ばれる。①日中の強い眠気と睡眠発作（sleep attack）、②情動脱力発作（cataplexy）、③入眠時幻覚（hypnagogic hallucination）、④睡眠麻痺（sleep paralysis）の症状がある。夜間には睡眠障害がみられる。睡眠発作は、仕事中などに耐えがたい眠気に襲われ数分から数十分眠りこんでしまうもので、情動脱力発作は、笑う、驚くなどの情動の変化を契機にして姿勢を保持する抗重力筋の緊張が突然喪失するもので、ひどい場合には腰砕けのように倒れてしまう。

入眠時幻覚は、眠りかかった時にみられる現実味を帯びた幻覚である。睡眠麻痺は、覚醒と睡眠の移行期に全身の脱力が起きるもので金縛り状態になり強い恐怖感を覚える。この4主徴の他に夜間睡眠が浅く中途覚醒が多い。ナルコレプシーの諸症状は覚醒段階からすぐレム睡眠に移行するために起こる。

日本人の患者ではHLA-DR2が陽性であり、オレキシンの関与が考えられている。視床下部のオレキシン神経細胞に脱落があり、髄液中のオレキシン濃度が低下する。オレキシンは視床下部のヒスタミン神経系を活性化して覚醒作用を及ぼす。オーファンGタンパク質共役型受容体からreverse pharmacologyの手法を用いてオレキシンが発見され、その後、遺伝子改変マウスの行動解析からナルコレプシーの病態生理の一端が明らかになった。他にプロラクチン放出ペプチド、グレリン、キスペプチンの発見などがある。近年では新型インフルエンザ感染者やそれに対する一部のワクチン接種者でナルコレプシー発症頻度の増加が示されているが、その理由は究明されていない。

× a. 頭部外傷、脳炎後後遺症、脳腫瘍などによる症候性ナルコレプシーがみられるが、一般的には30歳代よりはより若い思春期の発症である。
× b. 男女差はとくにみられない。
○ c. 解説参照。
× d. オキシトシンではなくてオレキシンである。
○ e. 入眠時幻覚は診断項目の1つにはあるが、必須ではない。

参考文献
日本睡眠学会：日本睡眠学会ガイドライン．ナルコレプシーの診断・治療ガイドライン．(http://www.jssr.jp/data/pdf/Narcolepsy_cq_ippan_20100726.pdf)
大熊輝雄：現代精神医学 改訂第12版．金原出版，p307-308，2013

第1回試験 問題082 レストレスレッグス（むずむず脚）症候群について正しいのはどれか、2つ選べ。

a. 血中フェリチン値が高い場合が多い。
b. 第一選択薬剤はドパミン作動薬である。
c. 三環系抗うつ薬の投与が推奨されている。
d. 日本における有病率は成人の約3％である。
e. 自覚的不眠の訴えでは早朝覚醒が最も多い。

解答 b・d

解説

レストレスレッグス（むずむず脚）症候群（RLS）は、夜間睡眠時に下肢を中心に耐えがたい不快な感覚が起こり、じっとしていられない状態が慢性的に起こる。日本における有病率は2～4％と考えられている。

国際診断基準では、①脚を動かしたいという不快な下肢の異常感覚、②その異常感覚が安静で始まる、あるいは安静で増悪、③運動によって改善、④日中より夕方・夜間に増悪という4つの特徴が規定されている。

RLSの60～80％では夜間睡眠中に周期的な不随意運動が生じる周期性四肢運動障害を伴っている。この症候群は、遺伝素因が約6割にみられ最近では遺伝子変異が発見されている。また、慢性腎不全、特に透析中に多く、鉄欠乏性貧血や妊娠中の頻度も高い。これから鉄の欠乏が関与しており、脳でのドパミン産生に必要な鉄が利用できない状態でRLSが引き起こされる場合があると考えられる。その他に、脳血管障害、パーキンソン病、多発神経炎にも併発することが多い。また、RLSは女性に多く、加齢により有病率の増加傾向がみられるという特徴がある。RLSの症状は抗精神病薬の抗ドパミン作用によるアカシジアと極めて似ている。

× a. 鉄欠乏性貧血があると起こりやすく、貧血所見がない場合でも血清フェリチン濃度が低い場合が多い。鉄剤投与で改善する症例がある。これは、鉄がドパミン合成に重要な役割を果たしていることと関連している。
○ b. 第一選択薬剤はドパミン作動薬である。
× c. 抗うつ薬は有効でない。セロトニン再取り込み作用により、この症候群が誘発されることがある。
○ d. 日本における有病率は成人の約3％（2～4％）である。
× e. 自覚的不眠の訴えでは入眠障害が最も多く、中途覚醒もみられる。症状は夜間後半から早朝にかけて軽快するのが特徴である。

参考文献
内山 真編：睡眠障害の対応と治療ガイドライン第2版．じほう，p223-227，2012
日本睡眠学会編：睡眠学．朝倉書店，p557-561，2009

第1回試験 問題088 抗てんかん薬の有効血中濃度で正しくない値はどれか、2つ選べ。

a. バルプロ酸ナトリウム　　5〜　10μg/mL
b. フェニトイン　　　　　10〜　20μg/mL
c. フェノバルビタール　　 10〜　30μg/mL
d. カルバマゼピン　　　　60〜120μg/mL
e. ゾニサミド　　　　　　10〜　30μg/mL

解答　a・d

解説

抗てんかん薬には服用量を決定するための目安として、「有効血中濃度（治療域）」が設定されている。これは「発作が抑制され、かつ副作用のない状態にある多くの患者で、血中濃度がこの範囲内にあった」という統計学的な数値であり、臨床の現場ですべての患者に当てはまるわけではない。「有効血中濃度」には個人差があることを理解しておく必要がある。実際の臨床場面では「有効血中濃度」に達していなくても発作が抑制される場合、「有効血中濃度」を超えていても副作用のない場合もある。発作が抑制されていれば血中濃度が低くても薬を増量する必要はなく、副作用さえなければ「有効血中濃度」の上限を超えて増量することも可能である。

「有効血中濃度」は底値（トラフ値）をもとに設定された値であるが、外来診療では底値で採血を行うことが難しい点に留意し、結果を解釈する際にもこの点を考慮する必要がある。

抗てんかん薬の血中濃度測定は、①血中濃度上昇による副作用出現時、②薬剤の服用状況の確認、③投与量決定の際に測定が推奨されている。また、発作抑制効果がない時、他の薬剤との相互作用の可能性のある時、妊娠予定、妊娠中、肝機能障害、腎機能障害の合併時など、臨床上の必要性により推奨されている。

× a. バルプロ酸ナトリウムの有効血中濃度は50〜100μg/mLである。
○ b. フェニトインの有効血中濃度は10〜20μg/mLである。フェニトインは投与量と血中濃度が非線形関係にあり、治療域が狭いので、血中濃度測定を行わないと投与量の設定が困難である。
○ c. フェノバルビタールの有効血中濃度は10〜30μg/mLである。
× d. カルバマゼピンの有効血中濃度は6〜12μg/mLである。カルバマゼピンは、酸素自己誘導のため、投与後1〜3ヵ月間は血中濃度が低下することがある。そのため、投与開始後しばらくしてからの血中濃度測定が必要である。
○ e. ゾニサミドの有効血中濃度は10〜30μg/mLである。

参考文献
日本神経学会監：てんかん治療ガイドライン2010. 医学書院, p106-107, 2010
神一敬他：プライマリ・ケア医のためのてんかん薬物治療—抗てんかん薬の使い方入門—. 治療, 94（10）：1686-1690, 2012

第1回試験 問題090 てんかんと密接な関係にある精神病状態はどれか、1つ選べ。

a. 交代性精神病
b. コタール症候群
c. 二人組精神病
d. 自我漏洩症候群
e. 同居人妄想

解答　a

解説

てんかん患者にみられる精神症状は、①発作周辺期精神症状、②発作間欠期精神症状、③抗てんかん薬による精神症状に大別できる。発作周辺期精神症状は発作に関連する一過性の精神および行動の障害であり、発作前駆症状、精神発作、非けいれん性てんかん重積状態、発作後もうろう状態、発作後精神病状態が相当する。発作間欠期精神症状は発作とは直接関連しない精神および行動の障害であり、精神病症状、抑うつなどの気分の症状、パーソナリティ障害様の症状、解離症状や転換症状等がみられる。抗てんかん薬による精神症状は、エトサクシミド、ゾニサミド、プリミドン、フェニトイン等の抗てんかん薬により惹起される急性精神病症状である。

交代性精神病では発作が抑制された時期（発作間欠期）に発作とは関連なく精神病症状が出現する。すなわち、てんかん患者の脳波の強制正常化に伴って発症する精神病のことを意味している。

○ a. てんかんの発作間欠期にみられる精神病症状である。脳波異常と精神病症状が交代して出現するために交代性精神病と呼ばれる。あえて言えば、躁状態とうつ状態とが頻繁に規則的に交代する病型に使われることもあった。
× b. 高齢の重症うつ病患者等によくみられる体系的虚無妄想を呈する。否定妄想を中心にして自殺企図に及ぶことが多いので速やかな対応が必要である。てんかんと密接な関係にあるとは言えない。
× c. 妄想を有する患者と同居していたり、密接な関係にある家族・親族・友人等が、感応されて類似の精神症状を呈した場合、二人組精神病と呼ぶ。類似した病態に感応精神病がある。
× d. 統合失調症にしばしばみられる症状である。自我漏洩とは自己と外界の境界が消失して思考伝播の症状が生ずる状態を指している。
× e. 「幻の同居人」とも呼ばれる妄想である。「自分の家にだれか知らない人が住み込んでいる」と思いこむ妄想であり、遅発性パラフレニアやレビー小体型認知症などでしばしばみられる。

参考文献
松浦雅人：成人てんかんの精神医学的合併症に関する診断・治療ガイドライン. てんかん研究, 24：74-77, 2006.

第1回試験 問題092 心因性発作について誤っているのはどれか、1つ選べ。

a. 精神発達遅滞に随伴することも少なくない。
b. てんかん発作のある人に随伴することも多い。
c. てんかんとの鑑別には発作時脳波が重要である。
d. てんかん発作波が出ている場合は心因性発作ではない。
e. 心因性発作の治療には環境調節が重要なことも多い。

解答　d

解説

てんかんと鑑別を要するてんかん様症状の中でも心因性発作（心因性非てんかん性発作）は頻度が高く、てんかん専門の施設では初診患者の1～2割を占めるとされている。従来は「偽発作」あるいは「疑似発作」という用語が使われたり、「ヒステリー発作」と呼ばれることもあったが、近年は心因性発作あるいは心因性非てんかん性発作と呼ばれることが多い。「変わった行動の突発的エピソードであり、表面的にはてんかんに似ているが、てんかんに特徴的な臨床的、脳波学的特徴を欠き、同定しうる生理学的原因をもたない」と定義されている。

てんかん発作をもつ患者の20～30％は非てんかん発作を共有するとされ、また心因性発作をもつ患者の30％は真のてんかん発作をもつとされており、てんかん患者の発作には心因性発作が含まれたり、心因性発作患者の発作に真のてんかん発作が含まれる可能性がある。すなわち、当てはまる既存のてんかん症候群がないことをまず病歴から推察しておくことが重要であり、主だったてんかん症候群を予め知っておく必要がある。このように除外診断を前提としており、心因があるからという理由だけで診断してはならない。失神発作など他の様々な器質疾患の鑑別も必須となる。

○ a. 知的障害者にてんかんが合併することが多いことはよく知られているが、心因性発作を随伴することも少なくない。
○ b. 解説参照。
○ c. 心因性発作では発作時脳波がみられないことは鑑別に有用である。特に発作時の様子をビデオで記録するビデオ脳波記録が診断に役立つ。
× d. 発作間欠期脳波で発作波（突発性異常波）を認める患者は真のてんかん患者である場合が多いが、真のてんかん患者に心因性発作がみられることも少なくないとされている。
○ e. ストレス因を減少させることで、心因性発作が改善する場合も多い。

参考文献
兼本浩祐：心因性非てんかん性発作（いわゆる偽発作）に関する診断・治療ガイドライン．てんかん研究，26：478-482，2009
松下正明総編集：臨床精神医学講座9．てんかん．中山書店，p72-81，1998

第1回試験 問題094 レム睡眠行動障害について正しいのはどれか、2つ選べ。

a. 若年成人男性に多い。
b. 睡眠中に暴力的行動が観察される。
c. 神経変性疾患の前駆症状の場合がある。
d. 自然に寛解するので薬物治療は行わない。
e. エピソード中に覚醒させることが困難である。

解答　b・c

解説

レム睡眠行動障害（RBD）は、1986年にSchenckらにより提唱された睡眠時随伴症で、レム睡眠中の夢体験が、錐体路抑制機構の機能不全により、行動となって現われ、睡眠中の異常行動として観察されるものである。

症状としては、レム睡眠に一致して、激しい寝言や寝ぼけ行動を示す。せん妄と異なり、十分な刺激を与えることで覚醒が容易である。この時、しっかり目覚め夢体験について語ることが可能である場合が多い。夢内容としては口論する、けんかする、追いかけられるなどのような暴力的、抗争的内容の悪夢が多く、観察される行動もこれらに相当するものがみられる。時に立ち上がることや歩行を示すことがある。この時に転倒のリスクが高いことが知られている。

高齢者に多くみられ、15～100歳までの一般住民を対象とした疫学調査では、0.5％にみられるとされる。RBDのうち60％は特発性であり、50～60歳以降の男性に多い。症候性のRBDは、パーキンソン病、脊髄小脳変性症、多系統変性症など脳幹部の神経変性疾患で多くみられ、これが前駆症状となることもある。近年、レビー小体型認知症に初期からみられることで注目されている。

転倒を防ぐため、ベッドを低いものにするか、布団にする。ベンゾジアゼピン系抗てんかん薬であるクロナゼパムが有効である。その他に三環系抗うつ薬やメラトニンの有効性も報告されている。

× a. 解説参照。
○ b. 解説参照。
○ c. 解説参照。
× d. 自然寛解は報告されていない。薬物療法については解説参照。
× e. 解説参照。

参考文献
日本睡眠学会診断分類委員会訳：睡眠障害国際分類第2版診断とコードの手引．医学書院，p1-33，2010
内山　真編：睡眠障害の対応と治療ガイドライン第2版．じほう，p235-238，2012
日本睡眠学会編：睡眠学．朝倉書店，p538-548，2009

第1回試験 問題096 不眠症に関して正しいのはどれか、2つ選べ。

a. 生活指導では、夕食後できる限り早くから床に就くよう指導する。
b. 成人では最低6〜7時間の睡眠を確保できるように指導する。
c. 睡眠薬を処方する前に就床時アルコール飲用を勧める。
d. 刺激制御療法は不眠症に対する認知行動療法である。
e. バルビツール酸系薬が第一選択薬である。

解答　b・d

解説

不眠症とは、適切な環境で眠るために就床しているにもかかわらず、入眠困難、睡眠維持困難、早朝覚醒、回復感欠如などの夜間の睡眠困難があり、これによって疲労、注意・集中力低下などの日中に生活の質の低下が自覚される状態である。慢性化すると、患者は眠れないことに対する恐怖から、眠たくないのに著しく早くから就床したり、日中の不調感を補おうと成人の生理的睡眠時間を超えて寝床で長く過ごすようになる。不眠治療の目標は、睡眠薬を用いて患者が望む分だけ眠らせることではなく、睡眠習慣の指導を含めた包括的な治療により不眠による日中の生活の質の低下を改善することにある。

治療は、生活指導を行い、認知行動療法や薬物療法を行う。不眠症の薬物治療で現在使われるのは、ベンゾジアゼピン（BZ）系睡眠薬、非BZ系睡眠薬、メラトニン受容体作動薬である。

× a. 薬物を使用しないで、不眠に対する生活指導を行う場合には眠気を感じてから就床するように指導する。眠気がない早い時間帯から就床すると入眠障害が悪化する。
○ b. 健常成人における夜間正味の睡眠時間については、25歳で約7時間、45歳で約6.5時間、65歳で約6時間である。
× c. 睡眠薬代わりの寝酒は、一時的に入眠障害を改善するが、中途覚醒を増加させると考えられている。慣れが生じやすく不眠対策としては長期的には効果がない。
○ d. 刺激制御療法は入眠障害と中途覚醒に対する認知行動療法の1つで、眠たくなってから就床し、入眠できない時は離床する、起床は一定時刻を保つ等の指示よりなる。
× e. バルビツール酸系薬は耐性、依存性、呼吸抑制が強く、通常は睡眠薬としては使用されない。

参考文献
内山　真編：睡眠障害の対応と治療ガイドライン第2版．じほう，p155-184, 2012
日本睡眠学会編：睡眠学．朝倉書店，p538-548, 2009
a. 内山　真編：睡眠障害の対応と治療ガイドライン第2版．じほう，p3-14, 138-139, 2012
b. 同書，p48-49
c. 同書，p3-14, 135-136
d. 同書，p138-139
e. 同書，p125-126

第1回試験 問題098 アルツハイマー型認知症のMRI画像所見において早期より萎縮を認める部位はどこか、1つ選べ。

a. 前頭葉
b. 側頭葉極
c. 側頭葉内側部
d. 後部帯状回
e. 前部帯状回

解答　c

解説

認知症の診断を進める上で、頭部CTやMRIにより治療可能な認知症（正常圧水頭症、慢性硬膜下血腫、脳腫瘍等）を鑑別することが重要である。アルツハイマー型認知症（AD）の頭部MRIでは早期から側頭葉内側部に萎縮がみられ、SPECTでは後部帯状回の血流低下がみられることが多い。ADでは前頭葉、後頭葉など限局的に萎縮が目立つ場合があるが、記憶障害をもって始まるという特徴からすれば、海馬を中心にした萎縮が早期の変化と捉えるのが正しい。早期では健常高齢者との識別が必ずしも容易でない場合も多いが、大脳半球にびまん性の強い萎縮がない場合に海馬や扁桃体の萎縮があればMRI上明らかなADの所見である。大脳深部もしくは皮質下白質の変性ではT2強調像で点状、斑状の高信号を呈する例もみられる。

神経病理学的に初期病変は、海馬近傍の嗅内野にアミロイド沈着やアルツハイマー原線維変化、神経細胞の脱落がみられ、その病変は頭頂葉、前頭葉等に順次波及していく。帯状回でもADの変化は初期からみられるが、MRIで萎縮が明白になるわけではない。

側頭葉外側や頭頂葉にも萎縮を生ずるが、診断の根拠としては弱い。

× a. 前頭側頭型認知症では前頭葉の限局性萎縮がみられるが、ADでは初期には前頭葉の萎縮はむしろ稀である。
× b. 前頭側頭葉変性症のサブタイプである意味性認知症では側頭葉極に萎縮がみられる。
○ c. 側頭葉内側部はアルツハイマー病変化が最初に出現する部位であり、最初に萎縮が始まる。この部位は海馬、嗅内野、海馬傍回、前頭後頭側頭回、扁桃体等の組織から成っており、記憶、記銘、情動等の重要な役割を担っている。
× d. ADではSPECTを実施すると早期より後部帯状回の血流低下がみられることが多い。この血流低下と萎縮との関連は直接認められてきたわけではない。小さい部位なので萎縮の程度を肉眼で比較するのは困難である。
× e. ADでは前部帯状回の萎縮は特徴的ではない。

参考文献
日本老年精神医学会編：改訂・老年精神医学講座；総論．ワールドプランニング，p116-119, 2009
日本神経学会編：認知症疾患治療ガイドライン．医学書院，p229-232, 2010
松田博史他編：見て診て学ぶ痴呆の画像診断．永井書店，2005

第1回試験 問題 100

レビー小体型認知症について、アルツハイマー型認知症との比較で誤っているのはどれか、1つ選べ。

a. けいれん発作の頻度は変わらない。
b. 転倒のリスクが高い。
c. 発症年齢が高い。
d. 予後が悪い。
e. 幻視が多い。

解答　c

解説

レビー小体型認知症（DLB）とアルツハイマー型認知症（AD）は認知症の代表的疾患である。近年、DLBはα-シヌクレイン、ADはタウ、アミロイドを中心に生物学的研究が飛躍的に進展してきた。この異質な認知症疾患を対比しながらそれぞれの理解を深めてほしい。

○ a. けいれん発作はDLB、AD双方において比較的高頻度でみられるが、頻度の相違点に関するエビデンスは乏しい。病理学的にびまん性レビー小体病（DLBD）と診断された症例においてはADより高い頻度でけいれん発作がみられるという報告もあるが、DLB全体に関する報告はなく、頻度は不明である。AD患者においては10～20％にけいれん発作がみられるとされ、症状が進行すると出現頻度も高くなる。

○ b. DLBは錐体外路症状や起立性低血圧、失神などを伴うため、認知症の中でもとくに転倒に注意すべき病態である。

× c. DLBの発症年齢は50～70歳代が多く、稀ではあるが40歳以前に発症することもあり、ADより発症年齢は早いといえる。

○ d. DLB発症後の平均生存期間は10年未満であり、発症後1、2年ほどで急速に悪化して死に至る場合もあるなど、経過が早く予後はADより悪い。認知機能障害もADよりDLBの方が早く進行する。

○ e. DLBの診断基準においては、3項目のコア特徴のうちの1項目として「構築され、具体的な内容の繰り返される幻視体験」が挙げられており、幻視はDLBの特徴的な症状である。典型的には人物、小動物、虫などの幻視が多いが、水や火、糸くずなどが見えることもあり、動いて見えるものや止まって見えるものなど多彩である。

参考文献

a. Weiner MF, et al.: Can Alzheimer's disease and dementias with Lewy bodies be distinguished clinically? J Geratr Psychiatry Neurol, 16: 245-250, 2003

Mendez MF, et al.: Seizures in elderly patients with dementia: epidemiology and management. Drugs Aging, 20: 791-803, 2003

b. c. d. e. 中島健二他編：認知症診療Q&A. 中外医学社, p92, 2012

井関栄三編：レビー小体型認知症 臨床と病態1. 中外医学社, 2014

第1回試験 問題110

79歳の女性。3、4年前から物忘れがみられ、同じことを繰り返し喋るようになった。最近では玄関や2階に人がいると言って探すようになった。なかなか寝つけなくなり、トイレの場所を間違えて失禁するようになった。また、夫に向かって「主人はどこに行った。あなたは違う」と言って責めたてるようになった。今後の対応について相談するために家族に連れられて来院した。

1) この症例でみられない症状はどれか、1つ選べ。
a. 同居人妄想
b. 重複記憶錯誤
c. カプグラ症候群
d. 記憶の遅延再生障害
e. 見当識障害

解答　b

2) この症例の診断に必要性の高い検査はどれか、2つ選べ。
a. シングルフォトンエミッションCT（SPECT）
b. ウエクスラー記憶検査（WMS-R）
c. 臨床的認知症尺度（CDR）
d. MRI
e. 脳波

解答　a・d

解説1)

この例は典型的なアルツハイマー型認知症である。

○ a. この症例では、「玄関や2階に人がいる」という同居人妄想が認められる。幻の同居人（phantom boarders）は自宅に他人が住みついているという高齢者特有の妄想であり、認知症において高頻度に認められる。同居人に関連した幻聴や幻視を伴っていることもある。

× b. 重複記憶錯誤とは、実際には単一の存在（人物や建物など）が複数存在すると患者が主張する症候である。脳損傷後の回復過程の症状として一過性に生じる場合が多いが、機能性精神病においても類似の症状がみられることがある。重複記憶錯誤は一見したところ妄想的人物誤認症候群と類似しているが、症候学的には妄想とは異なるものであり、単一であるはずの存在が複数存在することに矛盾を感じないという点に異質さがある。

○ c. カプグラ症候群（Capgras syndrome）は熟知している人をよく似た別人や替玉だと主張する症候で、替玉妄想、瓜二つ妄想ともよばれる。これはフレゴリの錯覚（未知の人を既知の存在と確信するもので、カプグラ症候群と対概念をなす）や相互変身妄想、自己の替玉現象などと同様に、妄想的人物誤認症候群（delusional misidentification syndromes）の一類型と考えられる。なお、「瓜二つの他者の出現」という特徴をもつ症候はソジーの錯覚とも総称される。これらはいずれも統合失調症圏に多く、幅広い年齢層にみられるが、この症例では夫が別人とすり替わっているという思い込みがあり、カプグラ症候群に合致している。

○ d. 記憶の遅延再生は即時再生などと対比されて用いられる用語であり、この点については本文中に明確に記載されているわけではないが、「物忘れ」は一般に記憶の遅延再生の障害を含意していると思われる。

○ e. トイレの場所を間違えるという見当識障害がみられる。見当識には人、時間、場所などを対象とするが、障害は時間＞場所＞人の順でみられる。

参考文献
日本老年精神医学学会編：改訂・老年精神医学講座；総論. ワールドプランニング, 2009
日本老年精神医学学会編：改訂・老年精神医学講座；各論. ワールドプランニング, 2009

解説2)

この症例の診断に際しては、MRIによる脳の形態学的評価と、シングルフォトンエミッションCT（SPECT）による脳血流の評価が有用である。

○ a. 脳血流量は大脳全体で低下する可能性は大きいが、とくに側頭葉内側部、頭頂葉で強調される。特殊な症例では前頭葉や後頭葉で限局性に血流が低下する場合がある。

× b. ウエクスラー記憶検査（WMS-R）は記憶の様々な側面に関して詳細に評価するための検査であるが、課題のレベルとしては高度であるため、認知症の臨床において用いられる機会はさほどない。実施に時間がかかるため、この症例には負荷が大き過ぎると思われる。

× c. 臨床的認知症尺度（CDR）は日常生活の観察に基づき認知症の全般的重症度を評価するための尺度である。重症度を把握するための尺度であって、疾患診断に利用する尺度ではない。

○ d. MRIによる脳の形態学的評価は必須である。大脳全体の萎縮がみられるが、とくに海馬、海馬傍回、扁桃核などがある側頭葉内側部には高度の萎縮がみられるのが特徴である。

× e. 脳波は意識レベルを評価する上で役に立つが、所見が直ちに疾患診断に結びつくわけではない。

参考文献
日本老年精神医学学会編：改訂・老年精神医学講座；総論. ワールドプランニング, 2009
日本老年精神医学学会編：改訂・老年精神医学講座；各論. ワールドプランニング, 2009

症状性を含む器質性精神障害・睡眠障害・てんかん

第2回試験 問題009 内分泌系異常による精神障害の特徴について誤っているのはどれか、2つ選べ。

a. 一般に精神症状の程度とホルモン量とは相関する。
b. 原病の治療と並行して向精神薬の投与は必須である。
c. 原因になる内分泌臓器にかかわらず共通した症状が多い。
d. 感情、欲動の症状が中心であり、意識障害は目立たない。
e. 分泌低下と分泌過剰で、同じ方向性の症状になることが多い。

解答　a・b

解説

内分泌精神症候群は、ブロイラーが1940年代に提唱した概念である。内分泌疾患における慢性期の精神症状は、障害される内分泌腺の種類の如何にかかわらず、感情と意欲の障害を中心とした特定の症候群を示すとしている。内分泌障害の急性発症の際には、急性外因反応型を生じ、重症の内分泌疾患が持続すると、胎生期や早期幼児期では知的能力の障害を生じ、成人では脳器質精神症候群ないし健忘症候群や認知症を生じるに至る。内分泌障害の慢性期は、そのような狭義の精神病的状態や知的能力の障害を伴わない一種の人格変化ともいえる症候群を呈し、欲動や発動性と気分の障害を示す。個々の欲動の障害としては、食欲、口渇、温冷感受性、睡眠、性欲、運動欲求、攻撃性、顕示欲などの亢進や減退があり、全体的発動性の障害では不穏、興奮、衝動暴発あるいは不活発、遅鈍化などを示す。気分の変化としては、純粋な抑うつや躁状態よりもむしろ不快気分が多く、爽快感と無気力、抑うつと不安・焦燥・刺激性などが多様に混在した病像を示す。これらの症状は多く慢性に持続するが、一過性の変動や反復もみられ、時には気分変調や衝動行為が突発することもある。全体として病前に比較して心情の繊細さが失われたような人格変化の兆候を示し、年齢に比べて稚拙さや老年化が目立ってくる。

× a　ホルモン量と精神症状の程度に相関性はない。
× b　原病の治療のみで精神症状が軽快することもあるため、向精神薬の投与は必須ではない。
○ c　ブロイラーの述べる内分泌精神症候群の概念では、障害される内分泌腺の種類の如何にかかわらず共通の症状を呈することが多いとされている。
○ d　ブロイラーの述べる内分泌精神症候群の概念によれば、意欲の変化、気分基調の変化、欲動の異常が三主徴である。急性発症の外因反応型では軽い意識混濁を呈するような例もあるが決して多いわけではない。
○ e　ブロイラーが内分泌精神症候群の対象として考えた甲状腺や副腎の機能異常について考えれば、分泌低下と過剰で、同様の症状を生じうる。

参考文献
加藤正明他編：新版精神医学事典．弘文堂，1993
大熊輝雄：現代臨床精神医学　改訂第12版．金原出版，p205-208，2013

第2回試験 問題011 レストレスレッグス（むずむず脚）症候群の治療に用いるのはどれか、1つ選べ。

a. 抗コリン薬
b. 抗てんかん薬
c. ドパミン作動薬
d. 第二世代抗精神病薬
e. 選択的セロトニン再取り込み阻害薬（SSRI）

解答　c

解説

レストレスレッグス症候群（RLS）の治療については、2012年に日本神経治療学会より治療ガイドラインが作成されている。そのガイドラインより要点を以下に抜粋する。

RLSは、特発性と二次性のものからなる。その治療の原則は、International RLS Study Group（IRLSSG）の臨床診断基準（2003年）や国際分類第2版（2005年）の診断基準に記載されている本症に特徴的な4つの症候をとらえ、確定診断のうえ、IRLS重症度スケールによる重症度評価を行い、治療方針を確定する。本症自体の治療は、非薬物療法および薬物療法がある。RLS症状とそれに伴う不眠とともに患者の日中の活動や生活の質を向上させることが目標である。まず二次性RLSか否かを判断し、二次性であれば薬物・嗜好品の中止、原因となる疾患や併存する病態の治療を進める。これで改善しないとき、あるいは二次性のものが否定された一次性（特発性）RLSの場合は、以下に示す非薬物療法と薬物療法を進め、定期的に治療評価、治療薬による合併症や副作用のモニタリングを行う。

治療にもかかわらず症状の悪化、合併症、副作用が出現した時には治療方針を見直す。

薬物療法では、ドパミンアゴニスト、L-DOPA/DCI製剤、ベンゾジアゼピン系薬物、抗けいれん薬、オピオイド、鉄剤がある。なお、ガイドラインには記載されていないが、2013年4月現在、RLSの治療について保険適用となっている薬剤には以下のものがある。ガバペンチンエナカルビルは中等症から重症のRLSに対しての適応がある。抗けいれん薬ガバペンチンのプロドラッグであり、欧米でも使用されている。ロチゴチンはドパミン作動薬の経皮吸収型製剤である。これも、中等症から重症のRLSに適応がある。

× a　RLSに対する抗コリン薬の有効性は示されていない。
× b　第一選択薬ではないが、ドパミン作動薬を使用しても効果がない場合に使用されることもある。
○ c　RLSに対して、第一選択薬として用いられる。
× d　RLSを悪化させる可能性がある。
× e　RLSを悪化させる可能性がある。

参考文献
日本神経治療学会治療指針作成委員会編：標準的神経治療：Restless legs症候群．神経治療学，29（1）：73-109，2012
井上雄一他：レストレスレッグス症候群（RLS）．アルタ出版，2008

第2回試験 問題019

レビー小体型認知症にみられる幻視に対して<u>使用されない</u>薬物はどれか、2つ選べ。

a. 抑肝散
b. ロラゼパム
c. ビペリデン
d. ドネペジル
e. クエチアピン

解答　b・c

解説

レビー小体型認知症（DLB）にみられる精神症状は多彩である。記憶障害は比較的軽度であるが、記銘力の低下より記憶の再生障害が目立ち、アルツハイマー病と比べて注意障害や視空間障害がより強く、遂行能力や問題解決能力の低下が目立っている。また、覚醒レベルの顕著な変動を伴う動揺性の認知機能は中核的特徴の1つであり、変動が強いときにはせん妄と区別が困難な場合が多い。次いで特徴は幻視であり、具体的で詳細な内容で繰り返し出現する。人、小動物、虫などが見られ、その存在を確信し、再現性や繰り返しからその内容を十分に説明できることが多い。さらに錯視、変形視もみられ、幻視や錯視に伴って妄想性誤認に発展することがあり、興奮しやすい状態となる。また、カプグラ症候群や系統化された妄想を呈する例もある。長濱らによるとDLBの精神症状は幻覚、誤認、妄想およびそれらの関連症状に分類され、高頻度でみられるうつ状態も注目されている。

日本神経学会の認知症疾患治療ガイドラインでのDLBのBPSDに対する薬物療法については、ドネペジル、リバスチグミン（グレードB）、クエチアピン（グレードC1）、オランザピン（グレードC1）、抑肝散（グレードC1）の有効性が示されており、その使用を考慮してもよいことになっている。いずれも保険適用外であったが、近年、ドネペジルが認可された。

DLBに関する治療の原則については、
① α-シヌクレインの蓄積を止めるような本質的な治療はない。
② 認知障害に対しては、ケアや環境整備などの非薬物的対応以外に、コリンエステラーゼ阻害薬（ドネペジル、リバスチグミン、ガランタミン）などが推奨される。
③ 精神症状や異常行動には、コリンエステラーゼ阻害薬、クエチアピンなどの非定型抗精神病薬、抑肝散の多くは保険適用外であるがその有効性が指摘されている。

○ a. 解説参照。
× b. 抗不安薬の効果は立証されていない。
× c. 抗コリン薬は症状を悪化させる可能性もある。
○ d. 解説参照。
○ e. 解説参照。

参考文献　日本神経学会監：認知症疾患治療ガイドライン2010．医学書院，2010

第2回試験 問題029

脳器質性疾患について<u>誤っている</u>のはどれか、1つ選べ。

a. 進行麻痺は、知的水準の低下、人格変化などを呈する。
b. びまん性軸索損傷では頭部外傷の直後から認知症化する。
c. 一酸化炭素中毒の間欠型では、意識混濁、昏睡を呈する。
d. 肝性脳症の初期には見当識、注意力、集中力の低下がみられる。
e. 低酸素脳症によってミオクローヌス発作が頻発することがある。

解答　b

解説

○ a. 進行麻痺は、梅毒が中枢神経に感染後、数年ないし数十年の潜伏期をおいて多くは35～40歳過ぎに発病し、びまん性に髄液および脳実質に炎症がおこり、多彩な精神神経症状を呈する疾患である。中核的な精神症状は、大脳皮質の破壊による脳機能低下である。これに対して、躁やうつ状態、統合失調症様状態、意識障害などのように認知症をとりまいて多彩な病像が生ずる。末期には高度の認知機能障害と人格崩壊に至る。未治療の場合は、急速に進行して精神機能の荒廃や身体の衰弱をきたし、発症してから3～5年で死亡する。

× b. 頭部外傷の直後は、意識障害が中心となる。意識障害が改善した後に、認知機能障害が出現する場合がある。びまん性軸索損傷は、回転加速度を生じるような衝撃（剪断力）による損傷であり、高次脳機能障害をきたしやすく、知的能力や記憶などの後遺症を残す。

○ c. 一酸化炭素中毒の間欠型は、急性期症状が数日で軽快した後、数日～数週間の無症状期あるいは症状軽快期において、再び意識障害その他の精神神経症状が出現する。原因は明らかではないが、何らかの血管性変化を伴う脳内の病的過程に関係するものと考えられている。突然に、健忘、失見当、計算力低下、寡動、無気力などの症状を示し、失外套症候群を呈したり死亡に至ることもある。

○ d. 肝障害から二次的に発現する脳障害をまとめて肝性脳症と呼ぶ。肝性脳症の初期には、抑うつ、精神活動の鈍化、無気力、落ち着きのなさなどの症状があり、進行すると、傾眠、見当識低下、せん妄、錯乱、昏睡などを呈する。脳波には、意識障害発作に一致して、三相波が出現するのが特徴である。代謝面では、血中アンモニアの増加がみられるが、これと意識障害との間には直接的な関係はない。

○ e. 低酸素脳症では、筋肉のけいれんまたは振戦、てんかん発作が起こることもあるが、症状の中心は、様々な程度の意識障害という一過性のエピソードである。ミオクローヌスの出現は後遺症としてみられる。

参考文献
a. c.　大熊輝雄：現代臨床精神医学 改訂第12版．金原出版，2013
b. d. e.　別冊 日本臨床 領域別症候群シリーズNo.40 精神医学症候群Ⅲ，日本臨床社，2003

第2回試験 問題045 / 第3回試験 問題037

若年性ミオクローヌスてんかんについて、誤っているのはどれか、2つ選べ。

a. 思春期発症が一般的である。
b. 複雑部分発作が通常随伴する。
c. バルプロ酸が第一選択薬である。
d. 特発性全般てんかんの一種である。
e. 遅棘徐波が典型的な脳波異常である。

解答　b・e

解説

若年性ミオクローヌスてんかんは、思春期に生じ、両側性の、単発もしくは繰り返す、非律動性で、不規則な、上肢優位のミオクロニー発作が特徴である。筋は瞬間的に1回ないし数回連続して収縮し、そのため手に持っているものを投げ出したり、歩行中に転びそうになったりする。意識の障害は明らかでない。脳波は発作間欠時も発作時も、周波数の高い、全般性の、しばしば不規則となる棘徐波や多棘徐波を認める。適切な薬剤に対する反応は良い。患者は光感受性を示すことが多い。発作は、覚醒直後に生じ、睡眠不足、不安、突然の刺激で誘発され、誘因を避ける生活指導が重要である。一般的には、知的障害や神経学的異常を伴うことはないが、中には前頭葉機能障害と関連があり、特徴的なパーソナリティ障害やライフスタイルを伴う場合がある。

○ a. ほとんどの症例は、8～26歳の間に発症する。性差はない。家族発生がしばしばみられ、異常遺伝子が第6染色体にある可能性が報告されている。
× b. 複雑部分発作は随伴しない。9割以上の症例で強直間代発作を合併する。欠神発作の合併が1～3割にみられる。
○ c. バルプロ酸による単剤治療で、86％の症例で発作が完全に抑制されたという報告がある。フェニトインよりも効果が優れている。カルバマゼピンは逆にミオクロニー発作を増悪させることがあるので避けるべきである。薬物療法と並んで重要なのは、規則正しい生活の指導である。治療中止後の再発率は、75～100％といわれている。
○ d. 特発性全般てんかんに特徴的な3種類の発作型（ミオクローヌス、全般性強直間代発作、定型欠神発作）が存在することが示されている。全てんかん患者の約3～4％を占めると推定されている。進行性ミオクローヌスてんかんとの鑑別が必要である。
× e. 脳波には、3Hz前後の多棘徐波複合、棘徐波複合、あるいは鋭徐波複合の短い（2～3秒）群発が出現し、棘波に一致して筋けいれんが起こる。

参考文献
a. b. c. d.　井上有史監訳：てんかん症候群. 中山書店, 2007
e.　大熊輝雄：現代臨床精神医学 改訂第12版. 金原出版, 2013

第2回試験 問題056

側頭葉てんかんで可能性が低いのはどれか、2つ選べ。

a. 欠神発作が続発する。
b. 被害・関係妄想が出現する。
c. MRIで海馬硬化が検出される。
d. てんかん外科手術が奏功する。
e. 子供に遺伝する可能性が高い。

解答　a・e

解説

側頭葉てんかんは、側頭葉内にてんかん原性域をもつてんかんの総称である。そのうち内側側頭葉てんかんが80％を占めている。発作は、通常、前兆があり、不安、恐怖などの情動変化を伴う上胃部のこみあげ感が典型的である。他に、精神症状（既視感など）や自律神経症状もよくみられる。前兆が終わると、意識低下が進行しながら無動凝視や口部摂取自動症が起こる。複雑部分発作が主徴で、発作は1～2分続くことが多い。発作後には、一過性の見当識障害がある。脳波では発作間欠期に、一側あるいは両側の側頭部に散在性の陰性棘波あるいは鋭波が出現する。

× a. 複雑部分発作が主徴である。意識障害で始まる複雑部分発作のうち、意識障害だけを示すものは、失神発作とも呼ばれ、上肢などの軽い強直を伴うこともある。欠神発作は意識欠損を主徴とする発作で、意識欠損だけを示すものと意識欠損に自動症、軽い間代けいれん、脱力、強直、ミオクローヌスなどの随伴症状を伴うものとがある。典型的な欠神発作は発作時脳波に3Hz棘・徐波複合を示す。
○ b. 幻覚、妄想、うつ状態などの精神症状がみられる。てんかんにみられる精神障害は、①発作そのものとしての精神障害、②挿間性精神障害、③慢性持続性精神障害、に分類することができる。活発な精神症状を示す挿間性精神障害では、精神症状が出現する時期にかえって脳波上てんかん性突発波が消失して、規則的なα波が出現し脳波が正常化する状態がみられる場合が多い（強制正常化）。
○ c. 海馬硬化が発作に関係しているとされている。海馬硬化症とは側頭葉の内側にある海馬の一部の神経細胞が死滅し、別のグリア細胞におきかわっている状態である。
○ d. 外科的な治療の長期予後は良好である。複雑部分発作は強直間代発作などに比べると、抗てんかん薬で抑制されにくく、とくに複雑部分発作と強直間代発作を併有する症例は予後が不良である。
× e. 遺伝性は明らかでない。

参考文献
a. b.　大熊輝雄：現代臨床精神医学 改訂第12版. 金原出版, 2013
c. d. e.　井上有史監訳：てんかん症候群. 中山書店, 2007

第2回試験 問題058 不眠症について正しいのはどれか、2つ選べ。

a. 眠気を感じてから床に就くよう指導する。
b. 睡眠制限療法は不眠症に対する認知行動療法である。
c. 成人では最低8〜9時間の睡眠を確保するように指導する。
d. 薬物療法ではできる限り睡眠薬を使用せず抗不安薬を用いる。
e. 眠るための就床時アルコール飲用は睡眠薬より依存になりにくい。

解答　a・b

解説

不眠症は、入眠時不眠、睡眠維持不眠、後期不眠に分けられ、十分に寝ているにもかかわらず寝ていないと実感する回復感のない睡眠がある。不眠症に対しては薬物療法と認知行動療法とを含む精神療法とが適応となる。各種治療法に精通しておくことが大切である。

○ a. 不眠症に対しては、眠ろうとして頑張らず、眠気を感じてから床に就くよう指導する。寝室でなかなか寝付けずに苦しむという体験により条件付けがなされ、床に就こうとするとイライラしたり目がさえたりしてしまうことがある。このような条件付けの形成を防ぐ目的で、床に就いても入眠できない場合にはいったん離床するよう指導する。

○ b. 睡眠制限療法は不眠症に対する認知行動療法の一技法である。正常なホメオスタシスと概日リズムによる睡眠の再構築を目的として寝床にいる時間を制限する。認知行動療法は薬物療法と併用することが可能であり、減薬目的にてこの療法を用いることもある。

× c. 睡眠時間には個人差があり、不眠症と診断された全ての成人にとって、最低8〜9時間の睡眠確保が必要なわけではない。日中の眠気で困ることがなければ、睡眠時間が8時間未満でも問題ないと考えられている。

× d. 薬物療法では睡眠薬を使用せずに抗不安薬を用いることにはならない。ラメルテオンやスボレキサント等の睡眠薬以外では基本的に作用機序は類似している。その人に合った薬物を選択すればよい。

× e. アルコールは睡眠導入効果を有するが、中途覚醒・早朝覚醒を引き起こし、睡眠障害の誘発・維持・増悪因子となりうる。またアルコールは容易に耐性を形成し、入眠のために用いると、次第に摂取量が増加する。ベンゾジアゼピン受容体作動薬は常用量であれば著しい耐性は生じず、長期間使用しても身体依存を形成しにくいため、アルコールよりはるかに安全と考えられている。

参考文献
近藤真前他：不眠症の認知行動療法．最新精神医学，18(2)：131-139, 2013
内山　真編：睡眠障害の対応と治療ガイドライン第2版．じほう, 2012

第2回試験 問題067 睡眠—覚醒の概日リズムが乱れやすいのはどれか、2つ選べ。

a. せん妄
b. レム睡眠行動障害
c. 精神生理性不眠症
d. 睡眠相後退症候群
e. 中枢性睡眠時無呼吸症候群

解答　a・d

解説

睡眠—覚醒の概日リズムに関しての出題である。睡眠障害の病態および分類に関しての理解が求められている。せん妄では日内変動を伴う意識障害が認められ、睡眠—覚醒の概日リズムの乱れを伴うことが多い。睡眠相後退症候群は概日リズム睡眠障害に分類され、睡眠時間帯の極端な遅れを主徴とする症候群である。

DSM-IVでは概日リズム睡眠障害の中に睡眠相後退型、時差型、交代勤務型、特定不能型（睡眠相の前進、非24時間睡眠、覚醒型等を含む）に分類されている。

○ a. せん妄では見当識障害、幻覚、妄想等が認められる。この状態を呈すると、睡眠—覚醒の概日リズムが乱れやすい。症状は夜間に出現、増悪することが多い。不適切な睡眠薬投与により、覚醒維持機構が障害され、せん妄が遷延、増悪することもあるので注意が必要である。

× b. レム睡眠中は脳からの運動指令が遮断され、通常は夢見の最中に骨格筋の運動が引き起こされることはない。レム睡眠行動障害では、レム睡眠中に骨格筋運動の抑制機構が何らかの理由によって働かなくなり、夢の中での行動がそのまま異常行動となってしまう。この障害で特に睡眠—覚醒の概日リズムが乱れやすいということはない。

× c. 精神生理性不眠症（いわゆる不眠症）では、入眠障害、中途覚醒、早朝覚醒、熟眠障害が出現しうる。特に睡眠—覚醒の概日リズムが乱れやすいということはない。

○ d. 睡眠相後退症候群は概日リズム睡眠障害に分類され、睡眠—覚醒の概日リズムのうち、睡眠時間帯の極端な遅れが認められる。生活リズムを元に戻すことが困難なため、学校生活や社会生活にも大きな支障をきたすことが多い。

× e. 睡眠時無呼吸症候群では睡眠中に頻回に呼吸が停止し、そのために睡眠が分断され、結果として夜間の不眠、日中の過眠が認められる。この症候群は、上気道閉塞による閉塞型と、呼吸中枢の機能不全による中枢型とに分類される。特に睡眠—覚醒の概日リズムが乱れやすいということはない。

参考文献
米国睡眠医学会：睡眠障害国際分類第2版．医学書院, 2010
高橋三郎他訳：DSM-IV-TR 精神疾患の分類と診断の手引．医学書院, p217-226, 2003

症状性を含む器質性精神障害・睡眠障害・てんかん

第2回試験 問題 069 全般てんかんの症状はどれか、1つ選べ。

a. 既知感
b. 欠神発作
c. 姿勢発作
d. 複雑部分発作
e. ジャクソン発作

解答　b

解説

てんかん発作型の分類や症状に関する出題である。大脳の特定の部位に電気的な焦点を持つ発作は部分発作に分類される。また、大脳の両側に及ぶ広い領域にてんかんの原因となる放電が認められ、特定の部位に電気生理学的な放電の起源を特定することができない場合、その発作は全般発作に分類される。bの欠神発作以外の選択肢は、全て部分発作そのもの、あるいは部分発作出現時に認められる症状である。姿勢発作、ジャクソン発作は意識障害を伴わない単純部分発作に分類される。

2010年に新しい分類案が発表され、そこでは部分発作は焦点発作とされ、単純部分発作と複雑部分発作の区別はなくなった。しかし、臨床的には使いにくく1891年のてんかん発作の分類、1989年のてんかん症候群分類も使われている。

× a. 既知感や未知感は側頭葉てんかんの前兆として、込み上げてくる上胃部不快感に次いで出現頻度が高い症状である。既知感の出現には、海馬・扁桃体等の側頭葉内側の放電と、側頭葉外側の新皮質の関与とが必要と考えられている。

○ b. 欠神発作は短時間の意識消失を主訴とする、全般てんかんの一症状である。定型欠神発作と非定型欠神発作とに分類される。典型的な定型欠神発作では脳波所見として3c/sの棘徐波が全誘導に認められるが、同じく意識消失を伴う複雑部分発作との鑑別が困難なこともある。

× c. 補足運動領野に焦点がある場合、姿勢発作が認められる。古典的な姿勢発作では、一側上肢の強直と同側への頭部の向反が出現し、弓を引いているような姿勢となる。

× d. 複雑部分発作は意識障害を伴う部分発作である。側頭葉てんかん、前頭葉てんかんにおいて、複雑部分発作が出現することがある。

× e. ジャクソン発作では、前中心回の一部に始まった放電が次第に周囲の部位へ波及し、手→腕→足、口角→腕→手などのように、同側の身体を巻き込んでピクつきや異常感覚が数秒から数十秒程度の短時間で拡大していく（ジャクソンマーチ）。

参考文献
兼本浩祐：てんかん学ハンドブック第3版．医学書院，2012
大熊輝雄：現代臨床精神医学 改訂第12版．金原出版，p219-229,2013

第2回試験 問題 077 前頭側頭型認知症の行動障害としてみられにくいのはどれか、1つ選べ。

a. 鏡現象
b. 口唇傾向
c. 常同的・保続的行動
d. 早期からの脱抑制徴候
e. 社会的関心の早期からの消失

解答　a

解説

Snowdenらのモノグラフによれば、前頭側頭型認知症（fronto-temporal dementia：FTD）の臨床特徴は、「初老期に起こり、約半数が家族性を示す臨床症候群であり、進行性の前頭・側頭葉変性を示す。臨床症状は高度の性格変化、社会性の喪失や注意、抽象性、計画、判断等の能力低下で特徴づけられる。言語面では会話が少なくなり、末期には緘黙となる。道具機能、とくに空間認知、見当識は比較的よく保たれる。神経症状に乏しく、初期には原始反射、進行すると線条体徴候が現われる。」とある。

Nearyらの臨床診断基準によるとFTDの中核となる診断的特徴は以下のとおりである。
A. 潜行性の発症と緩徐な進行、B. 社会的人間関係を維持する能力が早期から低下、C. 自己行動の統制が早期から障害、D. 感情が早期から鈍化、E. 病識が早期から喪失

× a. 鏡に映った姿を自分とは認知できず、その像に話しかけたり、物を手渡そうとする行為で、アルツハイマー型認知症に特徴的な現象である。血管性認知症、レビー小体型認知症でもみられない。

○ b. 側頭葉内側部の高度な障害ではKlüver-Bucy症候群が出現する。口唇傾向や食嗜好の変化がみられる。

○ c. 同じ動作や行動が繰り返されることであり、時刻表的生活（毎日決まった時間に決まった行為をすること）や滞続症状（同じ文や行動を繰り返し喋ったり行うこと）がみられる。保続とは周りから他の刺激があってもそれとは関係なしに同じ言葉が繰り返されることである。

○ d. 欲求に対する抑止力の低下がみられ、衝動的かつ短絡的な行動をとる。

○ e. 前頭優位型では自発性の低下、自発語の減少、無為、無関心などがみられる。

参考文献
Snowden, et al.：Fronto-Temporal Lobar Degeneration; Fronto-Temporal Dementia, Progressive aphasia, Semantic dementia. Churchill-Livingstone, 1996

Neary D, et al.：Frontetemporal lobar degeneration：a consensus on clinical diagnostic criteria. Neurology, 51(6)：1546-1554,1998

池田研二：前頭側頭葉変性症（FTLD）と前頭側頭型痴呆（FTD）の概念と分類．老年精神医学雑誌，16：999-1004, 2005

第2回試験 問題079

薬剤性過敏症症候群（薬物過敏性症候群を訂正）が最も出現しやすいのはどれか、1つ選べ。

a. バルプロ酸
b. トピラマート
c. ガバペンチン
d. カルバマゼピン
e. フェノバルビタール

解答　d

解説

薬剤性過敏症症候群（drug-induced hypersensitivity syndrome：DIHS）は、Stevens-Johnson症候群（SJS、皮膚粘膜眼症候群）や、中毒性表皮壊死症（toxic epidermal necrolysis：TEN、ライエル症候群）と並ぶ重症型の薬疹である。

通常の薬疹は、薬疹を起こすまでの感作期間が1〜2週間と考えられているが、DIHSの場合は内服2〜6週間後に突然発症することが多く、原因薬が見逃されやすい。

原因となる薬剤は、カルバマゼピン、フェニトイン、フェノバルビタール、ゾニサミド、ジアフェニルスルフォン、サラゾスルファピリジン、メキシレチン、アロプリノール、ミノサイクリンにほぼ限定されている。

被疑薬の同定には薬剤リンパ球刺激試験（drug-induced lymphocyte stimulation test：DLST）が有用である。また、経過中にヒトヘルペスウイルス6型（HHV-6）の再活性化がみられることが多い。

DIHSの症状として発熱、全身の紅斑丘疹や多形紅斑、口腔粘膜のびらん、全身のリンパ節腫脹、肝機能障害をはじめとする多臓器障害、白血球増多、好酸球増多、異型リンパ球の出現等がみられる。種々の症状は薬剤を中止しても1ヵ月以上続くことがあり、多臓器障害をきたし、死亡例も散見されることから、本症について精通しておくことが非常に重要である。DIHSの治療は第一に被疑薬の中止である。また、ステロイド療法や高用量ヒト免疫グロブリン静注（IVIg療法）が有効である。

✗ a. 解説参照。
✗ b. 解説参照。
✗ c. 解説参照。
○ d. 薬剤性過敏症症候群の原因薬剤として最も多い。
✗ e. 解説参照。

参考文献　渡辺秀晃他：薬剤性過敏症症候群（DIHS）：BRAIN MEDICAL, 21（1）：79-84, 2009
厚生労働省：重篤副作用疾患別対応マニュアル. 薬剤性過敏症症候群. 2007（http://www.info.pmda.go.jp/juutoku/file/jfm0706001.pdf）

第2回試験 問題087

アルツハイマー病と比較して、血管性認知症でみられやすい診断的特徴はどれか、2つ選べ。

a. 病識の存在
b. 緩徐な発症
c. まだら認知症
d. 神経症状の欠如
e. 失語・失行・失認

解答　a・c

解説

臨床所見から血管性認知症とアルツハイマー病（AD）を区別することは困難な場合もあるが、典型例においては異なる診断的特徴がみられる。日本神経学会は認知症疾患治療ガイドラインを作成している。同ガイドラインに引用されているICD-10の診断基準の要約によると、血管性認知症は突然発症、階段的な増悪、局所的神経徴候の存在などが特徴的であり、認知機能障害は不均一あるいはまだら状で記憶力や知的能力の低下がある。また、病識や判断力は比較的良く保たれ、高血圧、頸動脈雑音、一過性のうつ気分、情動不安定、再発する梗塞により生じる一過性の意識混濁やせん妄などの特徴的な症候を示すとされている。一方、ADは潜行性に発症し緩徐に進行すること、病識の低下やうつ症状、アパシー等の精神症状、取り繕い等の特徴的な対人行動などがみられ、病初期から著明な局所神経徴候を認めることは少ないとされている。これ以外には血管性認知症では男性に多く、発症年齢も低いとされる。

○ a. 血管性認知症ではADと比較して遅くまで病識が保たれることが多いとされている。

✗ b. 血管性認知症は脳血管障害を基盤とするため急激に発症することが多く、一方、ADは潜行性に緩徐に進行する。
○ c. ADでは全般性認知症を認めるのに対し、血管性認知症では様々な認知機能が不均一に障害されるまだら認知症を認める。
✗ d. 血管性認知症ではしばしば多彩な神経症状を認め、腱反射の亢進等の局所神経徴候が初期から認められやすい。ADでは家族性の一部のものを除いては、錐体外路症状やミオクローヌス、けいれん発作などの明らかな神経徴候を認めることは少ない。病初期から著明な神経所見を認める場合は他の疾患を疑う。
✗ e. 失語・失認・失行は、脳血管性障害でもADでもよくみられ、血管性認知症に特徴的とは言えない。

参考文献　日本神経学会監：認知症疾患治療ガイドライン2010. 医学書院, 2010

第2回試験 問題089 過眠を呈する睡眠障害について正しいのはどれか、2つ選べ。

a. 周期性四肢運動障害で日中の過眠はみられない。
b. ナルコレプシーでは短い仮眠で眠気が改善する。
c. 特発性過眠症では入眠時幻覚が特異的にみられる。
d. 睡眠時無呼吸症候群は老年期の女性で最も多くみられる。
e. 日本人のナルコレプシー患者ではHLA-DR2がほぼ100％陽性である。

解答　b・e

解説

ICD-10において過眠症は「昼間の過剰な眠気と睡眠発作、あるいは完全覚醒への移行が長引いた状態」として定義される。非器質性過眠症（F51.1）の診断にはナルコレプシーや睡眠時無呼吸といった器質性過眠症との鑑別が重要となる。

ナルコレプシーの定型例での症状には、①日中の強い眠気と睡眠発作、②情動脱力発作、③入眠幻覚、④睡眠麻痺、があり、①〜③は古典的三主徴、④を加えたものが四主徴とされ、②〜④はレム睡眠関連症状である。治療には三環系抗うつ薬やSNRI、中枢刺激薬、睡眠薬、フェノチアジン系薬物などが使用される。それ以外にも昼休みに短時間の昼寝をさせる等の生活指導や、病気に対する周囲の理解が必要である。

ナルコレプシーに似た日中の眠気を訴えるものに特発性過眠症がある。ナルコレプシーとは異なり、情動脱力発作などの特徴的症状はなく、HLA-DR2の陽性率も一般並みである。また、短時間の仮眠では眠気は解消しない。

睡眠時無呼吸症候群（SAS）は、睡眠中に10秒間以上持続する換気停止が繰り返して起こり、夜間の睡眠減少と昼間の眠気あるいは過眠を生じる状態である。通常、中年以降に起こり、有病率は1〜5％と過眠症の中では最も多い。SASを放置すると成人病リスクが増大すると言われている。無呼吸による覚醒、低酸素状態は高血圧の原因になり、胸腔内陰圧増加は循環動態や心機能への負荷を増大するため、心筋梗塞や狭心症、脳梗塞の原因になる。

× a. 四肢筋の脱分極性ブロックにより脱力をきたす。起立や歩行が困難となり、腱反射は低下する。痛みや腫脹を伴うことも多く、夜間睡眠が妨げられ、日中には眠気がある。
○ b. ナルコレプシーでは、短時間の仮眠で眠気が解消する。
× c. 日中過度の眠気を訴えるが、ナルコレプシーの特徴的症状がない。
× d. 男女比は約8：1と圧倒的に男性が多い。
○ e. 近年、日本およびコーカサス人のナルコレプシー患者はHLAのDR2とDQw1が陽性であることが明らかになっている。

参考文献
融 道男監他訳：ICD-10 精神および行動の障害臨床記述と診断ガイドライン. 医学書院, p190-195, 1993
大熊輝雄：現代臨床精神医学 改訂第12版. 金原出版, p303, 310, 2013

第2回試験 問題098 ループス精神病について誤っているのはどれか、1つ選べ。

a. 発現率は全身性エリテマトーデスの約5割である。
b. ステロイドによる治療は副作用のために行わない。
c. せん妄などの明確な意識障害を示すことは比較的少ない。
d. 最も多いのは記憶障害や知能障害などの認知障害である。
e. 全身性エリテマトーデスの経過中でいずれの時期にも起こりうる。

解答　b

解説

全身性エリテマトーデス（SLE）による精神症状の病態はループス精神病と呼ばれる。この中にはせん妄型、うつ状態型（躁状態は稀）、さらにステロイドによる影響も考慮すべき精神病型がある。せん妄型は、意識障害を主として意識混濁やもうろう状態を呈し、急激に発症し、全身けいれん等の神経症状を伴うことがある。SLEの活動性とせん妄との間に相関を認めることが多い。一方、幻覚妄想やうつ状態など内因性精神病類似の病像を呈する例がみられる。精神病型は、急性の幻覚妄想状態や昏迷状態などの緊張病性興奮、躁状態、うつ状態、児戯的な性格上の変化や退行等を呈し、意識障害は明らかでない。発症は比較的緩徐であり、経過はより長く、SLEの活動性と精神症状は必ずしも並行しない。神経症状の合併は比較的少ないが、器質性認知症に至ることも稀ながら認める。

出現頻度は報告によって様々である。SLEの発症後1〜5年で約20〜30％に生じる。全体を通じてほぼ半数の例にみられる。一般的には急性ないし亜急性に経過し、多くは可逆性の病像をたどり、予後は良好であり、ほぼ6週間以内の経過である。ループス精神病の多くはSLE活動期に出現し、身体症状の悪化に際して並行して出現する。治療的な側面からみると意識障害型はステロイドが有効な場合が多いが、精神病型ではあまり有効でない。

○ a. ループス精神病の発現率は高くほぼ半数の例にみられる。
× b. 意識障害を主体としたせん妄型には効果がある。積極的にプレドニゾロン50〜100mgの大量療法を行う場合がある。
○ c. 以前はループス精神病の約半数はせん妄型であったが、近年では精神病型が増えている。
○ d. 意識障害や認知症を背景にして認知機能の低下をみる例が多い。
○ e. 経過は症例によって様々である。初期からいずれの時期にも起こりうると理解してよい。

参考文献
天野直二：全身性エリテマトーデス（SLE）の精神症状に対する治療上のポイント. 精神科治療学, 28 (1)：73-77, 2013
精神科治療学編集委員会：症状性（器質性）精神障害の治療ガイドライン. 精神科治療学, 21 (増)：69-71, 2006

第2回試験 問題100

レム睡眠行動障害の治療薬として最も適切なのはどれか、1つ選べ。

a. トラゾドン
b. ゾルピデム
c. クロナゼパム
d. リスペリドン
e. ハロペリドール

解答　c

解説

レム睡眠行動障害（rapid eye movement behavior disorder：RBD）は、レム睡眠期の筋緊張脱失状態が起こらないためにレム睡眠中にも身体活動が可能で、夢の精神活動に伴う複雑な運動が現実に行われる状態である。RBDのうち約40％が頭部外傷、脳炎、髄膜炎などの炎症性疾患、アルコール、睡眠不足、抗うつ薬の服用などであり、二次的なものにより引き起こされる。さらにRBDの基礎疾患として、脳幹部の腫瘍、パーキンソン病、オリーブ橋小脳萎縮症、レビー小体型認知症（DLB）などの疾患で発症しやすい。残りの約60％は原発性であり、明確な原因は不明である。近年、DLBの潜伏期あるいは初期症状としてRBDが注目されている。また、50～60歳以降の高齢男性に多くみられ、高齢者の0.3％がRBDであるともいわれている。症候性のものは、くも膜下出血や虚血性脳血管障害、多発性硬化症などの脳器質疾患に伴ってみられる場合もある。

RBDの症状は、寝言が多くなり手足を振り動かしたりする程度から、起き上がって歩き出したり、隣で寝ている人を殴打するような行動まで様々である。RBDとして重要なのは、寝言や異常行動が本人の夢の内容と一致することである。

薬物治療にはレム睡眠を抑制する作用のあるクロナゼパムを使用する。クロナゼパムは多くの例で効果をみるが、副作用としてふらつき、転倒があるので、とくに高齢者では注意を要する。三環系抗うつ薬やSNRI、睡眠薬を使用する場合もある。

✗ a. 解説参照。
✗ b. 解説参照。
○ c. クロナゼパムの投与が無効の時は、クロミプラミンが使用される。
✗ d. 解説参照。
✗ e. 解説参照。

参考文献

大熊輝雄：現代臨床精神医学 改訂第12版．金原出版，p309-310，2013

精神科治療学編集委員会：症状性（器質性）精神障害の治療ガイドライン．精神科治療学，21（増）：378-381，2006

天野直二：あらゆる診療科でよく出会う精神疾患を見極め，対応する．ジェネラル診療シリーズ．羊土社，p204-206，2013

第2回 試験 問題 109

68歳の女性。2、3年前から右手指がふるえるようになり、時につまづいてしまうことがあった。日中、ぼーっとしていたり、寝ても大声を上げたりするようになった。次第に「小人が見える」、「宇宙船が来て戦争を始めた」、「お父さんが変になった」とやや興奮して喋るようになった。精神状態の悪化につれて、具合が悪いときには表情は硬く、問いかけにも応じず、亜昏迷のような状態に陥ることもあった。緊急的に精神科病棟に入院した。血液と尿検査では異常所見はみられなかった。

1) この症例の診断のために優先的に検討すべき検査はどれか、2つ選べ。
 a. 脳波
 b. 頭部MRI
 c. 心臓超音波検査
 d. シングルフォトンエミッションCT（SPECT）
 e. MIBG（^{123}I-metaiodobenzylguanidine）心筋シンチグラフィー

解答　d・e

2) その後、パーキンソニズム、認知症は進行して、寝たきりの状態となった。この症例の診断はどれか、1つ選べ。
 a. 視床変性症
 b. 進行性核上性麻痺
 c. 線条体黒質変性症
 d. 皮質基底核変性症
 e. レビー小体型認知症

解答　e

解説 1)

この症例は、パーキンソニズムで発症し、日中、意識の変容がみられるようになり、そしてレム睡眠行動障害を疑うような症状が順次出現している。さらに幻視や変形視、妄想的言動がみられ、典型的なレビー小体型認知症（DLB）の経過を呈している。DLBの臨床診断には診断基準改訂版（第3回DLB国際ワークショップ）が汎用されている。

× a. DLBでの脳波では側頭葉の一過性鋭波を伴う著明な徐波などが含まれることがあるが、優先されるべきではない。
× b. DLBでは軽度萎縮を認めるが、特徴的所見はない。
× c. 基本的に関連のない検査である。
○ d. DLBでは後頭葉での低下が特徴的な所見であり、その他には全般的に軽度低下することがある。
○ e. DLBでは心筋シンチグラフィーの取り込み低下を認める。欧米では行われていないので、国際的な診断基準には支持的特徴におさまっている。

参考文献
井関栄三編著：レビー小体型認知症-臨床と病態. 中外医学社, 2014
山田正仁他：レビー小体型認知症. 認知症テキストブック（日本認知症学会）. 2008

解説 2)

× a. 発病初期から頑固な不眠と精神運動性興奮が持続する。典型例では、進行性の不眠、夜間興奮、幻覚、記憶力低下などで発症し、やがて高度の記憶障害、失見当識、せん妄状態、認知症、構音障害、運動失調、ミオクローヌスを呈し、交感神経緊張状態（高体温、発汗、頻脈）が特徴的である。1年以内に高度の意識障害に陥り、呼吸不全を伴う。
× b. 歩行障害や運動障害が徐々に進行しバランスを失って転倒を頻回に起こし、末期には寝たきりとなる。発症に気づいてから寝たきりになるまでの期間は平均で4～5年程度である。初期から認知症を合併するが、判断力の低下は顕著であり、アルツハイマー型認知症と異なり記憶や見当識の障害はあっても比較的軽いのが特徴である。
× c. 四肢の筋肉が硬く強ばり、動作が緩慢になる。また、話しにくい構音障害、歩行障害、易転倒性がみられる。稀ながら手指振戦もみられる。やがて起立性低血圧、尿閉、便秘などの自律神経症状が顕著となり、小脳病変による構音や歩行の困難が進行する。明らかな知能障害はないとされているが、軽度低下する例が多い。
× d. 運動障害が起こり、転びやすいなどの症状が出現する。言葉が出にくくなったり（失語症）、片方の空間を見落としてしまう（半側空間無視）、認知症がみられる。ミオクローヌスや、ジストニアが現れる人もいる。これらの症状には初期から左右どちらかに症状が強くみられることが特徴である。この症例のような激烈な精神症状はみられない。
○ e. 初老期ないし老年期に発症し、進行性の認知機能障害に加えて、パーキンソニズムと特有の精神症状を示す変性性認知症疾患である。認知機能の低下に加えて早期より幻視や運動症状のパーキンソニズムがしばしばみられるのが特徴である。

参考文献
井関栄三編著：レビー小体型認知症-臨床と病態. 中外医学社, 2014
山田正仁他：レビー小体型認知症. 認知症テキストブック（日本認知症学会）. 2008

第3回試験 問題029 てんかんを支持する脳波所見と考えられるのはどれか、1つ選べ。

a. 瘤波
b. 3Hz棘徐波
c. 6Hz棘徐波
d. K-コンプレックス
e. 14＆6Hz陽性棘波

解答　b

解説

成人の覚醒時脳波は、基礎律動はα波が主体で、これに少量の速波が混じり、徐波はほとんど出現しない。α波は8～13Hzとされるが、ふつうは9Hz以上で、8.5Hzのα波は異常とされる。α波は通常左右対称性に出現し、振幅に20％以上、周期に10％以上の左右差があれば異常である。速波はふつう中心部、前頭部に出現するが、正常人では振幅は小さく、50μV以上のときは異常である。異常脳波はその出現様式によって非突発性異常と突発性異常とに分けられ、突発性異常波はさらに、①棘波・鋭波とその複合、②突発性律動波に分けられる。問題のb, c, eは突発性律動波にあたる。

✕ a. 睡眠脳波である。睡眠時における脳波は睡眠深度に対応して特徴的な波形を示す。その脳波的特徴から、第1段階（浅眠期）：α波消失と低振幅脳波、第2段階（軽睡眠期）：紡錘波出現、第3段階（中等睡眠期）：0.5Hz～2Hz・75μV以上の徐波が記録の50％以上出現、第4段階（深睡眠期）：前記徐波が記録の50％以上に出現、に分けられる。瘤波は頭蓋頂鋭波とも呼ばれ、第2段階へ移行する時期に出現する。

○ b. 全般性てんかんの欠神発作でみられる。発作時脳波で3Hz棘徐波を示すものは定型欠神発作と呼ばれる。突然に起こり突然に回復する数秒ないし数十秒の意識消失発作で、それまで行っていた動作を急に停止し、放心状態の表情になる。定型欠神発作は小児期、とくに5～6歳前後に発病し、女性が男性の1.5～2倍と多い。発作頻度は1日に数回～数十回あるいはそれ以上にも及ぶ。

✕ c. 正常人でも出現する。棘波の振幅が徐波に比べて目立たないので、phantom spike and waveとも呼ばれる。

✕ d. 睡眠脳波である。K-複合（K-complex）は、瘤波と紡錘波が結合したような形でみられ、音などの感覚刺激で誘発されたり、自発性に出現することもある。

✕ e. 14＆6Hz陽性棘波は正常人にもみられ、てんかん発作と特別な関係はない。3～14歳頃に多くみられる。

参考文献　大熊輝雄：現代臨床精神医学　改訂第12版．金原出版, p42-43, 134-135, 214, 2013
松下正明総編集：臨床精神医学講座9．てんかん．中山書店, p33-48, 1998

第3回試験 問題038

22歳の女性。総合支援学校高等部を卒業後、障害者枠で袋詰めの工場に就労し、まじめな勤務態度で無遅刻無欠勤を続けていたが、2か月ほど前から急に倒れてぶるぶる両手を1時間くらい震わせる発作が起こるようになり、何度か救急車で運ばれたため、現在休職中である。脳波検査時にもこの発作が出現したが、てんかん性の異常波は出現しなかった。知能指数は50前後であると前医からの申し送りがある。この症例への対応で最も適切なのはどれか、1つ選べ。

a. 離職を勧告する。
b. 認知行動療法を行う。
c. 精神分析的精神療法を行う。
d. 広域スペクトラムの抗てんかん薬の投与を行う。
e. 職場・家族環境の最近の変化について聞き取りをする。

解答　e

解説

この症例は解離性障害の可能性が最も考えられる。

解離性運動障害の一種である解離性けいれん（偽発作）はてんかん発作によく似ているが、最も明確な鑑別点は脳波異常を認めないことである。発作の持続時間も、てんかん発作では1～2分が一般的な持続時間であることに対し、解離性けいれんの場合は一般的に長く、数十分から数時間に及ぶこともある。

神経症性障害の治療の一般方針としては、①まずは環境要因のうち調整可能なものがあればできるだけ調整する。②精神療法によって内的葛藤の解消や自らに対する洞察を得させ、再発を防ぐ。③症状によっては行動療法や認知療法を行う。さらに必要に応じて抗不安薬や抗うつ薬を中心とする薬物療法を行う。

✕ a. 職場の環境が障害の原因となっていた場合、離職を勧告する前にまずは配置換えなどの調整可能な点を検討する。

✕ b. 神経症性障害に対し必要に応じて精神療法や行動療法を行う場合もあるが、まずは心理的負荷の原因を把握することが治療方針を検討する上で必要である。また、この症例は軽度精神遅滞を呈しているという点でも第一選択とならない。

✕ c. bの解説参照。

✕ d. 発作出現時に異常脳波が確認されなかったことから、てんかん発作は否定的である。

○ e. 環境調整には、まず心理的負荷の原因把握が必要である。

参考文献　大熊輝雄：現代臨床精神医学　改訂第12版．金原出版, p288-298, 2013
岡野憲一郎編：専門医のための精神臨床リュミエール20. 解離性障害．中山書店, 2009

第3回試験 問題046 正しいのはどれか、2つ選べ。

a. 特発性過眠症では情動脱力発作が特徴的である。
b. 睡眠時無呼吸症候群は中年以降の女性で最も多い。
c. レストレスレッグス症候群で日中の過眠がみられる。
d. ナルコレプシーでは短い仮眠をとっても眠気がリフレッシュしない。
e. ナルコレプシーの病態は中枢におけるオレキシン産生低下と関連する。

解答　c・e

解説

国際睡眠学会による睡眠障害国際分類では睡眠異常を不眠症、睡眠関連呼吸障害（睡眠時無呼吸症候群など）、中枢性過眠症（ナルコレプシー、特発性過眠症など）、睡眠関連運動障害（レストレスレッグス症候群など）はじめとして8の範疇に分類している。DSM-Ⅳの睡眠障害では、原発性不眠、原発性睡眠過剰、ナルコレプシー、呼吸関連睡眠障害、概日リズム睡眠障害、睡眠時随伴症に分類されている。

× a. 特発性過眠症はナルコレプシーと同様、中枢性過眠症に分類される。日中の過度の眠気を訴えるものの、ナルコレプシーにみられる情動脱力発作などの特徴的症状はみられない。短時間の仮眠で解消されない点もナルコレプシーとは異なる。

× b. 睡眠中に10秒以上持続する換気停止が繰り返して起こり、そのため不眠と昼間の眠気を生じる状態をいう。中年以降に多くみられ、男女比は約8：1で圧倒的に男性が多い。

○ c. 睡眠関連運動障害の1つである。下肢の不快な感覚が通常夕方や夜間に起こるため、入眠が妨げられ日中の眠気が生じる。

× d. 過眠症の治療の第一歩は、患者自身や周囲が「睡眠の病気」であるという認識をもつことである。非薬物療法としては、夜間睡眠の確保や規則正しい生活習慣の維持が大切で、特にナルコレプシーでは短時間（10〜30分程度）の計画的な昼寝が大変有効である。薬物療法としては、精神刺激薬としてメチルフェニデート、レム睡眠抑制薬としてクロミプラミンやSSRI、SNRIが有効である。

○ e. ナルコレプシーの患者では、視床下部の神経ホルモンオレキシン神経細胞に脱落があり、髄液中のオレキシン濃度が低下していることがわかっている。オレキシンは視床下部のヒスタミン神経系を活性化して覚醒作用を及ぼすので、オレキシン神経系の機能不全が覚醒障害を起こし、ナルコレプシー発症にかかわることが明らかになった。

参考文献
米国睡眠医学会：睡眠障害国際分類第2版. 医学書院, 2010
a. b. c. e.　大熊輝雄：現代臨床精神医学 改訂第12版. 金原出版, p303-310, 2013
d.　内山　真編：専門医のための精神臨床リュミエール 8. 精神疾患における睡眠障害の対応と治療. 中山書店, p27-28, 2009

第3回試験 問題047 中枢神経刺激剤メチルフェニデートの適応疾患はどれか、1つ選べ。

a. ナルコレプシーのみ
b. 特発性過眠症のみ
c. うつ病とナルコレプシー
d. レム睡眠行動障害とナルコレプシー
e. 睡眠相後退症候群とナルコレプシー

解答　a

解説

精神刺激薬は血液・脳関門を通過して中枢神経系、とくに大脳皮質を刺激して覚醒水準を高める。夜間睡眠を確保した後に残存する日中の眠気、居眠りに対して精神刺激薬を用いる。現在日本で用いられるのはメチルフェニデート、ペモリン、モダフィニルの3剤が中心である。精神刺激薬には一般に交感神経刺激作用があり、服用開始時には動悸、焦燥感、口渇、胃不快感、食欲抑制、頭痛などの副作用が多くみられる。特に特発性過眠症典型例では効果が限定的で副作用が多くみられ、薬物調整が難しい場合が多い。精神刺激薬は精神依存性が高く乱用されるものが少なくない。大量使用が長期に及ぶと常同行動、幻覚妄想等の異常精神現象が生じる。

日本ではリタリンとコンサータがメチルフェニデートを含む医薬品である。リタリンは乱用者の存在が社会問題となり、2008年1月から、処方可能な医療機関、医師、薬局が登録制となった。さらに原則としてICSD-2（ナルコレプシーの診断基準）に合致するナルコレプシー症例だけが処方対象となっている。診断にはMSLT（睡眠潜時反復テスト）が必要となるため、睡眠医療専門機関に紹介し治療導入を行うことが推奨されている。コンサータの適応症はADHD（注意欠陥多動性障害）であり、過去には18歳未満のADHDに限られていたが、2013年12月20日に18歳以上にも適用拡大された。

○ a. 解説の通り、ナルコレプシーのみがメチルフェニデートの適応疾患となっている。

× b. 特発性過眠症では、精神刺激薬の効果は確定的でなく、副作用が強い場合も多い。

× c. うつ病の治療にメチルフェニデートの適応はない。この選択肢はペモリンの適応疾患である。

× d. レム睡眠行動障害の治療はクロナゼパムが有効であり、第一選択薬とされている。クロナゼパムに次いでメラトニンを推奨する意見も現在では多い。

× e. 睡眠相後退症候群の治療には生活療法、時間療法、高照度光療法、薬物療法がある。内服薬としてビタミンB12、睡眠導入薬、メラトニン、SSRIが挙げられる。

参考文献
内山　真：専門医のための精神科臨床リュミエール 8. 精神疾患における睡眠障害の対応と治療. 中山書店, p28, 95-99, 126-129, 2009
加藤正明他編：新版精神医学事典. 弘文堂, 1993

第3回試験 問題058

認知症における診断と検査の関係で関連の乏しいのはどれか、1つ選べ。

a. 血管性認知症 ─ 頭部MRI
b. 前頭側頭型認知症 ─ 髄液検査
c. クロイツフェルト・ヤコブ病 ─ 脳波
d. レビー小体型認知症 ─ MIBG心筋シンチグラフィー
e. アルツハイマー型認知症 ─ シングルフォトンエミッションCT（SPECT）

解答 b

解説

○ a. 血管性認知症は広範囲の脳梗塞や多発性脳梗塞等により認知機能が障害され、認知症を呈する。頻度は、全認知症中の20～30％を占める。認知機能が段階的に低下するのが特徴的である。病巣を確認するために頭部MRIは有用である。

× b. 前頭側頭型認知症は人格変化や行動異常に特徴づけられる症候群である。診断は人格変化、行動異常、限局性の前頭・側頭葉萎縮を特徴とする、臨床所見や画像所見による。「認知症疾患治療ガイドライン2010」によると前頭側頭型認知症では髄液中の総タウ蛋白量が上昇する場合があるといわれているが、他の選択肢と比較すると最も関連が乏しい。

○ c. クロイツフェルト・ヤコブ病は脳内の正常プリオン蛋白が異常プリオン蛋白に変性し、蓄積して発症すると考えられている。急速に進行する認知機能低下や四肢のミオクローヌスが出現する。頭部MRIで大脳の進行性萎縮、拡散強調像で基底核や大脳皮質に高信号域が認められる。脳波で高振幅鋭波を伴う周期性同期性放電（PSD）が認められる。

○ d. レビー小体型認知症は進行性の認知機能障害とともに幻視などの特有の精神症状とパーキンソニズムを呈する神経変性疾患である。アルツハイマー型認知症、血管性認知症とともに3大認知症の1つである。検査ではSPECT、PETにて後頭葉の血流低下がみられるほか、MIBG心筋シンチグラフィーで取り込み低下がみられることが特徴的である。

○ e. アルツハイマー型認知症は記憶障害を主体とし、病理学的に大脳の全般的な萎縮、組織学的に老人斑、神経原線維変化を特徴とする神経変性疾患で、認知症の中で最も多い。64歳以下で発病した場合をアルツハイマー病、65歳以上で発病した場合をアルツハイマー型老年認知症と分けることがあり、総称がアルツハイマー型認知症となる。頭部CT、MRIで脳萎縮が確認され、とくにMRIでは冠状断で海馬周辺の萎縮が特徴である。また、SPECT検査で早期に両側頭頂・後頭葉の血流低下がみられる。

参考文献
杉本恒明他編：内科学. 朝倉書店, p1728, 1770, 1782, 1786, 1816, 2007
日本神経学会監：認知症疾患治療ガイドライン2010. 医学書院, p61, 2010

第3回試験 問題059

原発性不眠症の患者に対する生活指導として正しいのはどれか、1つ選べ。

a. 夕方に仮眠をとるように指導する
b. なるべく早く就寝するように指導する。
c. できるだけ朝寝坊をするように指導する。
d. アルコールは就寝直前に摂取するように指導する。
e. 寝床で読書やテレビ・ラジオの視聴をしないように指導する。

解答 e

解説

入眠障害はいわゆる「寝つきが悪い」という症状であり、一般的に眠るまでに30分以上を要し、それを本人が苦痛と感じていれば入眠障害である。熟眠障害は、一定の睡眠時間は確保できているものの、熟睡できた感覚がなく、心身の疲労を回復できない。

不眠症とは毎晩の睡眠時間の長短に関わらず、当人が睡眠に対する不足感を訴え、身体的、精神的、社会的に支障が生じている状態をいう。原発性不眠症とは、うつ病などの精神疾患や身体疾患に伴って生じる二次性不眠症以外の不眠症である。原発性不眠症のうち精神生理性不眠症における治療について以下に示す。

睡眠衛生教育とは、睡眠に関する外的環境要因や睡眠にかかわる生活習慣（睡眠衛生）を指導することである。よりよい睡眠をとるための睡眠障害対処指針としては以下のものがある。①睡眠時間は人それぞれであり、日中の眠気で困らなければ十分、②刺激物を避け、寝る前には自分なりのリラックス法を工夫、③眠たくなってから床に就く、就床時刻にこだわりすぎない、④同じ時刻に毎日起床、⑤光の利用でよい睡眠をとる、⑥規則正しい3度の食事、規則的な運動習慣を身につける、⑦昼寝をするなら、15時前の20～30分、⑧眠りが浅い時は、むしろ積極的に遅寝・早起き、⑨睡眠中の激しいイビキ・呼吸停止や足のぴくつき・むずむず感は要注意、⑩十分眠っても日中の眠気が強い時は専門医に相談、⑪睡眠薬の代わりに寝酒は不眠のもと、⑫睡眠薬は医師の指示で正しく使えば安全である。

× a. 夕方以降の昼寝は夜の睡眠に悪影響である。
× b. 眠りが浅い時は、むしろ積極的に遅寝・早起きを促す。
× c. 早寝早起きではなく、早起きが早寝に通じる。
× d. 睡眠薬代わりの寝酒は、深い睡眠を減らし、夜中に目覚める原因となる。
○ e. 就寝前に軽い読書、音楽、ぬるめの入浴などの自分なりのリラックス法を指導する。

参考文献
杉田義郎：原発性不眠症. 臨床精神医学, 39(5)：547-554, 2010
内山 真編：睡眠障害の対応と治療ガイドライン. じほう, 2002

症状性を含む器質性精神障害・睡眠障害・てんかん

第3回試験 問題068　老年期にみられる症候、症状群で少ないのはどれか、2つ選べ。

a. 体感幻覚症
b. 二重見当識
c. 物盗られ妄想
d. 皮膚寄生虫妄想
e. クリューヴァー・ビューシー症候群

解答　a・b

解説

✕ a. 体感幻覚は、実際にはありえない身体や諸臓器における異常感覚である。例えば、脳が燃えるような知覚、血管の中を虫が騒ぐような感覚、骨が切られるような感覚などである。身体の歪みを感ずる場合もある。統合失調症等でよくみられる異常体感の症状であるが、老年期には皮膚寄生虫妄想や口腔などにおける幻覚がみられる。

✕ b. 現実の世界と病的体験による世界とが混同して、2つの異なった世界にいることに何ら矛盾を感じていない。また、1つの事象に関して妄想的な解釈と現実的な認識が並存する場合もある。統合失調症にみられる症状であり、妄想的な世界の方がはるかに楽と感じている時期もあり、慢性化するとこの2つの世界で矛盾なく生活できるようになる。

◯ c. 認知症の行動・心理症状（BPSD）としてよくみられる症状である。アルツハイマー病では血管性認知症やレビー小体型認知症よりも頻度が高くみられる。自分の身の回りの物、金銭等が手元にないと盗られた感じが惹起され、妄想的に発展する。盗ったのは身近にいる人と確信するためにトラブルが多い。なくなった物が出てきても盗られ感を修正することはない。

◯ d. 実際にはいないのに「虫が皮膚に寄生している」と確信する妄想性の病態であり、人格の崩れは認められない。好発年齢は初老期から老年期にかけてである。むずむずする、虫が刺す、かゆいなどの異常感覚がみられ、寄生虫が住みついたと確信する。Ekbom syndromeともいわれる。

◯ e. サルの実験から得られた症候群で、両側側頭葉内側部の切除によって起きる。精神盲、口唇傾向、視覚刺激に対する強い反応、情動的行動や性行動や食餌行動に変化をみる。ヒトではピック病やヘルペス脳炎後遺症等でみられ、性欲動の亢進、口唇傾向（強迫的に舐めたり噛んだりし、口に物をもっていこうとする行為）、食物の嗜好変化がみられる。

参考文献
井上令一他監訳：カプラン臨床精神医学テキスト 第2版. メディカル・サイエンス・インターナショナル, p372, 537, 743, 809, 2004
日本神経学会監：認知症疾患治療ガイドライン2010コンパクト版2012. 医学書院, p22, 2012
立山萬里：体感異常；皮膚寄生虫妄想. 老年精神医学雑誌, 15 (3): 294-298, 2004

第3回試験 問題069　レストレスレッグス症候群について正しいのはどれか、1つ選べ。

a. 知覚鈍麻を伴う。
b. 早朝に増悪する。
c. 加齢とともに軽快する。
d. 男性に比べて女性に多い。
e. 脚を動かすことで悪化する。

解答　d

解説

レストレスレッグス症候群はむずむず脚症候群とも呼ばれ、脚を中心に不快な感覚が起こる慢性疾患である。生命に直結する疾患ではないが、慢性的な睡眠不足により日中の生活機能が大きく損なわれることがある。本疾患を的確に診断・治療することは患者のQOL向上を図る上で重要である。

International Restless Legs Study Groupによる診断基準は、①むずむず感や火照り感、あるいは痛みなどの不快な下肢の異常感覚が原因で、足を動かしたいという強い欲求が起こる、②この異常感覚が、日中でもじっと座っていたり、臥床していたり、夜間の睡眠のために横になってじっとしていると発現したり、あるいはひどくなる、③この異常感覚は、脚を動かしたり、立って歩いたりなどの運動によって改善する、④この異常感覚は、日中よりも、夕方から夜間にかけて増強する。

様々な身体疾患に併発する症候性と、とくに誘因なく生ずる特発性に分類され、前者は約20％、後者は80％と推測されている。原因はドパミン作動性経路の障害と鉄代謝の異常が注目されている。鉄欠乏、腎不全、妊娠、末梢神経障害、抗うつ薬や抗精神病薬の使用が原因となる場合がある。治療は薬物療法と非薬物療法がある。薬物療法では、ドパミンアゴニスト、L-ドーパ、オピオイド、ベンゾジアゼピンが効果を認めている。

✕ a. むずむずするような異常知覚を呈するが、知覚鈍麻がみられるわけではない。

✕ b. 病気の初期には夕方や夜間に症状が増悪する。進行すると昼間に症状が出現するようになる。早朝に増悪するわけではない。

✕ c. 加齢とともに有病率は上昇する。どの年齢でも発症しうるが、一般に成人期に発症しゆっくりと病態が進行する。

◯ d. 性差に関しては報告により差はあるが、女性の方が多いとする報告がある。

✕ e. 患者は脚を叩く、さする、寝返りを繰り返すなどして脚の不快感を軽くする。重症になるとじっとしていられず歩き回ることがある。

参考文献
井上雄一他：レストレスレッグス症候群（RLS）. アルタ出版, 2008
松下正明総編集：精神医学キーワード事典. 中山書店, p297, 2011

第3回試験 問題077 関連のない組み合わせはどれか、1つ選べ。

a. 重複記憶錯誤 ─ 前頭葉症状群
b. 音楽性幻聴 ─ シャルル・ボネ症候群
c. 同居人妄想 ─ アルツハイマー型認知症
d. コルサコフ症候群 ─ アルコール依存症
e. カプグラ症候群 ─ レビー小体型認知症

解答　b

解説

○ a. 前頭葉に損傷を受けても、海馬を中心とした側頭葉内側部の損傷でみられる記憶障害は生じないが、情報をいつ、どこで、どのような順序で得たのかという記憶に関しては障害がみられる。重複記憶錯誤はピックが追想障害の一種として記載したもので、自分に密接に関連した事物、事柄が複数存在すると実感する。前頭葉症状群の1つであるという根拠はない。

× b. シャルル・ボネ症候群（Charles-Bonne syndrome）は、意識は清明下で精神疾患のない健常高齢者に幻視が体験される現象である。原典では高度な視覚障害を有する例にみられた幻視であったが、必ずしも視覚障害の程度は問わない。診断基準は確立していないが、複雑幻視の存在、幻視に対する病識の存在、他の幻覚や妄想がないと考えられている。

○ c. 認知症でみられる妄想は、関係妄想群（被害、盗害、迫害など）や心気妄想が多い。誤認もよくみられ、人物や場所の誤認、物体誤認、カプグラ症状、フレゴリ症状、相互変身症候群、重複記憶錯誤、幻の同居人、鏡誤認など、妄想的色彩を伴う誤認が多く存在する。同居人妄想は幻の同居人ともいわれ、錯覚あるいは誤認を基盤とした症状であり、妄想とはいえない。アルツハイマー型認知症やレビー小体型認知症でみられる。

○ d. コルサコフ症候群は記銘減弱、追想障害、見当識障害、作話をきたす。アルコール依存症に由来するビタミンB1（チアミン）欠乏が主な原因とされる。チアミンが不足すると昏睡まで様々な程度の意識障害、眼球運動障害、小脳失調を主徴とするウェルニッケ脳症を発症し、チアミンを大量に点滴することで回復を期待できる場合があるが、コルサコフ症候群が残遺する。

○ e. カプグラ症候群（Capgras syndrome）とは、家族などよく知った人物をその人に瓜二つだが実際は偽物だという妄想を訴えるもので、人物誤認症候群の1つと考えられる。レビー小体型認知症では人物誤認や錯覚によって錯乱がしばしば生ずる。

参考文献
加藤正明編：新版精神医学事典．弘文堂，p344, 1993
濱田秀伯：精神症候学 第2版．弘文堂，p189, 269-270, 376-377, 2009

第3回試験 問題078 抗てんかん薬について誤っているのはどれか、2つ選べ。

a. カルバマゼピンの血中濃度には大きな個体差がある。
b. フェニトインの服薬量と血中濃度は比例的に相関する。
c. フェノバルビタールは定常状態に達するまで2～3週間要する。
d. カルバマゼピンとの併用で、バルプロ酸の血中濃度は上昇する。
e. バルプロ酸は服薬量が増加すると血中濃度の上昇率が鈍化する。

解答　b・d

解説

てんかんの薬物治療は抗てんかん薬の単剤投与から始めることが推奨される。抗てんかん薬は発作型に合わせて選択し、各薬剤の有効血中濃度を指標に投与するのが原則である。

○ a. カルバマゼピンの血中濃度は通常4～8μgが適当範囲である。カルバマゼピンに即効性はなく、効き始めるまでに1週間～数週間かかる。定期的に血中濃度を測り治療有効域と中毒域を見極め維持量を決める。維持量に達した後、自身の代謝を促進する酵素誘導がみられるようになるので用量や投与間隔の調節が必要となる。

× b. 本剤は非線形薬物動態、つまり、投与量と血中濃度に直線的な経過を示さず、ある時点で急速に血中濃度が高まることがある。増量する場合には血中濃度の急速な上昇に留意すべきである。副作用として歯肉増殖、多毛症、注意力・集中力・反射運動能力の低下、中毒性表皮壊死症、Stevens-Johnson症候群、SLE様症状、無顆粒球症・血小板減少・赤芽球性貧血などの血液障害、胎児フェニトイン症候群（口蓋裂、口唇裂、心奇形）などがある。

○ c. フェノバルビタールは半減期が長く、通常12～21日で定常状態に達する。

× d. カルバマゼピンとの併用で、フェニトインの血中濃度は上昇し、バルプロ酸の血中濃度は低下することが知られている。

○ e. 本剤の生体内動態は直線的で、体重当たりで用量を決める。しかし、バルプロ酸は約90％が蛋白と結合しており、蛋白結合は薬物血漿濃度により変化し、血漿濃度が増加すると遊離型が増加する。本邦における治療上有効な血中濃度は40～120μg/mLであり、毒性域は一般に200μg/mL以上とされている。血中濃度と副作用のリスク域値は明確でなく、昏睡、せん妄は多くの場合100μg/mLであるが、吐き気、嘔吐、傾眠、めまい、運動失調などの副作用は治療濃度域でも発現する可能性があるため、注意は常に必要である。

参考文献
日本神経学会監：てんかん治療ガイドライン2010．医学書院, 2010
松浦雅人訳：てんかんハンドブック．メディカル・サイエンス・インターナショナル, 2004
山口登他：こころの治療薬ハンドブック第6版．星和書店, 2010

第3回試験 問題086 正しいのはどれか、2つ選べ。

a. 加齢とともに嫉妬妄想が増える。
b. 加齢とともに深いノンレム睡眠が減少する。
c. 本邦では認知症は血管性認知症が一番多い。
d. 後期高齢者では自殺者数の男女差は目立たない。
e. 加齢とともにアルツハイマー型認知症は男性の方が多くなる。

解答　a・b

解説

わが国の平均寿命は世界でも最高水準となった。高齢期は今や誰もが迎えると言ってよい時代となっており、また、高齢者となってからの人生も長い。老年期は喪失の時代と言われ、①自己像の喪失、②感覚器の喪失、③社会的存在の喪失、④家庭における喪失、⑤人間関係の喪失、⑥精神資産の喪失などが指摘されている。これらの喪失体験は高齢者に様々な健康面での障害を誘発する。

○ a. 加齢に伴う精神機能の衰退、性機能を含む身体的な諸能力の衰え、社会心理的状況の変化により病的嫉妬形成の素地が準備されると考えられている。加齢に伴って認知機能が低下してからの嫉妬妄想は暴力行為に及ぶことがあり、注意を要する。

○ b. 健常成人では約90分間のレム・ノンレム睡眠の1セットを一晩で5～6回繰り返す。中高年期の睡眠は加齢とともに進行する質の劣化が特徴である。睡眠時刻のずれ、深いノンレム睡眠の減少、中途覚醒の増加による分断化、昼寝や居眠りが出現するようになる。

× c. 認知症の主なものにアルツハイマー型認知症、血管性認知症、レビー小体型認知症があるが、最も頻度が高いのはアルツハイマー型認知症で、認知症全体の40～60％を占める。血管性認知症の有病率や罹患率は治療法や予防法の進歩に伴い年々減少する傾向にあるが、アルツハイマー型認知症は確実に増加している。

× d. 年齢別自殺者の割合は男性が50代を中心に40～60代に多いのに対し、女性は60代を中心に50～70代といった中高年や高齢者に多くなるのが特徴である。

× e. アルツハイマー型認知症の発症原因は未だに明らかになっていないが、年齢、家族歴、ApoEのe4などの遺伝子型などが危険因子といわれている。アルツハイマー型認知症は女性に多くみられ、男性の2～3倍にのぼるとされている。これは女性の寿命が長いためであり、性による医学的な違いではないとされている。

参考文献
日本精神神経学会訳：アルツハイマー病と老年期の痴呆（米国精神医学会治療ガイドライン）．医学書院，1999
厚生労働省：患者調査の概況．2008（http://www.mhlw.go.jp/toukei/saikin/hw/kanja/08/）

第3回試験 問題087 誤っているのはどれか、1つ選べ。

a. 汎下垂体機能不全は出産時にも起きる。
b. 肝脳疾患は脳波で周期性同期性放電がみられる。
c. インターフェロンによる精神障害はうつ状態が最も多い。
d. 副腎皮質ホルモン剤による精神障害は躁状態が最も多い。
e. 思春期の甲状腺機能低下症は統合失調症との鑑別が必要である。

解答　b

解説

身体疾患に伴う精神障害、または、身体疾患の治療に使用される薬物に起因する精神障害はしばしば認められ、精神科以外の医師からコンサルトされる機会が多い。いずれにしても基礎疾患の治癒とともに消退することが多いが、重症の場合には認知症などの欠陥状態が残遺し、非可逆的な脳器質障害が起こる。薬物による精神障害では原因薬の減量、中止が考えられるが、困難な場合も多く、身体科の主治医との緊密な連携が必要となる。

○ a. 出産時の大出血やショック、血管塞栓等によって下垂体前葉の壊死が起きた場合に副腎皮質、甲状腺、性腺などの機能低下が出現する。この病態では、乳汁分泌障害、月経閉止、腋下・恥毛の消失、寒冷過敏症などとともに気分障害なども生ずる。これはシーハン症候群と呼ばれている。

× b. 肝脳疾患では意識障害に伴って特殊な脳波（三相波）が出現する。一般に臨床的意識障害の深さよりも脳波の徐波化の程度が強い傾向にある。周期性同期性放電はクロイツフェルト・ヤコブ病に代表されるプリオン病で出現する。

○ c. C型肝炎のインターフェロン治療による精神障害は、約30～40％に起こるといわれている。インターフェロン開始時に急性症状として発熱、不安、不眠などを起こすことがあるが、間もなく消失する。抑うつ状態は治療開始後数週間以内に起こることが多い。

○ d. 副腎皮質ホルモン剤による精神障害は、躁状態が最も多く、ごく軽い躁状態は注意してみるとかなりの頻度で認められる。うつ状態を呈する場合も多い。稀ながら意識障害や幻覚妄想をみる。原疾患に起因する精神障害もあるので身体症状の十分な観察が必要である。

○ e. 精神活動の不活発化が前景に立つ例では、思春期には統合失調症、とくに破瓜病と、成年期には心気症、うつ病との鑑別が必要である。急性の甲状腺機能低下状態では意識障害、錯乱などの外因反応型を呈する場合がある。

参考文献
大熊輝雄：現代臨床精神医学　改訂第12版．金原出版，p201-208，262，2013
加藤正明編：新版精神医学事典．弘文堂，1993

第3回試験 問題098　幻覚について誤っているのはどれか、2つ選べ。

a. せん妄では幻聴に比して幻視が多い。
b. アルコール幻覚症は主に幻聴である。
c. 皮膚・粘膜の異常感覚としての体感幻覚は思春期に多い。
d. 老年期の実体的意識性の幻覚は統合失調症で多くみられる。
e. レビー小体型認知症ではありありと見える幻視が特徴である。

解答　c・d

解説

　幻覚は実際には存在しない対象を存在するかのように知覚するもので種々の疾患に伴って症状性に出現することがある。幻覚は感覚の種類により幻視、幻聴、幻触、幻嗅、幻味、体感幻覚などに分類されるが、どの幻覚が出現するかは基礎疾患や患者の年齢などによる差異がある。

○ a. せん妄は、意識混濁、錯覚、幻覚、精神運動興奮などを伴った意識障害の代表的な病態である。場面性の高い幻視が現れては消え、患者は夢と現実の区別がつかなくなり、周りの出来事を妄想的に曲解し、不安、恐怖、怒りの情動不安定さがみられる。

○ b. 振戦せん妄よりも頻度ははるかに低いが、ほぼ清明な意識のもとに幻聴を主とする幻覚症が急性あるいは亜急性に出現し、一部が慢性化する。大量飲酒時に起こり、幻聴の内容は患者の行動を非難、批判するなどの被害的なものが多い。まれに錯視、幻視も出現する。

× c. 皮膚寄生虫妄想は老年期に多い。実際にはいないのに「虫が皮膚に寄生している」と確信する妄想性の病態であり、人格の崩れは認められない。好発年齢は初老期から老年期であり、むずむずする、虫が刺す、かゆいなどの異常感覚がみられ、寄生虫が住みついたと確信する。Ekbom syndromeともいわれる。

× d. 実体的意識性の幻覚様体験は若年期から老年期まで幅広くみられるが、老年期ではむしろ認知症の症状としてみられる。例えばアルツハイマー型認知症やレビー小体型認知症（DLB）では幻の同居人といって自分の家に他人が住み込んでいると実感する。またそこに誰かがいると信じて疑わない場合に人の気配を身近にありありと実感することである。

○ e. DLBの臨床症状の特徴は認知症、パーキンソン症候群、幻視を伴う精神病状態、激しい認知機能レベルの変動などである。幻視はありありと見えるとされており、「現実的で詳細な内容で、繰り返し現れる幻視」としてDLBの臨床診断基準ガイドライン（改訂版）にも中核症状として挙げられている。

参考文献
大熊輝雄：現代臨床精神医学 改訂第12版．金原出版，p88, 176-177, 246, 433, 2013
濱田秀伯：精神症候学 第2版．弘文堂，p227, 2009

第3回試験 問題099　全身性エリテマトーデス（SLE）の精神障害について誤っているのはどれか、2つ選べ。

a. 画像所見では特異的なものはない。
b. 男女比では明らかに男性の方が多い。
c. 慢性型でも認知症を呈することはない。
d. 精神症状の改善に副腎皮質ホルモン剤も使われる。
e. SLEと診断されてから約4割が1年以内に発症する。

解答　b・c

解説

　全身性エリテマトーデス（SLE）は全身臓器に原因不明の炎症が起こる自己免疫疾患の1つであり、発疹や紅斑性狼瘡などの皮膚症状が前景に立つが、精神神経症状の出現をみることもある。

　男女比はほぼ1：10であり、女性に圧倒的に多く比較的若い年齢層に頻発する。治療にはほとんどの例で副腎皮質ホルモンが使われており、SLEに伴う精神症状は副腎皮質ホルモンによって修飾されている場合も多い。SLEによる精神症状はループス精神病と呼称される。ほぼ半数はせん妄型であり、約20％はうつ状態型（躁状態は稀）であり、さらに約20％はステロイドによる影響も考慮しなくてはいけない精神病像型である。せん妄型は主として意識混濁やもうろう状態の意識障害を呈する。発症は急で、神経症状を伴うことが多い。意識障害を伴わずに内因性精神病類似の病像を呈する例では急性の幻覚妄想状態や昏迷状態などの精神病性興奮、躁状態、うつ状態、児戯的な性格変化や退行様状態などの精神症状を呈する。発症は比較的緩徐で経過が長い。神経症状の合併は少なく、脳器質性変化や、臨床的に認知症に至ることは稀である。

○ a. 画像所見では特異的なものはない。特異的な初見というのは何かしらの特徴がSLEを規定するものであるが、脳では萎縮を呈したり、梗塞、出血のような血管性の局所病変を呈することは稀である。

× b. SLEの発症自体が女性に圧倒的に多いので、明らかな間違いである。

× c. 解説で述べたように、慢性経過を辿る型でも認知症の発症は稀にある点は留意すべきである。

○ d. 意識障害を呈する型ではステロイドが有効な場合が多いが、精神病型ではあまり有効でないといわれている。

○ e. 文献によって頻度はまちまちであるが、2009年に発表された欧州リウマチ学会（EULAR）のリコメンデーションでは40〜50％とされている。

参考文献
大熊輝雄：現代臨床精神医学 改訂第12版．金原出版，p206, 212, 2013
天野直二：全身性エリテマトーデス（SLE）の精神症状に対する治療上のポイント．精神科治療学，28（1）：73-77, 2013

第3回 試験 問題 110

53歳の男性。ほぼ30年間にわたって毎日のように飲酒してきた。この数年間はろくに食事もせずに飲酒した。最近になって下痢や嘔吐などの胃腸障害が頻回に起きるようになった。1週間前に感冒に罹患し、それを契機に嘔吐が頻回となり、意識に混濁がみられた。意識混濁以外に特記すべき神経学的所見はなかった。

1) この症例について、補液する場合に優先的に留意すべき病態はどれか、1つ選べ。
a. 脳浮腫
b. 悪性症候群
c. 再栄養症候群
d. セロトニン症候群
e. 橋中心髄鞘融解症（中心橋髄鞘融解症を訂正）

解答　e

2) この症例に対する治療で誤っているのはどれか、2つ選べ。
a. 適量の補液を行う。
b. ビタミンAの補充療法を十分に行う。
c. ベンゾジアゼピン系薬剤を使用する。
d. ビタミンB群の補充療法を十分に行う。
e. 一時的に少量のアルコールを飲用させる。

解答　b・e

解説 1)

アルコール依存症患者が、身体的な症状を呈して受診した際の対応を問われている。脳器質的な評価を必ず行った上で、まずは適量の補液による脱水や電解質異常の補正といった身体的な救命処置を行う必要がある。実際の診療現場ではセロトニン症候群や悪性症候群を引き起こすような向精神薬の使用の有無については、情報が不十分なことも多い。このような症候群の可能性も否定せずに診療を行う必要がある。アルコール依存症にみられがちな急激に発症する病態は低ナトリウム血症なので、それと関連あるものを選択する。

× a. 何らかの形、あるいは何らかの程度で脳浮腫はみられ、意識障害を惹起する可能性はあるが、特記すべき神経症状がないこともあってb、c、d、eよりも優先順位は低い。
× b. 悪性症候群を呈する可能性がある薬物の内服についてこの症例では指摘がないため、優先的に留意すべき病態ではないと判断される。
× c. 低栄養状態が続いたものと予想されるため、再栄養を行う際には低リン血症、低マグネシウム血症に十分留意する必要があるが、通常は脱水の補正が優先される。神経性食思不振症の場合に補液により高度の再栄養症候群を惹起するが、アルコール依存者ではeの発症の方が多い。
× d. セロトニン症候群を呈する可能性がある薬物、抗うつ薬の内服について特に指摘がないため、この症例では優先的に留意すべき病態ではない。
○ e. 脱水や下痢、嘔吐による低ナトリウム血症による意識障害が疑われる。橋中心髄鞘融解症は低ナトリウム血症に不適切な高張食塩水の輸液を行ったときに出現しやすい。低ナトリウムの補正に伴い、いったん意識レベルは回復するが、1～数日後に再び意識レベルが低下し、嚥下障害、四肢の運動障害、けいれん、呼吸障害などが出現する。病理学的には橋の中心部に脱髄所見を認める。頭部MRIで所見を認めることが多い。ナトリウムの補正は緩徐に行う必要がある。

参考文献　中野今治：橋中心髄鞘崩壊症. Brain Med, 17：173-177, 2005

解説 2)

アルコール多飲者の入院に伴い、アルコール摂取から離脱する場合の治療上の注意点を問われている。アルコール依存症患者では身体的なアンバランスを十分に考慮すべきである。まず肝機能障害の程度、電解質バランス、そして腎や心機能を評価する。アルコールの連用によって脱水傾向になっている場合がほとんどである。そのために補液を行うが、前述のように電解質の補正は緩徐に行う。次に栄養状態の改善である。これも時間をかけて行う必要がある。血漿内の蛋白量の低下は必発であり、肝障害を考えると高蛋白の栄養確保も必要になるが、腎機能との兼ね合いも検討する。また、この症例は明らかにアルコール離脱症候群を惹起している。ここで最も恐れるべき病態はウェルニッケ脳症、コルサコフ症候群である。ウェルニッケ・コルサコフ症候群と並び称されるほど関連が深く、ウェルニッケ脳症は脳での病理所見を明示し、コルサコフ症候群は臨床症状を詳述している。この症候群を避けるためにはどのような処置を施すべきかを認識しておく必要がある。

○ a. 適量の補液を行い、電解質の補正や栄養の確保を行うべきである。その際に電解質の補正には十分に留意する。
× b. ビタミンA欠乏症は夜盲症や角膜乾燥症などを引き起こす。アルコール多飲で不足するビタミンはB1、B2などのビタミンB群や、ビタミンC、ニコチン酸などである。
○ c. アルコール離脱症状を予防するためにエタノールと交叉耐性のあるベンゾジアゼピン系薬物の投与を行うことがある。離脱症状が起きている時には慎重投与が必要である。
○ d. ウェルニッケ脳症はニコチン酸やビタミンB1の持続的欠乏により起こるものと考えられている。低栄養状態が続いた患者では、予防のためにビタミンB群を十分投与する必要がある。発症時においても早期に診断してビタミンを補給すると回復を期待できる場合がある。
× e. アルコール離脱症候群の治療や予防としてのアルコール飲用は一般的には行われない。

参考文献　大熊輝雄：現代臨床精神医学 改訂第12版. 金原出版, p88, 176-177, 239-250, 424, 2013

野村総一郎監：精神科身体合併症マニュアル. 医学書院, p341-348, 2008

第1回試験 問題070

境界性パーソナリティ障害について正しいのはどれか、1つ選べ。

a. 投影同一化のメカニズムは目立たない。
b. 遺伝的な基盤は認められていない。
c. 身体化障害との併存が認められる。
d. 発症頻度は女性が男性の10倍である。
e. 自己破壊行動の背景には5-ヒドロキシインドール酢酸（5-HIAA）の高値がみられる。

解答　c

解説

✗ a. 境界性パーソナリティ障害において前景に立つ防衛メカニズムはスプリッティングと投影同一化である。投影同一化はこころのなかの体験を投影するだけでなく、その体験が受け手に同一化されるような対人圧力を伴うメカニズムである。例えば、治療者がしだいに患者の悪い親と同一化して、患者に批判的になるなどの現象が生じる。

✗ b. パーソナリティ障害においてはどのような類型においても、遺伝的負因の存在を否定する根拠はない。たしかに境界性パーソナリティ障害においては早期の分離や剥奪、虐待といった心的外傷の頻度は高い。しかし、遺伝的な要因を否定することは難しく、生得的な脆弱性の存在は否定できない。

○ c. 身体化障害はアルコール依存、大うつ病、パニック障害、摂食障害などと並んで、境界性パーソナリティ障害に併存しやすい。身体化障害においては少なくとも50％の患者に併存する精神障害があり、パーソナリティ障害はその主要な部分を占める。一般人口に比べて、身体化障害患者に併存が多くない病態は双極性障害と物質乱用の2つである。

✗ d. 境界性パーソナリティ障害は女性に多い障害であることは事実であるが、せいぜい男性の2～3倍の頻度であるにすぎない。

✗ e. 脳脊髄液中の5-ヒドロキシインドール酢酸はセロトニン代謝産物であり、自殺企図者、自傷行為をする患者、衝動的攻撃的な患者などで活性の低値がみられる。これは患者の精神障害の診断にあまりよらないので、状態に依存した（state-dependent）特徴であると考えられる。

参考文献
a. b. c. d. e. 井上令一他監訳：カプラン臨床精神医学テキスト 第2版. メディカル・サイエンス・インターナショナル, 2004
b. 大熊輝雄：現代臨床精神医学 改訂第12版. 金原出版, 2013

第1回試験 問題072

パーソナリティ障害について正しいのはどれか、2つ選べ。

a. 薬物療法は役に立たない。
b. 成人の1％程度存在する。
c. 治療者はさまざまな感情を強くかきたてられやすい。
d. 自分の人格に深く悩んで、なんとかしたいという動機付けが強い。
e. 精神科医療への受診動機は、不眠や抑うつなどの症状であることが多い。

解答　c・e

解説

✗ a. パーソナリティ障害そのものを薬物療法によって変化させることは原則的に難しいと考えてよい。しかし、パーソナリティ障害患者が訴える様々な症状、例えば不眠、不安、抑うつなどに薬物は効果をもつ。また薬物によって不安や緊張を減少させることが治療関係の安定につながることも重要である。

✗ b. パーソナリティ障害の有病率は13～23％、8人ないし5人に1人出現する、きわめてありふれた障害である。精神科以外の領域を含むすべての医療領域、福祉領域の利用者や犯罪者など行政処分の対象者においては、これ以上の頻度で存在することはいうまでもなく、臨床家は常にこの障害の存在に気を配らねばならない。

○ c. パーソナリティ障害患者との臨床では、しばしば患者と面接する専門家に強い感情がかきたてられる。とりわけ、クラスターBの患者は、不安、怒り、救済したいという強い願望、性愛的感情、無力感、空虚感といった情緒を治療者側に生みだしやすい。力動的には、スプリッティングと投影同一化の結果であり、1つのコミュニケーションであるともみなせる。

✗ d. パーソナリティ障害の患者の多くは自己の情緒や自己と他者との関係性を認識することに障害を抱えている。彼らの社会的な不適応はそうした自己内省力の乏しさに起因する。したがって、彼らはパーソナリティ障害そのものよりも、それによって生じる対人関係や症状に悩んでいる。

○ e. dにあるように、パーソナリティ障害患者は自らのパーソナリティの問題自体を悩んでいないので、それを変化させようとして医療を利用することは少ない。パーソナリティ障害の結果の不適応に起因する不安や抑うつといった精神症状をよくしたいと考えて受診することが多い。

参考文献
a. c. d. e. 井上令一他監訳：カプラン臨床精神医学テキスト 第2版. メディカル・サイエンス・インターナショナル, 2004
a. b. 大熊輝雄：現代臨床精神医学 改訂第12版. 金原出版, 2013

第1回試験 問題084 境界性パーソナリティ障害について正しいのはどれか、1つ選べ。

a. 人口の0.2％程度存在する。
b. 40歳までに半数以上の患者は自然の改善がみられる。
c. 診断されて10年以内に、3％程度の患者が自殺を完遂する。
d. 歴史的に「境界」という言葉は、正常と異常の境界という意味で名づけられた。
e. ウエクスラー成人知能検査（WAIS-Ⅲ）よりもロールシャッハ・テストにおいて、認知や判断の機能が上昇する。

解答　b

解説

✗ a. 境界性パーソナリティ障害の有病率は人口の1〜2％であると考えられている。少なくともアメリカではそうである。日本での有病率研究はないが、アメリカの5分の1や10分の1ということは考えにくい。これは例えば統合失調症や双極性障害よりも大きい。すなわちこの障害があまり稀な障害ではないことを示唆している。

○ b. いくつかの大規模なフォローアップスタディで、40歳までに過半数の患者に診断基準を満たさなくなる程度の改善がみられることが明らかになっている。行動上の激しい問題、衝動コントロールの問題といった、より外側の行動に出やすい症状がよくなり、抑うつや空虚感といった症状が改善しにくい。

✗ c. 境界性パーソナリティ障害の自殺率は8〜10％程度という研究が多い。この障害がかなり深刻で致命的なものであることをうかがわせるものである。ほとんどの患者が自殺念慮を頻繁に訴え、しかもその訴え方が治療者側の注意をひくためのものにみえるために、重視されないことが起きやすい。

✗ d. 境界（borderline）という言葉は、力動精神医学が全盛であったアメリカで、精神分析可能である神経症と不可能である精神病との境界域にある病態という意味で名付けられた。神経症だと思って分析治療をすると退行して自己破壊的行動を示したり、精神病エピソードを出現したりする、一群の患者の存在は1940年代から徐々に着目されていた。

✗ e. 境界性パーソナリティ障害の患者は情動的負荷によって認知や判断の機能が大幅に下がってしまう。WAISのような知能検査よりもロールシャッハのような投影的な検査は患者の不安を高め、何を試されているのかについての猜疑も強めるため、患者はその情動的負荷によって退行し、本来の認知判断機能を発揮できない状態に陥る。

参考文献
a.d.e. 井上令一他監訳：カプラン臨床精神医学テキスト 第2版. メディカル・サイエンス・インターナショナル, 2004
b.c. Paris J : Implications of long-term outcome research for the management of patients with borderline personality disorder. Harv Rev Psychiatry, 10 (6) : 315-323, 2002

第1回試験 問題086 パーソナリティ障害について正しいのはどれか、2つ選べ。

a. パーソナリティ障害に似た臨床像は、医原性に引き起こされることがある。
b. パーソナリティ障害という言葉が日本で使用されるようになったのはDSM-Ⅱ以降である。
c. 遺伝負因の関与は双生児研究では確認されていない。
d. ICD-10において統合失調型障害は、特定不能のパーソナリティ障害に分類されている。
e. 特定のパーソナリティ障害が特定の他の精神障害を併存することが多い。

解答　a・e

解説

○ a. 治療者の不適切な扱いによって、本来パーソナリティ障害ではなかった患者が医療を受け始めてから、依存的、アンビバレント、攻撃的、操縦的、挑発的といったパーソナリティ障害に類似の行動特徴を呈することはよくある。医療は人間の依存的で乳児的な側面を引き出す可能性があるので、成人としての患者を支持する対応を心掛けることが必要である。

✗ b. 日本でパーソナリティ障害（人格障害）という言葉が用いられ始めたのは、1980年のDSM-Ⅲ以来である。この診断基準は、操作的診断基準として初めて臨床で広く用いられたものであり、多軸診断のシステムをもっている。パーソナリティ障害がⅡ軸に取られたことにより、日本の精神科医もパーソナリティ障害診断をつける方向に促されていった。

✗ c. パーソナリティ障害の双生児研究においては一卵性双生児での一致率が養子に行った組と一緒に育った組で変わっていないというデータが出ており、遺伝負因の存在が確認されている。人間のパーソナリティの発達において、養育環境だけがそれを決定するわけではないというデータが積み重ねられてきている。

✗ d. DSMの統合失調型パーソナリティ障害は単に内閉的であるだけでなく、奇妙さと思考の障害を特徴としている。ICD-10においては、このパーソナリティ障害に相当する患者をパーソナリティ障害ではなく、統合失調症型障害F21として、統合失調症で陽性症状の乏しいタイプとして診断する。

○ e. それぞれのパーソナリティ障害は特定のⅠ軸障害と併存する傾向がある。例えば、依存性パーソナリティ障害と大うつ病障害、統合失調型パーソナリティ障害と統合失調障害、境界性パーソナリティ障害と大うつ病や薬物依存などである。したがって、DSMのⅠ軸とⅡ軸は独立した軸であるとはみなせない。

参考文献
a.c.d.e. 井上令一他監訳：カプラン臨床精神医学テキスト 第2版. メディカル・サイエンス・インターナショナル, 2004
b. 加藤　敏他編：現代精神医学事典. 弘文堂, p726, 2011
e. 大熊輝雄：現代臨床精神医学 改訂第12版. 金原出版, 2013

第1回試験 問題109

32歳の男性。生命科学系の研究者で、企業の研究所勤務。優秀で穏やかな人物とされていたが、半年前に大きなプロジェクトを任され、数人の部下を使い、他の部署との連携が必要な立場になった。数か月後、部下全員が「何の指示も教育も与えられない」と配置転換を願い出たので、人事部が本人と面談し受診を促し、受診となった。初診時、穏やかに淡々と「普通にやればあの人達も出来るはずです」と語り、自分のふるまいに問題を感じていなかった。職責が変わっても、体調や精神状態に変化はみられなかった。一人暮らしで、時々クラシックのコンサートに1人で行く以外はほぼ毎日家と職場の往復のみで、インターネットで証券取引をして利益をあげていた。異性との親密な交際は一度も無く、遠隔地に居る両親や同胞とも没交渉である。

1）この症例の診断について適切なのはどれか、1つ選べ。
a. 回避性パーソナリティ障害
b. 統合失調質パーソナリティ障害
c. 統合失調型障害
d. 統合失調症
e. 適応障害

解答　b

2）この症例の治療について正しいのはどれか、2つ選べ。
a. 薬物療法中心の治療を行う。
b. 力動的な個人精神療法を行う。
c. 本人の同意のもとで、職場に対して本人の処遇に関する助言を行う。
d. 治療継続を無理押しせず、今後の援助関係の可能性を提案する。
e. 今後抑うつ症状が出現しても、抗うつ薬は使用しない。

解答　c・d

解説1）

× a. 回避性パーソナリティ障害の場合、他者評価を気にするあまり現実の対人交流を避けて引きこもるというのが特徴であり、この患者のあり方とは一致していない。

○ b. 社交的関係や親密な人間関係が極度に少ないこと、揺らぎかねない対人評価にも淡々とした態度をとっていること、趣味が自閉的なものしかないことなど、この障害に合致した行動上の特徴がこの症例にはみられる。

× c. この症例には魔術的思考や風変わりさや奇妙さや関係念慮や社交不安といった、この障害にみられる特徴が記述されていない。統合失調質パーソナリティ障害と統合失調型パーソナリティ障害はともに自閉的なライフスタイルをもっているが、後者にはそうした特徴がなく、前者にはあることで鑑別できる。

× d. この症例のエピソードを見る限りでは統合失調症を疑わせるような、幻聴その他の異常体験といった精神病的症状が記述されていないし、残遺状態の特徴である全体的な達成能力の低下や感情鈍麻や意欲低下も記述されていない。

× e. この病歴では患者は特定の明確な心理社会的ストレス因子によって精神症状を呈していない。

参考文献　井上令一他監訳：カプラン臨床精神医学テキスト 第2版. メディカル・サイエンス・インターナショナル, 2004

解説2）

× a. パーソナリティ障害自体を薬物によって変化させることは困難であり、パーソナリティ障害の薬物療法はその患者の呈する特定の精神症状を標的にして行うことが原則である。

× b. 力動的な精神療法には患者が自らのパーソナリティ障害になんらかの困難を感じ、それを変化させようとする動機づけが必要であるが、この患者にはそのような動機づけが見られないので、力動的な精神療法は不可能である。

○ c. 受診の主体は患者よりむしろ人事部であり、この症例の処遇について困っていると考えられる。本人の同意があれば、環境調整を目的として職場の上司や同僚に精神科医が会って助言したり、本人と同席面接をしたりすることは、本人の利益にもなるし、受診の主体である人事部にとっても有益である可能性がある。

○ d. この症例のように精神症状を欠き、とくに受診意欲がなく、パーソナリティ上の問題のみが目立つ患者の場合、治療の有用性を伝えながらも無理強いしないことが原則である。いったん治療関係が切れても、悪い関係で切れたのでなければ、本人の動機づけが高まった場合、再受診して、治療が再開する可能性があるからである。

× e. 統合失調質パーソナリティ障害の患者も適応障害によって抑うつ的になることもあるし、大うつ病エピソードを呈することもありうる。そうした場合、抑うつ症状を標的にした薬物療法が試みられることもある。

参考文献　井上令一他監訳：カプラン臨床精神医学テキスト 第2版. メディカル・サイエンス・インターナショナル, 2004
a. e.　大熊輝雄：現代臨床精神医学 改訂第12版. 金原出版, 2013

第2回試験 問題010　誤っているのはどれか、2つ選べ。

a. 小児性愛は女性にはまれにしか存在しない。
b. パーソナリティ障害は一般人口の5％以下程度存在する。
c. アルコール依存症はパーソナリティ障害としばしば併存する。
d. 解離性同一性障害と情緒不安定性パーソナリティ障害境界型は併存することがある。
e. 非社会性パーソナリティ障害においては、状況と不釣り合いな抑うつがみられやすい。

解答　b・e

解説

○ a. すべてのパラフィリアにおいてほとんどの患者は男性であり、女性は稀である。小児性愛についても同様である。

× b. パーソナリティ障害は全人口の12〜20％程度に出現する。7〜8人に1人であり、これはけっして少ない頻度ではない。とくに精神科受診人口になればこの数倍に及ぶことが考えられるし、実際そうしたデータもある。

○ c. アルコール依存症は様々なタイプのパーソナリティ障害との併存が起きやすい。とりわけ反社会性パーソナリティ障害はアルコール関連障害の進展以前からすでに存在することが多い病態であり、ともに男性に多い。

○ d. 解離性同一性障害が様々に誤診されやすい病気であることは言われているが、とくに境界性パーソナリティ障害は併存しやすいので、患者の人格交代を境界性パーソナリティ障害に特徴的な自己像や自我同一性の混乱と見誤り、解離性同一性障害を見逃すことがあるので注意が必要である。

× e. 反社会性パーソナリティ障害の患者は、通常なら自責的、罪責的になり思い悩むような状況や悲観的な状況においても不釣り合いな程度に、抑うつ的な情緒が欠けていることがしばしば観察される。反省したり悔恨したりすることを通じて変化をすることが難しいことが、彼らの反復的な不適応行動にかかわっている。

参考文献　井上令一他監訳：カプラン臨床精神医学テキスト 第2版. メディカル・サイエンス・インターナショナル, 2004

第2回試験 問題046　誤っているのはどれか、1つ選べ。

a. 窃視症は男性に多い。
b. 非社会性パーソナリティ障害は男性に多い。
c. フェティシズム的服装倒錯症は女性に多い。
d. 統合失調質パーソナリティ障害は男性に多い。
e. 情緒不安定性パーソナリティ障害境界型は女性に多い。

解答　c

解説

○ a. すべてのパラフィリアは男性に多い。窃視症もそうであり、幼少期から発症し、長い経過をたどることが多い。

○ b. 男性が女性の3倍に及ぶとされる。男性の方が大家族出身が多く、発症年齢も早い傾向がある。

× c. 服装倒錯的フェティシズム（transvestic fetishism）がDSMの採用する名称である。いずれにせよ、この病態もパラフィリアであり、やはり男性に多い。女装をしたいという衝動が幼少期もしくは思春期のはじめから始まり、長い経過をたどる。

○ d. いくつかの研究でほぼ2対1程度の男女比が報告されており、男性に多いことは確実のようである。

○ e. 境界性パーソナリティ障害は男女比が1対2程度であり、女性に多いパーソナリティ障害である。

参考文献　井上令一他監訳：カプラン臨床精神医学テキスト 第2版. メディカル・サイエンス・インターナショナル, 2004

第2回試験 問題057 正しいのはどれか、2つ選べ。

a. パーソナリティ障害とは個人の気質の正常からの変異である。
b. セロトニン代謝産物である5-HIAAは、自己破壊的な患者の髄液中で高値である。
c. 病的賭博では、非社会性パーソナリティ障害、自己愛性パーソナリティ障害の頻度が高い。
d. パーソナリティ障害をもつ患者を初診したら、まずパーソナリティ障害の改善を目標とすべきである。
e. パーソナリティ障害の場合、症状は他者に認識されるが、患者自身はそれに由来する苦痛を通常自覚しない。

解答　c・e

解説

✗ a. 正常なパーソナリティの定義は難しく、したがってそこからの変異をパーソナリティ障害の定義にすることはできない。例えばDSMではパーソナリティ障害は、パーソナリティという個人の生き方の総体をあらわすものによって、主観的苦悩もしくは社会的機能障害をきたしている場合に診断される。

✗ b. 髄液中のセロトニン代謝産物である5-HIAA活性は自己破壊性や衝動性の高い患者において低い値を示す。このことはセロトニン作用性の薬物の効果の可能性を考えさせるものである。

○ c. 病的賭博は、境界性、反社会性、自己愛性のパーソナリティ障害との併存がみられる。他にも、物質関連障害、気分障害、注意欠如・多動性障害とも関連が深い。

✗ d. パーソナリティ障害の患者は通常、種々の精神症状を訴えて医療にたどりつく。まずそこから治療は出発する。パーソナリティ障害の有病率は10%以上に及ぶことを考えても、パーソナリティ障害の改善を主要な目標として治療を行うことは非現実的であろう。

○ e. パーソナリティ障害をもつ患者は他の精神症状を併存することが多いが、主に人間関係領域に現れるそのパーソナリティの問題に悩むことは比較的稀である。周囲が苦痛を体験することが通例である。

参考文献
a. d. e. 井上令一他監訳：カプラン臨床精神医学テキスト 第2版. メディカル・サイエンス・インターナショナル, 2004
a. b. c. e. 大熊輝雄：現代臨床精神医学 改訂第12版. 金原出版, 2013

第2回試験 問題068 情緒不安定性パーソナリティ障害境界型について正しいのはどれか、2つ選べ。

a. 自殺既遂は、診断がつけられて10年で1%程度である。
b. 治療に対する不満を、患者と直接話し合わないことが適切である。
c. 患者の要求に従って長時間の面接を随時供給することは不適切である。
d. 幻覚や妄想が生じたら、統合失調症に発展していると考えるべきである。
e. 乱用や依存のリスクを考慮し、薬物療法は標的症状を明確にして限定的に行う。

解答　c・e

解説

✗ a. 情緒不安定性パーソナリティ障害境界型の患者において自殺は無視できない臨床上の大きな問題である。フォローアップ研究では10年以内に8〜10%の患者が自殺を既遂するとされる。自殺のそぶりで人を操縦していることが事実でも、それが単なるそぶりであると考えるのは、危険である。

✗ b. 情緒不安定性パーソナリティ障害境界型をもつ患者では、治療関係は不安定になりやすい。それに対して、そのことを不問に付さず、明快で率直な態度で話し合うことが必要である。その場合、患者を責めたり非難することなく、しかしなだめすかしたり懐柔したりするような態度も取らないことが最終的には安定的な関係をもたらす。

○ c. 情緒不安定性パーソナリティ障害境界型の患者は設定供給が不安定であると、長い目で見ると不安が高まり、破壊的な行動が増加する。患者の不満に対しても不満を十分に受け取りながらも、設定自体は維持することが重要である。

✗ d. 情緒不安定性パーソナリティ障害境界型においてはしばしば短期の精神病状態が生じることがあるが、状況反応性の部分が大きく、多くは一過性であり、それがそのまま統合失調症に発展することは少ない。

○ e. 薬物療法において漫然と標的を明確にせずに薬物を使用することは、原則的によくないことであるが、情緒不安定性パーソナリティ障害境界型の患者は衝動コントロールの不全があり、乱用や依存の問題が生じやすいので、とりわけ注意が必要である。

参考文献
a. 牛島定信編：境界性パーソナリティ障害（日本版治療ガイドライン）. 金剛出版, p103, 2008
b. c. d. e. 井上令一他監訳：カプラン臨床精神医学テキスト 第2版. メディカル・サイエンス・インターナショナル, 2004

第2回試験 問題 078 性同一性障害について誤っているのはどれか、2つ選べ。

a. 性転換手術という選択は禁忌である。
b. 一定の条件が整えば戸籍の変更が可能な場合がある。
c. 大多数の成人患者は小児期にすでに性同一性の問題を示している。
d. 青年期の患者では、自己同一性の混乱をともなうことがきわめて多い。
e. この障害自体を変化させることを目標とする精神療法が最も重要な治療である。

解答　a・e

解説

× a. 性同一性障害の性別適合手術（以前は性転換手術）は引き返せない最後の手段であるので、その適応は慎重に考慮しなくてはならない。3か月から1年以上は異性としての生活を送って、決心が変わらないことを確認する必要がある。しかし、適応があるならば、多くの患者を満足させるよい治療手段である。

○ b. 2004年に施行された「性別同一性障害者取り扱い特例法」によって、家裁の審判を経ることによって、戸籍の性別の変更が可能になる道が開かれた。このことによって、患者の苦痛は大幅に軽減される可能性がある。この手続きのなかで医師の診断は重要な位置を占めている。

○ c. 成人患者の回顧的研究では、大多数が4歳以下ですでに性別の意識についての葛藤が生じ、異性装の傾向が生じていた。ただし、子どもの性同一性障害者の前向き研究では、青年期以降に性を変える手術を希望する者は多くない（10％以下である）ことがわかっている。

○ d. 性別や性的志向性は成人としての人生において、きわめて重要なことがらである。その領域での混乱は、自分が何者であるのかについての混乱を生じさせることは当然である。とりわけ、患者をとりまく環境が問題に理解を示さない場合、そのようなことはしばしば起きる。

× e. 治療目標をこの障害自体を変えることにすると治療はほとんど成功しない。患者がこの障害にどう対処するかを悩んでいることに手助けする姿勢が有効である。彼が望む性同一性を苦痛なく受け入れる援助をすることになる。

参考文献
a. c. d. e.　井上令一他監訳：カプラン臨床精神医学テキスト 第2版. メディカル・サイエンス・インターナショナル, 2004
b. c.　大熊輝雄：現代臨床精神医学 改訂第12版. 金原出版, 2013

第2回試験 問題 088 正しいのはどれか、2つ選べ。

a. 統合失調質パーソナリティ障害は奇妙な言動が特徴的である。
b. 演技性パーソナリティ障害と情緒不安定性パーソナリティ障害境界型はほとんど合併しない。
c. 統合失調質パーソナリティ障害と鑑別が問題になる障害として、アスペルガー症候群がある。
d. 非社会性パーソナリティ障害では、社会的逸脱行動がみられ始めるのは18歳以前であることがほとんどである。
e. 自己愛性パーソナリティ障害では治療者への理想化が生じやすく、治療関係が安定していることが特徴的である。

解答　c・d

解説

× a. 統合失調質パーソナリティ障害の診断基準には奇妙な言動、奇異さは含まれていない。それが含まれているのは、DSMの統合失調型パーソナリティ障害であり、それはICDでは統合失調症に含まれている。

× b. 演技性パーソナリティ障害と境界性パーソナリティ障害はしばしば併存する。またその2つの鑑別はしばしば難しい。診断基準において併存するにしても臨床的にはこの2つを分けて考えた方がよい。

○ c. 成人のアスペルガー症候群についてはまだ臨床的な研究が始まったばかりであり、統合失調質パーソナリティ障害と、対人的な交流の少なさや自閉傾向に類似点があることから、この2つの臨床類型が実は同じものだという考えもあるが、まだ定まっていない。いずれにせよ、鑑別という点で問題になることはまちがいない。

○ d. 非社会性パーソナリティ障害、DSMの反社会性パーソナリティ障害の診断基準には、15歳以下の行為障害の既往が必要条件とされているように、児童思春期からすでに社会的逸脱行動が始まっている。

× e. 自己愛性パーソナリティ障害の患者の対人関係はもろい。治療関係においてもそうである。慣習的なものの価値を蔑んでいるため、治療のなかでの基本的ルールに従うことに抵抗することから、怒りが突出することになりやすい。

参考文献
井上令一他監訳：カプラン臨床精神医学テキスト 第2版. メディカル・サイエンス・インターナショナル, 2004

第2回試験 問題099

正しいのはどれか、1つ選べ。

a. 統合失調質パーソナリティ障害の患者はほとんど暴力的でない。
b. 妄想性パーソナリティ障害の診断においては、妄想をもっていることが重要な指標となる。
c. 演技性パーソナリティ障害は、感情表出が豊かで深みを感じさせる点が診断上特徴的である。
d. 情緒不安定性パーソナリティ障害境界型の診断では、抑うつ気分に空虚感が伴っていないことが指標となる。
e. 自己愛性パーソナリティ障害の診断においては、自尊心の傷つきにおびえて不安気な態度がみられることが重要な指標となる。

解答　a

解説

○ a. 統合失調質パーソナリティ障害の患者は怒りをあらわに表現することが少なく、したがって対人的暴力はきわめて少ない。攻撃的行動をとる代わりに、対人的脅威は空想的万能感によって処理されている。

× b. 妄想性パーソナリティ障害は妄想を持たない。妄想性は paranoid の訳であり、妄想（delusion）を持っていることを必ずしも意味しない、猜疑心、関係づけを表現する語である。妄想性パーソナリティ障害は日常的に猜疑的であるが、古典的診断のパラノイア、操作的診断基準の妄想性障害とは異なり、固定的妄想は持っていない。

× c. 演技性パーソナリティ障害、古典的にはヒステリー人格をもつ患者は、きわめて感情表出が豊かで魅力的であり、たえず興奮を求めているが、話をすると、情緒にしっとりした深みは感じられないことが特徴である。

× d. 情緒不安定性パーソナリティ障害境界型は気分障害、とくに大うつ病との鑑別が問題になるが、抑うつ気分に慢性の空虚感が伴っていることが特徴であり、それがより実質のある悲哀感を呈するうつ病患者との違いである。

× e. 自己愛性パーソナリティ障害は尊大で他者を見下したような態度が前景に立ち、他人の気持ちに鈍感で、他者の人間的感情を考慮しないことによって他者との関係を壊しやすい。自尊心の傷つきに怯えて不安気なのは、回避性パーソナリティ障害の患者の特徴である。

参考文献　井上令一他監訳：カプラン臨床精神医学テキスト 第2版. メディカル・サイエンス・インターナショナル, 2004

第2回試験 問題110

58歳の女性。大学卒。1年半前の夫の死亡までは健康であった。二人の息子は結婚して独立している。夫の死後、遺産を把握しておらず、相続手続きに大きな困難があった。夫の死後数か月後より、中途覚醒、食欲不振、生活全般への心細さ、億劫さを訴え、それらを主訴に長男と受診した。日常生活の機能は普通にみえるのに、日常の些事を毎日何度も長男に電話で相談しないと決められなかった。若いときから夫になんでもそうやって相談していたと長男は語った。初診後、薬局への道順を病院職員に何度も尋ねていた。その後の面接で、友人に困窮を訴えられて多額の融通をしていることがわかったが、そういうことは若いときから繰り返されてきたとのことだった。

1) この症例で誤っているのはどれか、2つ選べ。
a. 認知症が考えられる。
b. 抑うつ状態が存在すると考えられる。
c. 薬物療法は意味がないと考えられる。
d. 精神療法的支持は効果をもつと考えられる。
e. 長男を支持し、当面は患者への現在のような援助を維持することを促すのが適切である。

解答　a・c

2) この症例で強く疑われるのはどれか、1つ選べ。
a. 回避性パーソナリティ障害
b. 依存性パーソナリティ障害
c. 強迫性パーソナリティ障害
d. 演技性パーソナリティ障害
e. 情緒不安定性パーソナリティ障害

解答　b

解説 1)

✗ a. この症例には知能低下や記憶障害を考えさせる情報がなく、日常生活機能が損なわれていないことから、認知症はあまり疑われないと考えられる。
○ b. 億劫さ、過度の心配、食欲不振、中途覚醒といった症状は抑うつエピソードの存在を考えさせる。
✗ c. 抑うつ症状に対して、抗うつ薬療法は有効である可能性がある。意味がないと断定するような材料はない。
○ d. 基本的には夫の喪失という状況に反応した事態であるし、他者に依存しやすいパーソナリティでもある。夫に代わる力のある存在として主治医が機能して支えることは、有効であると考えられる。
○ e. 現在は長男が最も患者の依存を引き受けており、安定を支えている。そうした援助が当面は維持できるように長男を支持することは、患者を支える上で重要である。

参考文献　井上令一他監訳：カプラン臨床精神医学テキスト 第2版. メディカル・サイエンス・インターナショナル, 2004

解説 2)

この症例は夫が生存しているあいだ、ほとんど問題がなかったが、夫にたいへん依存していることによって生活機能が維持されていた。夫の認知的情緒的支持への依存の程度が大変大きかったこと、だれかに絶えず決めてもらわないと日常生活が成り立たないこと、友人を失わないために自己犠牲をしていることなど、依存性パーソナリティ障害を疑わせる情報に満ちている。回避性、強迫性、演技性、情緒不安定性のパーソナリティ障害を考えさせる情報はとくに存在しない。

✗ a. 解説参照。
○ b. 解説参照。
✗ c. 解説参照。
✗ d. 解説参照。
✗ e. 解説参照。

参考文献　井上令一他監訳：カプラン臨床精神医学テキスト 第2版. メディカル・サイエンス・インターナショナル, 2004

第3回試験 問題028

24歳の女性。思春期以来苦しんだ漠然とした空虚感が、大学進学後男性の交際で埋められることを自覚した。しかし、恋人をさまざまな挑発によって疲弊させ、短期間に別離を繰り返した。関係が終わると相手を「最初からひどい奴だった」と言うのだった。恋人との別離に際し、アルコール乱用や手首自傷が頻発した。結局大学は卒業できなかった。この障害について正しいのはどれか、2つ選べ。

a. 自然軽快はまれである。
b. 解離の出現はまれである。
c. 猜疑心に絶えず支配されている。
d. 他者から見捨てられることを極度に恐れる。
e. 治療設定の枠組みを意識した治療が必要である。

解答 d・e

解説

臨床記述から、この症例は境界性パーソナリティ障害をもっていると考えられる。

× a. 境界性パーソナリティ障害は40歳代くらいまでにかなりの患者が診断基準を満たさない程度に改善することが、長期のフォローアップで明らかになっている。

× b. 境界性パーソナリティ障害はしばしば解離性障害と併存する。解離性同一性障害の患者に境界性パーソナリティ障害があることもしばしばあり、いずれにせよ、解離の出現はけっして稀ではない。

× c. 猜疑心に支配されることは境界性パーソナリティ障害でもみられることがあるが、境界性パーソナリティ障害患者では多幸的になっていたり、他者を理想化したりする時期もある。

○ d. これは診断基準にある特徴であり、この種の患者の最も特徴的な対人パターンである。

○ e. 境界性パーソナリティ障害の患者は、医師患者境界を揺るがすほどの設定への攻撃、破壊性があるので、枠組みを絶えず意識し、安定した堅固な枠組みの中で治療することが必要である。

参考文献 井上令一他監訳：カプラン臨床精神医学テキスト 第2版. メディカル・サイエンス・インターナショナル, 2004

第3回試験 問題045

パーソナリティ障害について誤っているのはどれか、2つ選べ。

a. パーソナリティ障害全体の有病率は成人の5％程度である。
b. DSM-IV-TRにおいてパーソナリティ障害は3つの群に区分されている。
c. 統合失調型（schizotypal）パーソナリティ障害はICD-10に収載されていない。
d. パーソナリティ障害が16歳ないし17歳以前に診断されることはまれである。
e. DSM-IV-TRとICD-10は、パーソナリティ障害のディメンジョナルモデルによる診断基準である。

解答 a・e

解説

× a. パーソナリティ障害患者全体としてみると成人の15％程度であるというアメリカの研究があり、5％まで少ないことはないと考えられる。

○ b. クラスターA、クラスターB、クラスターCの3つの群に分類されている。

○ c. 統合失調型パーソナリティ障害はDSMで採用されているカテゴリーであるが、ICDでは採用されておらず、統合失調症の単純型や統合失調型障害とされている。

○ d. パーソナリティ障害は基本的に成人に診断を与える。まだパーソナリティが流動的であり、成人としての対人的特徴が十分に確定していない青年期にはその診断をくだすことには慎重でなければならない。

× e. DSM-IV-TRもICD-10もパーソナリティ障害の診断については、ディメンジョナルモデルではなく、カテゴリカルモデルを基本とした診断となっている。

参考文献
井上令一他監訳：カプラン臨床精神医学テキスト 第2版. メディカル・サイエンス・インターナショナル, 2004
e. 大熊輝雄：現代臨床精神医学 改訂第12版. 金原出版, 2013

第3回試験 問題 057 演技性パーソナリティ障害について正しいのはどれか、2つ選べ。

a. 他者の影響を受けにくい。
b. 感情表現が豊かで共感性に富んでいる。
c. 有病率は女性が男性の10倍程度である。
d. かつてヒステリー性格と呼ばれた類型に近似している。
e. 境界性パーソナリティ障害との並存が他のパーソナリティ障害より多い。

解答　d・e

解説

× a. 演技性パーソナリティ障害を持つ患者は被暗示性が強く、他者の影響をたやすく受ける傾向がある。また、依存的になって騙されることもある。

× b. 演技性パーソナリティ障害患者は感情表現はきわめて豊かであるが、表面的で浅薄な印象がある。同調的であったとしても、深い意味での共感ということはあまり体験していない可能性が強い。

× c. 一般に女性の方が圧倒的に多く診断されるのだが、DSM-IV-TR に従うと、演技性パーソナリティ障害の男性は女性と同じくらいの有病率である可能性もあるとされる。

○ d. 歴史的に見てこのタイプの患者はヒステリー性格といわれた類型の後継者と見なされる。

○ e. 女性の境界性パーソナリティ障害の患者の多くは演技性パーソナリティ障害を併存している。他のパーソナリティ障害と比べてもその頻度は多い。

参考文献 井上令一他監訳：カプラン臨床精神医学テキスト 第2版．メディカル・サイエンス・インターナショナル，2004
d. 大熊輝雄：現代臨床精神医学 改訂第12版．金原出版，2013

第3回試験 問題 067 パーソナリティ障害をもつ患者の治療について正しいのはどれか、2つ選べ。

a. 大多数の患者で抗不安薬が第一選択の薬剤である。
b. パーソナリティ障害によって治療関係は困難になりやすい。
c. パーソナリティ障害自体を変化させることを目的とはしない。
d. 治療関係が混乱した場合、治療設定を柔軟にすることが望ましい。
e. 一過性の精神病的エピソードには抗精神病薬を用いることがある。

解答　b・e

解説

× a. パーソナリティ障害を持つ患者の薬物療法はパーソナリティ障害自体を変化させることではなく、患者の精神症状に標的をしぼって用いられる。抗不安薬はパーソナリティ障害患者の場合、依存や乱用を絶えず頭に置く必要があり、第一選択薬として用いるのは慎重でなければならない。

○ b. パーソナリティ障害を持つ患者では対人関係に不適応なパターンがあり、とくに依存をめぐる困難が露呈しやすい患者が多い。したがって治療関係は困難に陥りやすい。精神科臨床で扱われる最も頻度の高いパーソナリティ障害は、境界性パーソナリティ障害であるが、彼らの場合は最もその危険が大きい。

× c. 大半の患者の場合、パーソナリティ障害の変化自体を目標とすることはないが、患者に強い動機づけがあり、自分の非適応的なパターンを変化させることを望むのであれば、専門的な精神療法が選択され、パーソナリティ障害自体を変化させることを目標としうる。

× d. 治療関係の混乱の大きな原因が、設定の曖昧さや場当たり的な変化であることは少なくない。パーソナリティ障害患者の取り扱いにおいては、設定の堅固さがきわめて重要な治療要因になる。

○ e. 一過性の精神病状態はパーソナリティ障害の患者においてしばしば生じるが、その場合は症状にあわせて抗精神病薬が使用される。標的症状を明確にし、漫然と投与されないようにすることが重要である。

参考文献 井上令一他監訳：カプラン臨床精神医学テキスト 第2版．メディカル・サイエンス・インターナショナル，2004
a, c, e. 大熊輝雄：現代臨床精神医学 改訂第12版．金原出版，2013

第3回試験 問題076 非社会性パーソナリティ障害（ICD-10）について正しいのはどれか、2つ選べ。

a. 容易に抑うつ的となる。
b. 体験から学ぶ能力は高い。
c. 児童の素行障害と関連が深い。
d. DSM-IV-TRにはこのカテゴリーに相当するものはない。
e. 多くの患者は精神医療よりも行政や司法の領域で扱われる。

解答　c・e

解説

× a. 非社会性パーソナリティ障害の患者は、客観的状況と非常に不釣り合いな抑うつ状態の欠如を示しやすい。反社会的行動についても罪責感をもたず、真の抑うつ的情緒を体験しない。

× b. 彼らは真の意味で抑うつ的になることができず、問題を絶えず外在化して処理するため、内省することが難しい。このことは体験から真に学ぶことが難しいことを意味している。

○ c. この障害の発症は15歳以下であることが多い。虚言、ずる休み、家出、盗み、けんか、不正行為はすでに児童期から見られることが典型的であり、素行障害と関連が深い。

× d. DSM-IV-TRにおける反社会性パーソナリティ障害（antisocial personality disorder）という類型が、ICD-10の非社会性パーソナリティ障害にほぼ相当する。

○ e. 非社会性パーソナリティ障害の患者の多くは警察の扱うところになり、刑務所、少年院といったところに収容されている。刑務所における有病率は75％程度ともいわれる。

参考文献：井上令一他監訳：カプラン臨床精神医学テキスト 第2版. メディカル・サイエンス・インターナショナル, 2004

第3回試験 問題085 パーソナリティ障害とその特徴の組み合わせで誤っているのはどれか、1つ選べ。

a. 強迫性パーソナリティ障害　――　完全主義
b. 回避性パーソナリティ障害　――　社会的制止
c. 統合失調型パーソナリティ障害　――　魔術的思考
d. 自己愛性パーソナリティ障害　――　見捨てられ不安
e. 統合失調質パーソナリティ障害　――　情緒的冷たさ

解答　d

解説

○ a. 強迫性パーソナリティ障害のDSM-IV-TRの診断基準には「課題の達成を妨げるような完全主義」が収載されている。

○ b. 回避性パーソナリティ障害のDSM-IV-TRの診断基準には、「不全感のために新しい対人関係状況で制止が起きる」が存在する。

○ c. 統合失調型パーソナリティ障害のDSM-IV-TRの診断基準には、「行動に影響し、下位文化的規範に合わない奇異な信念、または魔術的思考」が存在する。

× d. 自己愛性パーソナリティ障害の患者は表面的には自信満々であり、尊大である。見捨てられることに対する不安を示すことはほとんどない。見捨てられ不安は境界性パーソナリティ障害の主要な特徴である。

○ e. 統合失調質パーソナリティ障害のDSM-IV-TRの診断基準には「情緒的な冷たさ、よそよそしさ、平板さ」が存在する。

参考文献：井上令一他監訳：カプラン臨床精神医学テキスト 第2版. メディカル・サイエンス・インターナショナル, 2004

第3回 試験 問題 097

パーソナリティ障害と適切な治療法の組み合わせについて誤っているのはどれか、1つ選べ。

a. 妄想性パーソナリティ障害 ― 自律訓練法
b. 強迫性パーソナリティ障害 ― 力動的精神療法
c. 自己愛性パーソナリティ障害 ― 集団精神療法
d. 境界性パーソナリティ障害 ― 弁証法的行動療法
e. 回避性パーソナリティ障害 ― アサーション・トレーニング

解答　a

解説

× a. 妄想性パーソナリティ障害患者の主要な問題である、歪んだ対人的な認知といった内的な意味生成について、自律訓練法は無効である。

○ b. 強迫性パーソナリティ障害については、力動的精神療法はきわめて有効であるが、逆転移の問題をはらむのでけっして簡単ではない。

○ c. 自己愛性パーソナリティ障害の他者についての共感欠如が、他者の感情を分かち合うことにむけた集団療法で改善すると考える立場も存在する。

○ d. 境界性パーソナリティ障害の、とりわけ頻回の自傷といった自己破壊によって他者を挑発するタイプの患者では、弁証法的行動療法が積極的に試みられる。

○ e. 回避性パーソナリティ障害の患者には、要求を率直に表現し、それによって自己評価を改善することをもくろむ行動療法的な技法である、アサーション・トレーニングによって改善するものもいる。

参考文献　井上令一他監訳：カプラン臨床精神医学テキスト 第2版. メディカル・サイエンス・インターナショナル, 2004

第3回試験 問題109

55歳の男性。IT系ベンチャー企業を経営。妻とともに来院。3か月前会社経営の破綻が明らかになってから不眠が出現し、悲観的になって出勤できず、食欲が低下した。妻にきわめて依存的になって一日中付きまとうようになり、妻は困っている。経営が順調なときは妻に専制的にふるまい、しばしば暴力的であった。家族の気持ちに配慮しないため、長男と長女は患者と没交渉になっている。経営者としても、従業員を道具のように使うところが目立ったという。資金面で絶望的な状況であるにもかかわらず、面接時に患者は、それは一時的で何とかなる、と妙に事態を楽観的にみているように思われた。かつての成功を強調し、それに疑問を呈すると苛立つが、反面不自然に医師に迎合的で持ち上げるような態度が目立った。

1) この症例について適切な診断はどれか、2つ選べ。
a. 適応障害
b. 気分変調症
c. 妄想性障害
d. 依存性パーソナリティ障害
e. 自己愛性パーソナリティ障害

解答 a・e

2) この症例について適切な対応はどれか、2つ選べ。
a. 原則的に薬剤は使用しない。
b. 抑うつ状態の改善が優先する。
c. 家族療法を定期的に実施する。
d. パーソナリティの問題に自覚的になれば、力動的精神療法の適応がある。
e. 会社経営については、本人の負担を避けるため、本人不在の状況で家族で話し合うように家族に助言する。

解答 b・d

解説 1)

○ a. この症例のⅠ軸診断は、ストレスを引き金としており、適応障害と考えられる。不安と抑うつを伴う適応障害が一番考えられる。

× b. 気分変調症は慢性的な軽度の抑うつ気分が持続するものであり、多くは思春期に発症する。この患者の病像とはまったく異なっている。

× c. 妄想性障害は古典的診断でいうパラノイアであり、固定した被害的、心気的、誇大的などの妄想を主症状とするが、この患者に妄想の存在を示す情報はない。

× d. 依存性パーソナリティ障害は何でも誰かに決めてもらうタイプの人格であり、現在依存的な特徴が一過性に高まっているが、本来の性格はそれとは反対の独断専行型だり、まったく異なっている。

○ e. 元来暴君的で尊大、他人の気持に配慮せず、他者を道具のように使うといった特徴は自己愛性パーソナリティ障害の患者の特徴と合致する。真に抑うつ的になることがなく、現実否認的に誇大的であることも、その診断を支持する。

参考文献
a. 融 道男他監訳：ICD-10 精神および行動の障害 臨床記述と診断ガイドライン 新訂版. 医学書院, 2005
b. d. e. 井上令一他監訳：カプラン臨床精神医学テキスト 第2版. メディカル・サイエンス・インターナショナル, 2004
c. 大熊輝雄：現代臨床精神医学 改訂第12版. 金原出版, 2013

解説 2)

× a. 不眠、食欲不振、抑うつ気分が存在しているので、対症療法的に抗うつ薬が試みられることは妥当である。パーソナリティ障害を持った患者の場合、薬物が有効な標的症状があれば、まず薬物で症状や苦痛を軽減することが当面の課題になる。

○ b. 患者の苦しみは抑うつ状態によるものが前景に立っている。パーソナリティ障害を持つ患者は当面の苦しみや状態をまず改善することが重要である。この場合、まず抑うつ状態の改善から手をつけるべきだろう。

× c. まだ急性の適応障害の状態が収束していないので、もともとの家族の力動や関係性やシステムを扱うことは時期尚早である。またたとえ、症状が落ち着いても、本人も長男も長女も、おそらく協力的ではないだろうと予測される。

○ d. 適応障害の状態が落ち着き、本人が自分の人生の困難における自分の責任を自覚して自分のありかたそのものを変化したいと望むのであれば、自己愛性パーソナリティ障害の患者には力動的精神療法の適応がある。

× e. のけものにされた、と自己愛的な患者本人が受け取ると激しい怒りを生む可能性があるので、本人の不在の下で、患者にとって自分の達成の象徴である会社についての話し合いをすることは、たいへん難しい状況を生み出すと考えられる。

索　引

【英数】

5-HIAA活性 184
14Hz & 6Hz陽性棘波 172
ACT（Assertive Community Treatment） 16
C.G.ユング 22
Cotard症候群 88
DUP 38
E.クレペリン 22, 31
EMDR（眼球運動による脱感作と再処理法） 99
Epstein奇形 77, 89
HLA-DR2陽性 157
K.L.カールバウム 29
K-コンプレックス 172
MEOS（ミクロソームエタノール酸化系酵素群） 146
MIBG（^{123}I-metaiodobenzylguanidine）心筋シンチグラフィー 171
NMDA受容体 48, 50
QT間隔延長 80
S.フロイト 22
SSRI（選択的セロトニン再取り込阻害薬） 115
STAR*D 90

【あ】

アカシジア 33, 50, 58
悪性症候群 31, 46, 179
アクティベーション・シンドローム 86
アダルトチルドレン 149
アドヒアランス 40, 60
アルコール幻覚症 140
アルコール脱水素酵素 146
アルコールの有害な使用 142
アルツハイマー型認知症 160
アルデヒド脱水素酵素 139
アンフェタミン 50
怒り 34
維持期治療 44
依存性パーソナリティ障害 187
一過性全健忘 119
一酸化炭素中毒の間欠型 164
遺尿症 114
意味記憶 109
陰性感情 4

陰性症状 65
ウェルニッケ脳症 144
うつ状態 88
うつ病 80
うつ病エピソード 79, 92
運動性緊張 113
エストロゲン 53
エピソード記憶 109
演技性パーソナリティ障害 120, 185, 186, 189
応急入院 30
置き換え 7
オキシトシン 157
オランザピン 95
音楽性幻聴 176

【か】

外傷後ストレス障害（PTSD） 114
外傷的遊戯 114
海馬硬化 154
回避性パーソナリティ障害 186, 190, 191
解離性けいれん 98
解離性健忘 98, 109, 119
解離性障害 101
解離性知覚脱失 98
解離性同一性障害 188
解離性遁走 98
鏡現象 167
学習障害 129
学習理論 3
覚醒剤精神病 151
過呼吸 24, 116
仮性認知症 88
家族療法 3, 5
家族歴 4
過敏性腸症候群 117
カプグラ症候群 176
過眠 169
カルバマゼピン 74, 84
がん 34
眼球運動による脱感作および再処理法（EMDR） 102
ガンザー症候群 98, 108
肝疾患 27
鑑定入院 21
感応精神病 54
鑑別不能型身体表現性障害 99, 118, 120

γ-アミノ酪酸（GABA）A受容体 114
記憶の遅延再生障害 162
希死念慮 8
季節性感情障害 94
喫煙 62
気分障害 27
逆転移 9
急性狭隅角緑内障 114, 117
急性ストレス反応 120
急速交代型双極性障害 69
キューブラ・ロス 28
境界性パーソナリティ障害 180, 181, 183, 185, 188, 189, 191
凝集性 3, 9
橋中心髄鞘融解症 56, 179
強迫観念 103
強迫行為 103
強迫スペクトラム障害 110, 111
強迫性緩慢 118
強迫性障害 100, 113, 115, 125
強迫性パーソナリティ障害 100, 190, 191
恐怖症性障害 121
筋弛緩作用 102
クリューヴァー・ビューシー症候群 175
グルクロン酸抱合 73
グルタミン酸受容体 48
クレッチマー 53
クロイツフェルト・ヤコブ病 174
クロザピン 47
クロミプラミン 115
刑事責任能力 12, 20
軽躁病エピソード 92
経頭蓋磁気刺激 76
系統的脱感作 121
けいれん発作 73
血液・外傷恐怖 118
血液透析 71
血管性認知症 156
月経前不機嫌性障害 120
血中濃度 94
検査所見 79
幻聴 23
原発性不眠症 174
抗コリン作用 70
抗酒薬 139
甲状腺ホルモン 81
口唇傾向 167

抗精神病薬
　　……37, 39, 49, 50, 51, 57, 58, 59, 61, 62
交代性精神病……158
抗てんかん薬の有効血中濃度……158
行動制限……14, 17
行動療法……3
広汎性発達障害……123, 128
高プロラクチン血症……51, 52
抗利尿ホルモン不適合分泌症候群
　　（SIADH）……78
呼吸訓練……102
子どもの統合失調症……135
コルサコフ症候群……109, 151, 176
コルチゾール……67
コンプライアンス……40

【さ】

再栄養症候群……179
催眠療法……119
三環系抗うつ薬……68
シアナマイド……144
刺激制御療法……160
自己愛性パーソナリティ障害
　　……185, 186, 190, 191, 192
思考形式……38
思考障害……38
自殺……25, 26, 28, 43, 133
自殺念慮……6
支持的精神療法……3, 5, 7
視床変性症……171
自助グループ……144
ジスルフィラム……150
視線恐怖……121
持続性身体表現性疼痛障害……111, 120
実体的意識性……178
嫉妬妄想……177
児童虐待……124, 129
自動思考……8
死にゆく人……28
自閉性障害……135
死別反応……6
社会生活技能訓練……47
社会の予後……38
若年性ミオクローヌスてんかん……165
社交恐怖……100, 113, 118, 120, 121
シャルル・ボネ症候群……176
周期性四肢運動障害……169
重症筋無力症……117
修正型電気けいれん療法……42, 46
集団精神療法……3, 4, 9
自由連想法……8
シュナイダー……49
昇華……7
障害者自立支援法……11, 19
生涯有病率……67
情緒不安定性パーソナリティ障害

境界型……183, 184, 186
情動脱力発作……173
常同的・保続的行動……167
小動物幻視……143
小児期統合失調症……131
小児期の反応性愛着障害……126
小児性愛……183
初期鎮静……26
自律神経過活動……107, 113
心因性多飲症……56
心因性発作……159
心気症……110
心気障害……98, 99, 111, 117, 120
心筋梗塞……23
シングルフォトンエミッションCT
　　（SPECT）……171
神経因性頻尿……117
神経性無食欲症……104, 105, 119
精神麻痺症状……99
進行性核上性麻痺……171
心神喪失等の状態で重大な他害行為を行っ
　　た者の医療及び観察等に関する法律
　　……15, 18, 21
振戦せん妄……140, 148
身体依存形成……102
身体化障害
　　……99, 108, 110, 116, 117, 118, 120
身体疾患……26, 32
身体醜形障害……110, 120
身体表現性障害……117
身体表現性自律神経機能不全……99, 117
心的外傷後ストレス障害（PTSD）
　　……99, 111, 112, 113
深部静脈血栓症……11
心理教育……3, 66
心理教育的家族療法……65
心理社会的治療……47
診療情報の開示……15
遂行機能障害……52
睡眠-覚醒の概日リズム……166
睡眠相後退症候群……166
ステロイド精神病……156
スプリッティング……9, 180
生活技能訓練……63, 65
性機能障害……80
制限型……119
性差……53
精神依存……140
精神医療審査会……14
精神科ショートケア……13
精神科デイケア……13
精神科訪問看護・指導……13, 19
精神生理性不眠症……166
精神病後抑うつ……43, 63
精神分析……22
精神分析療法……3
精神保健指定医……12, 17, 20

性同一性障害……185
積極的傾聴……3
窃視症……183
摂食障害……104, 130
説明……10
セルトラリン……73
セロトニン1A受容体部分作動薬……114
セロトニン症候群……78, 179
セロトニン・ノルアドレナリン再取り込み
　　阻害薬（SNRI）……70
遷延性抑うつ反応……103
前向性健忘……102
線条体黒質変性症……171
全身性エリテマトーデス（SLE）……178
選択性緘黙……130
選択的セロトニン再取り込み阻害薬
　　（SSRI）……70, 100, 101, 111, 113, 120
前頭側頭型認知症……167
前頭葉症状群……176
全般性不安障害……100, 107, 113, 118
全般てんかん……167
せん妄……24, 33
増強療法……71
双極I型障害……69
双極性うつ病……77
双極性感情障害……90, 92
双極性障害……72, 77
双極性障害治療ガイドライン……70
早発性痴呆（dementia praecox）……22
躁病エピソード……92
側頭葉てんかん……154, 165
ソクラテス的問答……8
素行障害……134

【た】

大うつ病エピソード……92
大うつ病性障害……83
退行……7
対抗恐怖的態度……121
胎児アルコール症候群……138
体重増加……62
対人恐怖……113
第二世代抗精神病薬……42, 45, 52
大麻……147
脱抑制……102
段階的曝露……100, 102
単極性うつ病……72
炭酸リチウム……77, 89
単純酩酊……16, 138
チック障害……125, 133
チトクロームP450……73
遅発性ジスキネジア……39, 40, 57
注意欠如・多動性障害（ADHD）
　　……123, 124, 128, 136
中止後離脱症候群……86
中枢性睡眠時無呼吸症候群……166

中断症候群
　（discontinuation syndrome）……139
重複記憶錯誤……………………162, 176
治療コンプライアンス………………………6
治療的中立性…………………………………7
抵抗……………………………………………9
低ナトリウム血症…………………………56
適応障害………………34, 103, 112, 115
デキサメサゾン/CRH 負荷試験………67
デポ剤………………………………………61
転移……………………………………3, 5, 9
転換性障害…………………………………122
電気けいれん療法…………………………68
動因喪失症候群……………………………139
投影……………………………………………9
投影同一化…………………………………180
冬期うつ病…………………………………94
統合失調型パーソナリティ障害……185, 190
統合失調質パーソナリティ障害
　…………………………182, 185, 186, 190
統合失調質（分裂病質）…………………53
統合失調症
　‥40, 41, 42, 44, 45, 47, 48, 49, 55, 59, 63
統合失調症型障害 F21…………………181
統合失調症患者……………………………60
糖代謝障害…………………………………51
疼痛性障害…………………………………110
統合失調気質（分裂気質）………………53
トゥレット症候群…………………………125
特異的恐怖症………………………100, 121
特発性過眠症………………………………173
ドパミン D2 受容体………………………57
ドメスティック・バイオレンス（DV）…129

【な】

内分泌系異常………………………………163
ナルコレプシー……………………………157
難治性大うつ病性障害……………………71
ニコチン……………………………………62
二次性躁病…………………………………74
二次的疾病利得……………………………108
二重見当識…………………………………175
二分脊椎……………………………………93
入眠時幻覚…………………………………157
妊娠…………………………………………61
認知機能障害…………………………41, 64
認知行動療法………………………5, 8, 41
脳卒中………………………………………27
脳体積減少…………………………………60
脳内報酬系…………………………………150

【は】

破瓜病………………………………………29
破局的体験後の
　持続的パーソナリティ変化……………113

曝露反応妨害法……………………………100
曝露療法……………………………101, 106, 121
パニック障害
　……………100, 101, 102, 105, 106, 111, 113
パニック発作………………………110, 113, 116
ハミルトンうつ病評価尺度………………97
パラフィリア………………………………183
バルプロ酸…………………………………95
パロキセチン…………………………86, 94, 96
半減期………………………………………117
反社会性パーソナリティ障害
　……………………………………183, 185, 190
反跳現象……………………………………146
反跳性不安…………………………………117
反動形成………………………………………7, 9
パーキンソニズム……………………49, 59
パーソナリティ障害
　……………………………180, 181, 184, 188, 189
光照射療法…………………………………94
被虐待体験…………………………………126
非指示的カウンセリング…………………3
皮質基底核変性症…………………………171
非社会性パーソナリティ障害
　……………………………………183, 185, 190
微小妄想……………………………………76
ヒステリー性格……………………………189
非ステロイド性消炎鎮痛剤（NSAIDs）……89
非定型うつ病………………………………68
非定型精神病………………………………37
否認……………………………………34, 152
皮膚寄生虫妄想……………………………175
びまん性軸索損傷…………………………164
病的賭博……………………………………184
病的酩酊……………………………………149
広場恐怖……………………………101, 106, 121
敏感関係妄想………………………………57
フェリチン…………………………………157
フェンシクリジン…………………………145
複雑酩酊………………………………16, 149
服装倒錯的フェティシズム………………183
服薬アドヒアランス………………………91
二人組精神病………………………………54
不登校………………………………124, 134
浮動性不安…………………………………107
ブリケ症候群………………………108, 110, 118
ブロモクリプチン…………………………81
分離不安障害………………………………134
ペアレント・トレーニング………………124
閉塞性肺疾患………………………………117
併発率………………………………………43
ペラグラ脳症………………………………141
弁証法的行動療法…………………………191
ベンゾジアゼピン系抗不安薬
　……………………………………102, 114, 117
ベンゾジアゼピン系薬……………………153
保護者………………………………………13
発作後精神病………………………………154

【ま】

まだら認知症………………………………168
的外れな応答………………………………108
麻薬及び向精神薬取締法…………………145
遷延性抑うつ反応…………………………115
ミオクローヌス……………………78, 164
水中毒………………………………………44
ミュンヒハウゼン症候群……………32, 107
ミルタザピン………………………………90
ミルナシプラン……………………………73
無顆粒球症…………………………………47
むちゃ食い・排出型………………………119
メタンアンフェタミン……………………145
メチルフェニデート………………………173
メトクロプラミド…………………………25
メランコリー型……………………………91
妄想性パーソナリティ障害………186, 191
物盗られ妄想………………………………175
森田療法………………………………5, 109
モルヒネ型依存……………………………140

【や】

薬原性不快気分………………………40, 51
薬剤性過敏症症候群………………………168
薬理作用………………………………39, 57
ヤスパース…………………………………10
有機溶剤……………………………………147
陽性感情………………………………………4
予期不安……………………………………106
抑圧……………………………………………7
予後……………………………………59, 83

【ら】

来談者中心療法………………………………3
ラモトリギン………………………………95
力動的精神療法………………………………5
離人・現実感喪失症候群…………………120
リスクマネージメント……………………18
離脱けいれん発作…………………………138
離脱症候群…………………………………102
離脱症状……………………………117, 138
リチウム……………………………………77
リチウム中毒………………………………71
リハビリテーション………………………42
了解…………………………………………10
リーブマン現象……………………………143
ループス精神病……………………………169
レストレスレッグス（むずむず脚）症候群
　……………………………………157, 163, 173
レビー小体型認知症………………159, 164
レム睡眠行動障害…………………159, 170
ロジャース……………………………………3
ロラゼパム…………………………………84

© 2015

2刷　2016年4月19日
第1版発行　2015年6月30日

日本精神神経学会
専門医認定試験問題 解答と解説 第1集
〔第1回〜第3回〕

（定価はカバーに表示してあります）

検印省略		
	編　著	日本精神神経学会 専門医制度試験委員会
	発行者	林　　峰　子
	発行所	株式会社 新興医学出版社
	〒113-0033　東京都文京区本郷6丁目26番8号
	電話　03（3816）2853　　FAX　03（3816）2895

印刷　株式会社 藤美社　　ISBN978-4-88002-858-3　　郵便振替　00120-8-191625

- 本書の複製権・上映権・譲渡権・公衆送信権（送信可能化権を含む）は株式会社新興医学出版社が保有します。
- 本書を無断で複製する行為（コピー、スキャン、デジタルデータ化など）は、著作権法上での限られた例外（「私的使用のための複製」など）を除き禁じられています。研究活動、診療を含み業務上使用する目的で上記の行為を行うことは大学、病院、企業などにおける内部的な利用であっても、私的使用には該当せず、違法です。また、私的使用のためであっても、代行業者等の第三者に依頼して上記の行為を行うことは違法となります。
- JCOPY〈出版者著作権管理機構 委託出版物〉
本書の無断複製は著作権法上での例外を除き禁じられています。複製される場合は、そのつど事前に出版者著作権管理機構（電話 03-3513-6969、FAX 03-3513-6979、e-mail：info@jcopy.or.jp）の許諾を得てください。